Inhalt

Vorwort

Das Wissen um die Heilkraft von Qi-Gong-Übungen in Verbindung mit einer bewußten Auswahl bestimmter Nahrungsmittel war im alten China ein wohlgehütetes Geheimnis. Die Buddhisten und Taoisten haben in ihren klassischen Werken allerdings schon immer darauf hingewiesen, daß jeder Mensch, der ein an Geist und Körper gesundes Leben führen will, sich nicht nur auf die entsprechenden Qi-Gong-Übungen verlassen darf, sondern auch angemessene Essens- und Trinkgewohnheiten entwickeln muß.

Die Übungen des Qi Gong bestehen aus einer harmonischen Kombination von Körperbewegung, Atmung und der »korrekten« Geisteshaltung, mit der Körper und Seele gleichermaßen »trainiert« werden. Mit diesen Übungen werden die Meridiane offengehalten und Yin und Yang ins Gleichgewicht gebracht. Damit schafft man die besten Voraussetzungen für eine starke, gegen Krankheiten gewappnete geistige und körperliche Verfassung. Und sollte man dennoch einmal krank werden, kann der Organismus auf ein größeres Selbstheilungspotential zurückgreifen und schneller wieder genesen.

Die chinesische Heilkunde folgt dem Prinzip: »Himmel und Mensch müssen in Einklang gebracht werden.« Konsequenterweise gibt es auch bei Speisen und Getränken genaue Entsprechungen zu den jeweils verschiedenen Zuständen des Körpers, so daß man Nahrungsmittel immer auch als Heilmittel einsetzen kann. Die Patienten können also gleichzeitig ihren Hunger stillen, ein schmackhaftes Gericht genießen und dazu noch ihre Leiden mildern. Vor allen Dingen aber wird diese Art von Heilmittel keinerlei schädliche Nebenwirkungen hervorrufen.

Auch die Akupressur bzw. Akupunktur ist ein wertvolles Therapieverfahren mit einer langen Tradition in der chinesischen Heilkunde. Sie beruht auf einer ganzheitlichen Auffassung, nach der der menschliche Körper von Meridianen oder Akupunkturkanälen durchzogen ist, die zu den jeweiligen Akupunkturpunkten führen. Wenn man diese Stellen reizt, sie also massiert oder von einem erfahrenen Therapeuten Akupunkturnadeln auf ihnen anbringen läßt, kann man seine Gesundheit festigen und die natürlichen Selbstheilungskräfte des Körpers anregen. Der im Altertum sehr berühmte Arzt Hua Tuo war beispielsweise dafür bekannt, daß er es auch noch im Alter von hundert Jahren mit so manchem jungen Mann aufnehmen konnte, weil er sich mit Akupressur gesund und kräftig gehalten hatte.

In diesem Buch werden einige leicht nachvollziehbare Verfahren beschrieben, wie man mit Qi-Gong-Übungen, Eigenakupressur und einer angepaßten Ernährung Unpäßlichkeiten und Krankheiten überwinden bzw. sich vorbeugend gegen sie schützen kann. Ausgewählt wurden solche Übungen und Rezepte, die eine gute Wirkung zeigen, leicht zu verstehen und einfach auszuführen sind. Die Lage der Akupunkturpunkte und die Qi-Gong-Körperhaltungen werden darüber hinaus in Grafiken bzw. Fotos dargestellt, so daß Sie einen schnellen Zugang zu den Übungen finden und schon bald ihre wohltuende und heilende Kraft erfahren können.

Yan Zhao,
im Sommer 1996

Einleitung

Das Qi Gong (ausgesprochen »Tschi Gung«) hat in China eine mehrere tausend Jahre alte Geschichte. In den verschiedenen historischen Dokumenten der Mediziner, Konfuzianer, Taoisten, Buddhisten und Kampfsportschulen gibt es reichhaltige Belege für die Existenz des Qi (oder Ch'i), den auch »Lebensenergie« oder »-odem« genannten Energiestrom im Körper. Übungen, die das Qi in irgendeiner Weise behandeln, heißen Qi Gong. Wie gesagt waren sie im Altertum nicht – wie heute – jedermann frei zugänglich, sondern wurden als geheime Lehre von einer Generation zur nächsten weitergegeben.

Den Taoisten zufolge ist das Qi die vitale Energie bzw. Lebenskraft, die als »kosmischer Geist« alle Dinge, also auch den menschlichen Körper, durchdringt und belebt. Es ist identisch mit der Urenergie. Lao Zi (Lao-tzu, Laotse) meinte, das Qi sei der Urstoff, aus dem all die unendlichen Materien im Weltall bestehen. Zhuang Zi (Chuang-tzu) sagte, solange der Mensch lebe, sei das Qi in seinem Körper versammelt. Wenn das Qi entweiche, sterbe der Mensch. Diese Vorstellungen bilden die Grundlage, auf der die chinesische Heilkunde sowie das Qi Gong aufgebaut sind.

Wenn das Qi in ganzer Kraft durch den Körper fließt, ist unser Organismus stark und gegenüber Krankheiten geschützt. Wenn das Qi in uns geschwächt oder sein freier Fluß blockiert ist, werden wir anfällig für die verschiedenen schädlichen Einflüsse, die ständig auf uns einzuwirken versuchen und uns krank machen können. Die Qi-Gong-Übungen gründen auf dem Gedanken, daß es gilt, die vitale Energie bzw. ihren Fluß durch »Training« zu stärken und dadurch den Körper gegenüber den schädlichen Einflüssen widerstandsfähig zu machen. Oder, falls man krank geworden ist, durch Übungen wieder an vitaler Energie zu gewinnen und so die Krankheit zu überwinden.

Das Qi wird weiter unterschieden, je nachdem, wo es sich im Körper befindet bzw. wohin es fließt. Das jeweilige Qi der Organe heißt beispielsweise Herz-Qi, Lungen-Qi, Darm-Qi usw.

Was sind Akupunkturkanäle oder Meridiane?

Die chinesischen Heilkundigen gehen davon aus, daß der menschliche Körper von einem System von Kanälen durchzogen wird, welches das Innen und das Außen, die Organe mit den vier Gliedmaßen und dem Kopf, aber auch das Unten und das Oben miteinander verbindet. Es handelt sich nicht um so vergleichsweise »grobstoffliche« Gebilde wie die Blutgefäße oder die Nervenbahnen, sondern um die sogenannten Meridiane oder Akupunkturkanäle, die wesentlich subtiler sind und die Bahnen für den Fluß des Qi bilden. Man stellt sie sich vor als große vertikale Linien, von denen ein Netz von kleinen Verzweigungen abgeht – ein ganzheitliches System, das sich über den gesamten Körper verteilt.

Es gibt zwölf Meridiane, die direkt mit unseren inneren Organen verbunden sind. Die mit den sogenannten fünf gefüllten Organen (das sind Herz, Leber, Niere, Milz und Lunge) korrespondierenden Kanäle sowie der Herzbeutelmeridian verlaufen innen und heißen Yin-Meridiane*. Die mit den fünf leeren Organen (das sind Galle, Blase, Magen sowie Dünn- und Dickdarm) verbundenen Bahnen sowie der Dreifache Erwärmer verlaufen außen an den Gliedmaßen entlang und heißen Yang-Meridiane. Die zwölf Meridiane sind entsprechend der Flußrichtung des Qi miteinander verbunden (die Flußrichtung der Meridiane verläuft in der numerischen Reihenfolge wie in der Grafik auf Seite 11 dargestellt).

- Die drei Yin-Meridiane der Hand verlaufen von der Brust innen zur Hand, wo sie sich mit den drei äußeren Yang-Meridianen der Hand kreuzen.
- Die drei Yang-Meridiane der Hand verlaufen außen von der Hand zum Kopf, wo sie auf die drei Fuß-Yang-Meridiane treffen.

* Yin ist in der chinesischen Philosophie die dunkle weibliche Urkraft bzw. das empfangende Prinzip, Yang die lichte männliche Urkraft, das schöpferische Prinzip. Diese Beschreibung der allem Sein innewohnenden beiden Pole enthält allerdings keine moralische Wertung.

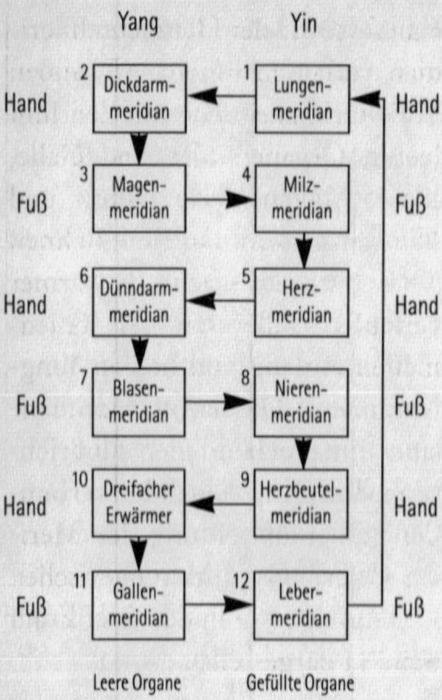

- Die drei Yang-Meridiane des Fußes verlaufen vom Kopf zum Fuß, wo sie mit den Yin-Meridianen des Fußes zusammentreffen.
- Die drei Yin-Meridiane des Fußes verlaufen vom Fuß zur Brust, wo sie auf die drei Yin-Meridiane der Hand treffen.

Für das innere Qi, das durch den Körper strömt, gibt es außer den zwölf Meridianen noch weitere acht »Gefäße«, die nicht direkt mit den Organen verbunden sind. Bildlich dargestellt entsprächen die zwölf Meridiane etwa Flüssen und Bächen, deren Zu- und Abfluß von Seen und Teichen, den acht Gefäßen, reguliert wird. Man kann sich das so vorstellen, daß die Meridiane ihr Qi an die Seen abgeben, während sie sich umgekehrt das Qi aus den Seen wieder herausholen, sobald es in ihnen nicht mehr in genügender Menge fließt.
Solange der menschliche Körper in natürlichem, normalem Zustand ist, fließt das Qi frei und problemlos durch die zwölf Meridiane und acht Gefäße. Wenn unser Qi in seinem Fluß behindert oder gehemmt wird, werden wir krank und müssen für eine Wiederherstellung des Gleichgewichts sorgen, indem wir Qi-Gong-Übungen durchführen und die entsprechenden Akupunkturpunkte stimulieren.

Krankheitsursachen

Äußere krankheitserregende Faktoren

Wind, Kälte, Hitze, Feuchtigkeit, Trockenheit und Feuer sind die sechs klimatischen Erscheinungen, die uns in der Natur begegnen. Normalerweise tauchen sie in Verbindung mit bestimmten Jahreszeiten auf. Diesen normalen klimatischen Verhältnissen ist unser Körper im allgemeinen angepaßt. Wenn sich aber die Klimaveränderungen besonders heftig oder zu Unzeiten manifestieren, kann die Widerstandskraft des menschlichen Körpers überfordert werden, und er wird krank. In diesem Falle sind die sechs klimatischen Erscheinungen schädlich, sie werden zu Krankheitsauslösern. Die chinesische Heilkunde spricht dann von den sechs schädlichen klimatischen Erscheinungen: schädlichem Wind, schädlicher Kälte, schädlicher Hitze, schädlicher Feuchtigkeit, schädlicher Trockenheit und schädlichem Feuer.

Qi Gong und Eigenakupressur dienen nun dazu, die Widerstandskraft des Körpers gegen diese Einflüsse von außen zu stärken, um ihn gegen Krankheiten zu schützen bzw. ihm zu helfen, sie rasch wieder zu überwinden.

Innere krankheitserregende Faktoren

Wir werden von innen durch unsere Gefühle in verschiedene Gemütszustände versetzt. Die sieben hauptsächlichen Gemütszustände bzw. Gefühle des Menschen sind Freude, Zorn, Kummer, übermäßiges Grübeln, Trauer, Furcht und Schrecken. Wenn diese Zustände zu heftig ausbrechen oder über eine zu lange Zeitspanne anhalten, dann überfordern sie die Fähigkeit des Menschen, sie unter Kontrolle zu halten und auszubalancieren. Dadurch werden Yin und Yang im Körper aus dem Gleichgewicht gebracht, der Fluß des Qi durch die Meridiane gerät in Unordnung. Auch hierdurch werden wir schließlich krank.

Dabei stehen die jeweiligen Gefühle immer mit bestimmten Organen in Verbindung. So schadet der Zorn der Leber, übermäßige Freude dem Herzen, hoffnungsloses Grübeln der Milz, zu tiefe Trauer der Lunge und eine zu große Furcht der Niere. Das Ungleichgewicht bzw. die Unordnung des Qi in den Meridianen und Gefäßen zeigt sich darin, daß zum Beispiel bei Zorn das Qi nach oben steigt, es sich bei Freude allzusehr verlangsamen kann, bei Trauer schwindet das Qi, bei Angst sinkt es nach unten, und beim Erschrekken gerät es in wilde Unordnung, während es bei verzweifeltem Grübeln gar ganz ins Stocken gerät.

Qi Gong und Selbstmassage helfen dem Menschen, seine Gefühle im Gleichmaß zu halten, die komplexe Welt der Emotionen ins Gleichgewicht zu bringen, im Gehirn Ruhe und Ausgeglichenheit wiederherzustellen. Auf diese Weise können wir verhindern, daß unsere Emotionen uns völlig aus der Bahn werfen und krank machen.

Wenn der Mensch von den sieben Gefühlsbewegungen oder den sechs schädlichen Klimaerscheinungen befallen wird, gerät der Fluß des Qi durch die Meridiane und Bahnen in Unordnung oder ins Stocken, damit wird die Funktion der Organe gestört, der gesamte Organismus in seiner Funktion geschwächt – wir werden krank. Durch die Übungen des Qi Gong und die Stimulierung der entsprechenden Akupunkturpunkte werden die Meridiane und Gefäße wieder geöffnet, der Fluß des Qi angeregt, Yin und Yang wieder ins Gleichgewicht gebracht, den Organen ihre Funktion zurückgegeben, und so wird die Ordnung des gesamten Organismus wiederhergestellt.

Zur hier vorgestellten Einteilung in Krankheitsmuster und Krankheitsbegriffe sei noch angemerkt, daß die chinesische Medizin nicht mit den gleichen Kausalketten wie die westliche vorgeht, sondern ein sehr komplexes Gefüge von Symptommustern erstellt, die entsprechend behandelt werden. Diese Muster bleiben nicht konstant. Es kann also durchaus sein, daß wir in verschiedenen Phasen unserer Krankheit zu jeweils anderen Mustern passen. Demgemäß sollten wir Qi Gong, Eigenakupressur und Rezepte nicht nach einem starren Schema anwenden.

Die Besonderheiten des Qi Gong

Eine Besonderheit des Qi Gong liegt darin, daß der Übende durch subjektive Anstrengungen seinen Geist und Körper trainiert, wobei ein Zusammenspiel von Wille, Energie und Physis stattfindet. Unter »Wille« werden hier Geist, Willens- und Vorstellungskraft verstanden, von denen die Mobilisierung des inneren Qi entscheidend abhängt. Auf der Grundlage einer »korrekten« Haltung und der entsprechenden Bewegung werden Wille und Vorstellungskraft geschult. Dabei müssen wir unsere Atmung regulieren und unsere Gedanken konzentriert auf das Qi richten. Dies hat eine Stärkung und Kräftigung des Qi, unserer Lebensenergie, zur Folge, das dann durch die bewußte Gedankenführung systematisch durch das Innere des Körpers geleitet wird. Durch diese Selbstregulierung gelangen die verschiedenen Komponenten des Körpers wieder ins Gleichgewicht.

Es gibt zwei Formen des Qi Gong: ein stilles und ein bewegtes. Beim stillen Qi Gong liegen, sitzen oder stehen wir und sind äußerlich gesehen in einer Ruhestellung. Wir sammeln unsere Gedanken und beginnen mit Hilfe einer regulierten Atmung, das Qi durch das Innere des Körpers zu leiten. Beim bewegten Qi Gong werden der Körper und seine Gliedmaßen noch dazu in eine äußere Bewegung versetzt: Wir unternehmen eine Art gymnastischer Übung. In beiden Fällen wird das Qi durch unseren Körper geführt. Manche Menschen spüren es sehr rasch, bei anderen dauert es etwas länger. Wer sein Qi nicht sofort spürt, sollte sich aber nicht entmutigen lassen: Es strömt durch den Körper – unabhängig davon, ob wir etwas merken oder nicht.

Der Sammelpunkt des Qi, das

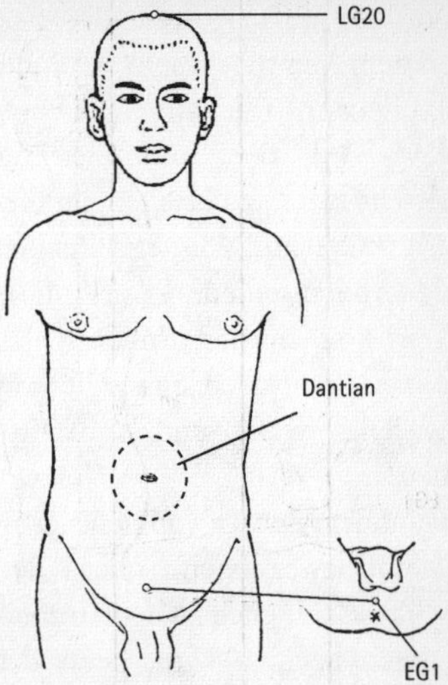

Zentrum unserer Energie, ist das Dantian. »Dan« heißt »Kugel« und »tian« (»tiän« ausgesprochen) heißt »Feld«, es handelt sich also um eine Kugel voll Qi. Unter den Qi-Gong-Meistern in China gibt es unterschiedliche Auffassungen darüber, wo genau nun das Dantian liegt. Nach unserer Meinung handelt es sich um eine Kugel von handbreitem Durchmesser im Inneren des Körpers unterhalb der Bauchdecke. Der Mittelpunkt liegt auf der gedachten Verbindungslinie zwischen den Punkten »Hundert Zusammentreffen« (LG20) und »Zusammentreffen des Yin« (EG1) in Höhe des

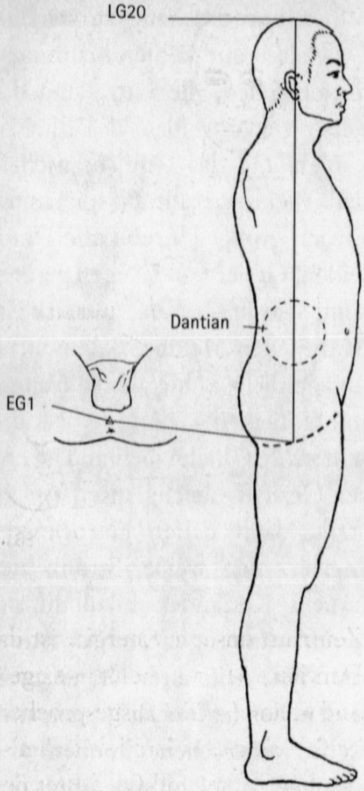

Bauchnabels (siehe Grafik). Bei sehr vielen der hier angeführten Übungen konzentrieren wir uns auf das Dantian, unser Energiezentrum. Nach langem Üben sollten wir es eines Tages gut erfühlen können. Ein wichtiger Träger des positiven Qi ist übrigens der Speichel, der auch unser Immunsystem stärkt und Entzündungen hemmt.

Qi Gong bedeutet nicht nur eine regulierte Atmung, nicht ein Sichausruhen, es ist keine Psychotherapie. Qi Gong ist auch nicht dasselbe wie die verschiedenen Trainingsmethoden der Kampfsportarten. Es ist wie gesagt vielmehr eine Methode, bei der wir Lebensenergie, Willen und Vorstellungskraft koordiniert einsetzen, um Geist und Körper zu stärken, um die uns innewohnende vitale Energie und Fähigkeit zur Selbstregulierung zu aktivieren.

In der modernen Gesellschaft nehmen die chronischen und komplexen Krankheiten permanent zu. Viele Medikamente sind in ihren Anwendungen ungenau oder haben als chemische Zusammensetzungen viele Nebenwirkungen. Qi Gong ist demgegenüber eine sehr einfache Methode, gegen Krankheiten – vor allem vorbeugend – anzugehen, man braucht keine komplizierten Instrumente und riskiert keine schädlichen Reaktionen oder Schmerzen. Es braucht allerdings eine gewisse Geduld und Beharrlichkeit und muß regelmäßig geübt werden, denn als eine sanfte Methode wird es Unwohlsein und Krankheit nicht mit einem Schlag auslöschen. Immer aber sollten wir recht schnell eine deutliche Steigerung unseres Wohlbefindens spüren.

Ernährung und Gesundheit

Schon etwa tausend Jahre vor Christi Geburt, während der Dynastie der Westlichen Zhou, gab es in China eine sogenannte »Ernährungsheilkunde«, nach deren Richtlinien Getränke und Speisen eingesetzt wurden, um Krankheiten zu verhindern, zu lindern und zu heilen. Außerdem wurden Erfahrungen, die man mit bestimmten Nahrungsmitteln und ihren verschiedenen Wirkungen auf das menschliche Wohlbefinden gesammelt hatte, außerhalb einer formalen »Heilkunde« von Generation zu Generation weitergegeben. Im Grunde aber sind die Zutaten vieler wirksamer Rezepte der chinesischen Medizin auch nichts anderes, als was man täglich auf dem Eßtisch vorfindet, wie Melone, Yamswurzel, Lauch, Ingwer, Knoblauch, Rettich, Walnuß, Chinesischer Weißdorn, Honig, Mais, Schweineleber, Eier usw. Die Nahrungsmittel gehören den vier Gruppierungen kalt, heiß, warm und kühl an.

Allgemein gesagt haben die heißen und warmen Nahrungsmittel die Wirkung, in unserem Innern die Kälte zu vertreiben, uns und die Meridiane zu erwärmen und zu öffnen und das Yang zu stärken. Die kalten und kühlen Nahrungsmittel helfen, die Hitze und das Feuer zu vertreiben, das Blut zu kühlen und das Gift auszuscheiden. Wenn wir zum Beispiel unter Fieber, großer Unruhe und Durst leiden, Gesicht und Augen gerötet sind, also unser Yang zu stark ist, dann helfen Melone, Balsambirne und ähnliche kühlende Nahrungsmittel. Haben wir Angst vor Kälte und kühle Gliedmaßen und ist unser Gesicht bleich, unser Yin zu stark, dann helfen getrockneter Ingwer, der weiße Strunk des Lauchs, Koriander und all die anderen wärmenden Nahrungsmittel. Wenn wir unter Krankheiten leiden, bei denen sich Wärme und Kälte vermischen, können wir gleichzeitig Nahrungsmittel mit wärmenden und kühlenden Eigenschaften zu uns nehmen.

Die Nahrungsmittel werden nach den fünf Geschmacksrichtungen scharf, bitter, süß, sauer und salzig unterteilt. Vereinfacht dargestellt regen die scharfen Nahrungsmittel den Fluß des Qi an, wirken schweißtreibend und scheiden schädliche Stoffe somit aus dem Körper aus. Bittere Nahrungsmittel vertreiben die innere Hitze und reinigen von Giften. Nahrungsmittel der süßen Geschmacksrichtung steigern die körperliche Leistungsfähigkeit und können Schmerzen lindern. Saure Nahrungsmittel bringen Schwitzen, Durchfall und Kurzatmigkeit zum Stillstand, während die salzigen bei Völlegefühl und Verstopfung helfen oder Verhärtungen lösen.

Scharfe Nahrungsmittel sind zum Beispiel Chili, Lauch und Knoblauch. Zu den bitteren gehören Balsambirne und Mandeln, zu den süßen Honig, die Longanfrucht und Mais, zu den sauren der Granatapfel, während Vertreter der salzigen Gruppe eßbarer Seetang und Rotalgen sind.

In den hier aufgeführten Rezepten sei noch angemerkt, daß sie nicht streng befolgt werden müssen, sondern auch als Anregung dienen können, um zu wissen, welche Nahrungsmittel gerade gut für uns wären. Diese können wir dann auch mit anderen Speisen kombinieren.

Wichtiger Hinweis

Es ist selbstverständlich, daß nicht jede Krankheit durch Eigenakupressur oder Qi-Gong-Übungen von uns selbst geheilt werden kann. Das heißt, dieses Buch und die darin vorgestellten Heilmethoden sind kein Ersatz für den Besuch beim Arzt. Wenn die Krankheit in einem akuten Zustand ist, können Qi Gong und Eigenakupressur sie nicht heilen. Immer jedoch können die Übungen und Massagen zusammen mit der richtigen Ernährung den Heilprozeß aktiv unterstützen. Und wer unter chronischen Krankheiten leidet, kann durch eine konsequente Anwendung der hier beschriebenen Heilmethoden die eigenen Abwehrkräfte stärken und dem Körper helfen, die Krankheit zu überwinden.

Krankheiten und Beschwerden von A bis Z

Im folgenden Teil des Buches sind in alphabetischer Reihenfolge einige der häufigsten Krankheiten und Beschwerden aufgeführt. Die Akupunkturpunkte, die bei den jeweiligen Therapiemaßnahmen genannt werden, finden Sie in den Grafiken, die Körperhaltungen werden auf den Fotos gezeigt. Die Lage der Meridiane entnehmen Sie bitte dem Anhang. Zum Dantian, auf das immer wieder verwiesen wird, lesen Sie bitte die Seite 14.

Asthma

Asthma ist eine Verengung der Atemwege und beruht oft auf einer Überempfindlichkeit oder Allergie der Bronchien. Die chinesische Medizin unterscheidet die folgenden Typen:
In Milz und Nieren herrscht Mangel an Yang: Die Gesichtsfarbe der Kranken ist grau, sie leiden unter kalten Gliedmaßen, sind dünn und ermüden rasch, sie atmen lange aus, aber nur sehr kurz ein, bei jeder Bewegung geraten sie sofort außer Atem, bekommen Herzklopfen und einen Schweißausbruch. Der ausgehustete Schleim ist dünnflüssig. Manchmal tritt auch Appetitlosigkeit auf. Der Stuhl ist weich, die Zunge hell und dünn belegt.
In Lunge und Nieren herrscht Mangel an Yin: Die Patienten keuchen beim Atmen, die Schleimabsonderung ist zu hören, Mund und Rachen sind trocken, die Zunge ist rot, der ausgehustete Schleim weiß und klebrig, das Gesicht rot, die Füße sind kalt.

Qi Gong

Position für die nächsten zwei Übungen

Wir setzen uns gerade hin – wenn wir schwer leidend sind, können wir uns an den Bettrand oder an eine andere Stütze lehnen –, die Beine gerade ausgestreckt. Wenn wir uns schon so weit erholt haben, daß unser Atem gleichmäßig geht, können wir diese Übung auch im Stehen durchführen. Dabei stehen wir entspannt, die Füße in Schulterbreite auseinander.

Übung für Asthma aus Mangel an Yang

Wir konzentrieren uns auf das Dantian (siehe Seite 14). Zunächst versuchen wir, alle störenden Gedanken auszuschalten. Dazu schließen wir die Augen und richten die Konzentration auf das Dantian. Beim Einatmen wird dieser Bereich ganz sachte nach innen gezogen, während er sich beim Ausatmen allmählich wieder entspannt. Im Laufe dieser Atembewegung werden Luft und Qi allmählich immer tiefer in den Bauch geführt. Nach einer Weile werden wir spüren, wie das Qi das Dantian erreicht. Damit wird das Einatmen noch tiefer und das Ausatmen langsamer.

Übung für Asthma aus Mangel an Yin

Wir konzentrieren uns auf das »Zusammentreffen des Yin« (EG1) oder den »Sprudelnden Quell« (N1; siehe Bild 1 und Anhang, Nierenmeridian und Empfängergefäß).

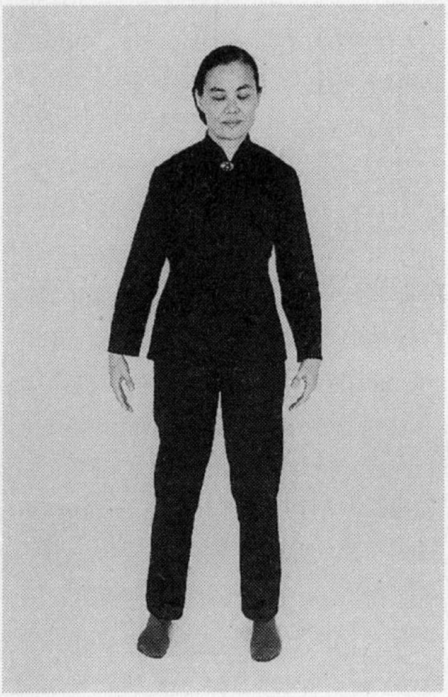

Bild 1

Diese Übung ist die gleiche wie die beschriebene, nur daß wir hier unsere Gedanken auf den ersten Punkt des Empfängergefäßes EG1 am Damm oder auf den »Quellenpunkt« N1 an der Fußsohle richten. Das Ziel dieser Übung ist das gleiche wie oben: Das Einatmen soll tiefer, das Ausatmen langsamer werden. Auch hier wird der Unterleib beim Einatmen leicht nach innen gezogen und beim Ausatmen wieder entspannt.

Atemübung

Die Übung wird in stehender Haltung durchgeführt. Wir lassen die Arme locker seitlich herabhängen, die Beine in Schulterbreite auseinander, die Fußspitzen leicht nach innen gedreht (Bild 2). Wir sammeln uns und halten unsere Gedanken auf den N1-Punkt »Sprudelnder Quell« gerichtet. Wenn wir dort ein Gefühl der Wärme verspüren, lassen wir beim Einatmen unsere Gedanken vom N1-Punkt nach oben steigen: zuerst durch die beiden Unter- und Oberschenkel, am Damm vorbei und dem Empfängergefäß entlang

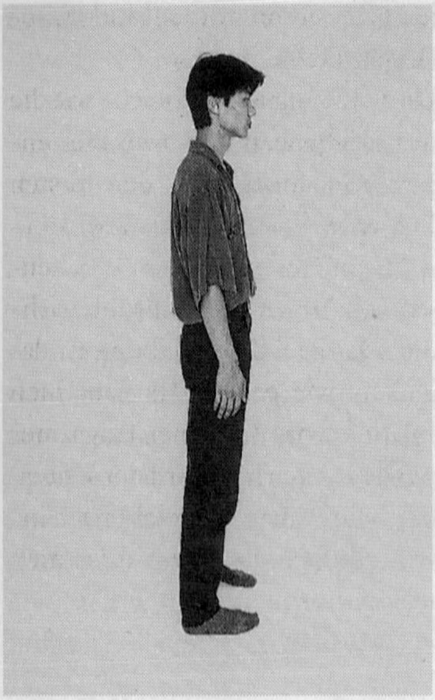

Bild 2

Übung, um Altes abzustoßen und Neues aufzunehmen

Früh am Morgen suchen wir uns einen Ort mit möglichst frischer und guter Luft. Wir stellen uns entspannt hin und atmen durch die Nase tief ein, während wir unsere Gedanken konzentriert auf das Dantian richten. Wenn unser gesamter Brustraum mit Luft gefüllt ist, heben wir den Kopf und atmen durch den Mund sehr langsam die verbrauchte Luft wieder aus (Bild 3). Beim Einatmen ziehen wir den After ein und heben die zum Dantian. Beim Ausatmen führen wir das Qi in Gedanken vom Dantian zur »Pforte des Lebens« (LG4) und weiter über das »Zusammentreffen des Yin« (EG1) wieder hinab zum »Sprudelnden Quell« (N1). Mit jedem Ein- und Ausatmen wird eine solche Kreisbewegung vollzogen. Wir sollten mindestens 20 Minuten lang üben.

Diese Übung dient dazu, die Nieren zu stärken. Dadurch wird dem keuchenden Atmen und der übermäßigen Schleimbildung abgeholfen.

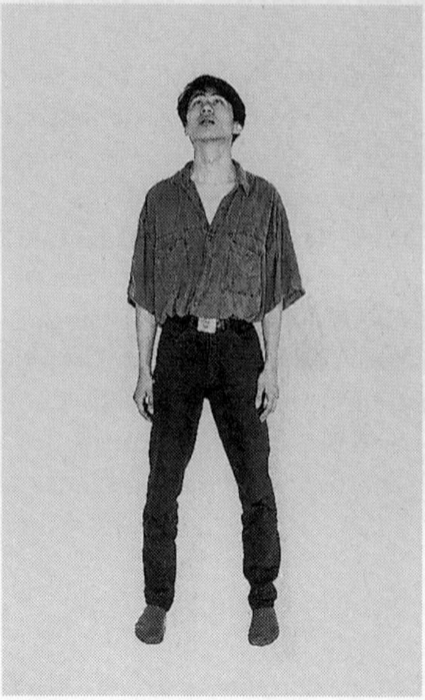

Bild 3

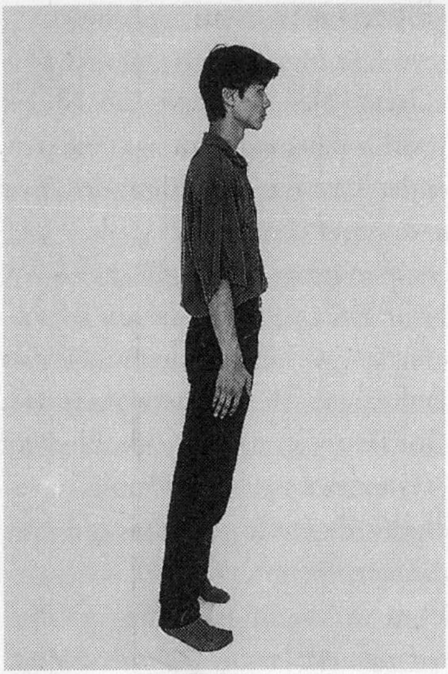

Bild 4

Fersen vom Boden (Bild 4). Beim Ausatmen entspannen wir uns wieder und senken den Körper zurück auf den ganzen Fuß.
Diese Übung dient dazu, das Lungen-Qi wieder zum Fließen zu bringen und den Blutkreislauf zwischen Lunge und Herz zu regulieren. Dadurch werden auch Lungenemphyseme und andere Probleme der Atemorgane gemildert.

Übung mit Lautgebung

Wir stehen entspannt, die Arme hängen seitlich herab. Jetzt nehmen wir die Hände nach vorne und führen sie langsam am Bauch vorbei bis vor den Bauchnabel, wo wir in einer fließenden Bewegung die Handflächen nach oben drehen. Der Weg der Hände geht gleichmäßig weiter nach oben bis vor die »Brustkorbmitte« (EG17), wo wir die Finger nach oben richten, so daß die Fingerspitzen zum Hals reichen, gleichzeitig werden die Handflächen nach außen gewendet (Bild 5). Jetzt öffnen und strecken wir die Arme auf Schulterhöhe seitlich nach außen, wie ein Vogel seine Flügel ausbreitet

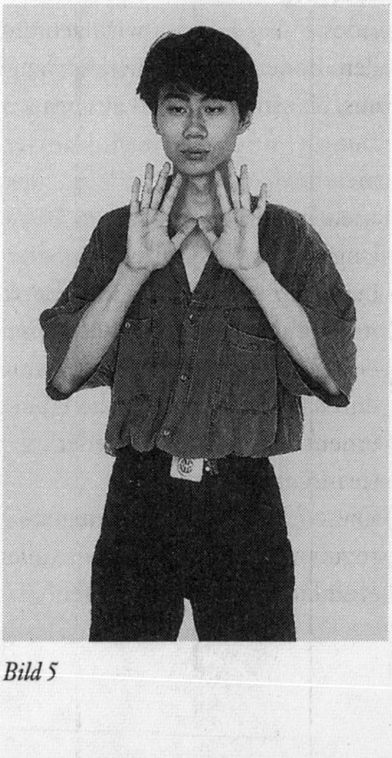

Bild 5

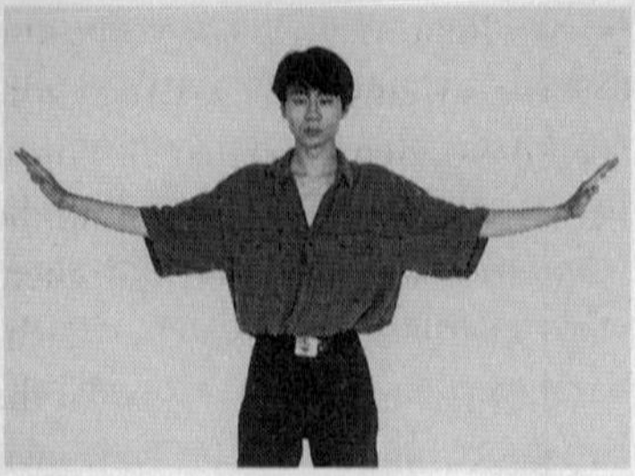

Bild 6

(Bild 6), während wir gleichzeitig mit einem hörbaren Zischlaut, gefolgt von den Vokalen »iä«, nämlich »s-ch-iä«-(»ch« wie in »ich«) auszuatmen beginnen. Hierbei werden After und Unterleib leicht eingezogen. Mit dem großen Zeh jedes Fußes klopfen wir leicht auf den Boden. Wir atmen so lange aus, bis sämtliche Luft aus unseren Lungen ausgestoßen ist. Dann atmen wir normal durch die Nase wieder ein und lassen die Arme langsam und locker an den Seiten heruntergleiten. Aus- und Einatmen zählen als eine Einheit, nach der wir jedesmal kurz ganz normal durchatmen, bevor wir die Übung erneut beginnen. Wir wiederholen sie insgesamt sechsmal.

Diese Übung soll das Lungen-Qi regulieren. Sie hilft bei allen Krankheiten der Atemwege.

Eigenakupressur

Diese Massage kann im Stehen und Sitzen, auch im Schneidersitz oder gar im Liegen auf der Seite durchgeführt werden. Wir atmen auf unsere gewöhnliche Weise. Mit zwei Fingern fassen wir die »Mitte der Wirbelsäule« (LG6) unterhalb des Brustwirbels und kneifen sie 64mal, anschließend reiben wir sie kreisförmig, ebenfalls 64mal. Jetzt massieren wir

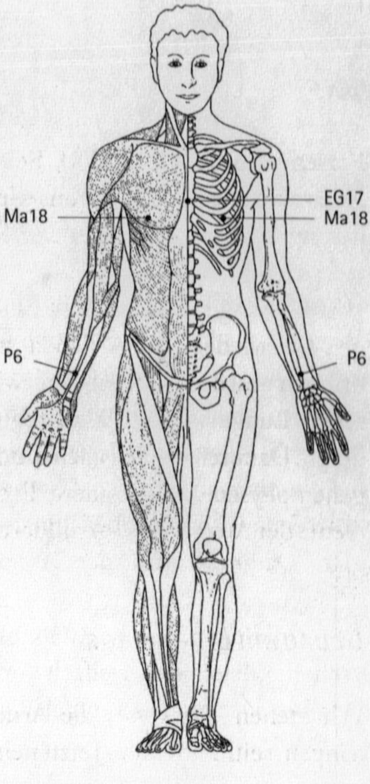

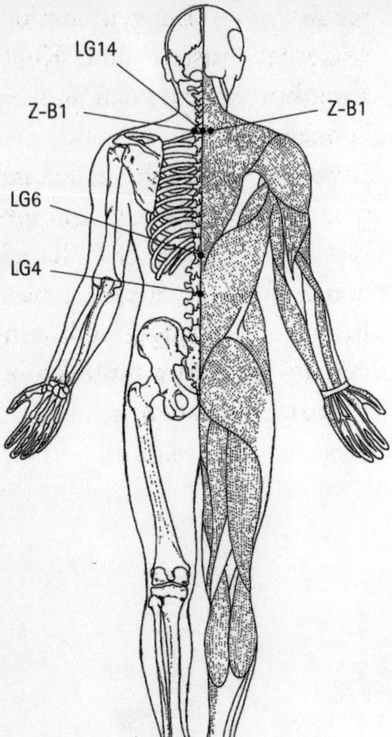

mehrmals mit der Hand die »Brustbasis« (Ma18), um dann mit der flachen Hand Rücken und Schultern ebenfalls zu massieren. Dabei schlucken wir unseren Speichel hinunter, so daß auch das »rebellierende« Qi von oben hinabsinkt. Dadurch wird der Atem beruhigt.

Die Krankheiten, die uns Atemnot bescheren, leiten sich vielfach von einer Blockierung des Lungen-Qi her. Der Punkt »Mitte der Wirbelsäule« liegt auf dem Lenkergefäß, er hilft besonders bei der Behandlung von Husten und Atemnot. Der Punkt Ma18, »Brustbasis«, liegt auf dem Magenmeridian und wirkt ebenfalls bei Husten, Atembeschwerden und Schmerzen im Brustbereich.

Das Massieren von Rücken und Schultern allgemein wirkt sich positiv auf die vitale Energie und Blutbeschaffenheit aus und stärkt die Funktion der Lunge.

Weitere Punkte zur Linderung von asthmatischen Beschwerden sind: »Großer Wirbel« (LG14) und »Asthmapunkt« (Z-B1), der sich direkt neben LG14 befindet, außerdem »Innerer Paß« (P6).

Rezepte

- Ein oder zwei Walnüsse zusammen mit ein bis zwei Stück frischen Ingwers nehmen wir in den Mund und kauen sie lange, bevor wir sie hinunterschlucken. Dies machen wir morgens und abends je einmal.
- Etwa 25 g Walnüsse und 10 g Mandeln werden kleingehackt, dazu ungefähr 10 g frischen Ingwer. In etwa 500 ml Wasser bringen wir das Ganze zum Ko-

chen. Nach dem ersten Aufkochen fügen wir nach Geschmack Honig hinzu, lassen es erneut aufkochen und dann auf kleiner Flamme zehn Minuten weitersieden. Dies ist eine Portion. Eine solche nehmen wir sowohl morgens wie auch abends warm zu uns, und zwar insgesamt drei Monate lang. Diese Kur stärkt die Nieren und reguliert die Lungenfunktion, wodurch Husten und Kurzatmigkeit überwunden werden können.

– Etwa 100 g Rettich werden geschält und in Wasser gar gekocht. Wir essen den Rettich und trinken die Suppe, je nach Bedarf mit Honig gesüßt, einmal am Tag, etwa fünfzehn bis zwanzig Tage lang.

Augenleiden

In der chinesischen Medizin gibt es folgende Leitsätze: »Die Leber öffnet die Augen« und »Das Qi der fünf Hohl- und sechs gefüllten Organe steigt zu den Augen empor«. Dies bedeutet, daß die Augen über die Meridiane und Gefäße mit allen Organen verbunden sind. Wenn wir mit Hilfe der Qi-Gong-Übungen die Funktion der vitalen Energie regulieren und auf diese Weise Leber und Nieren stärken,

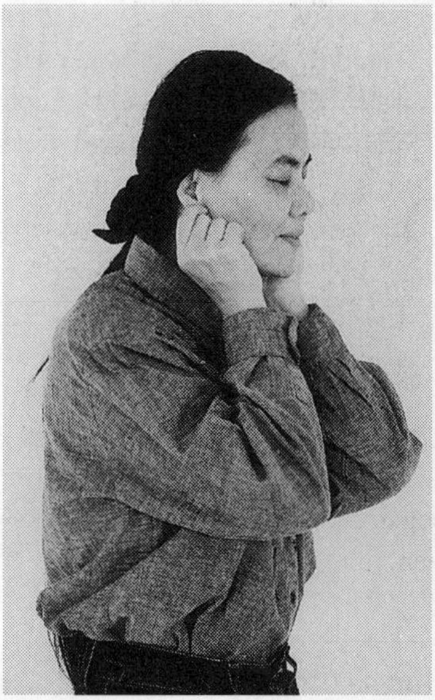

Bild 8

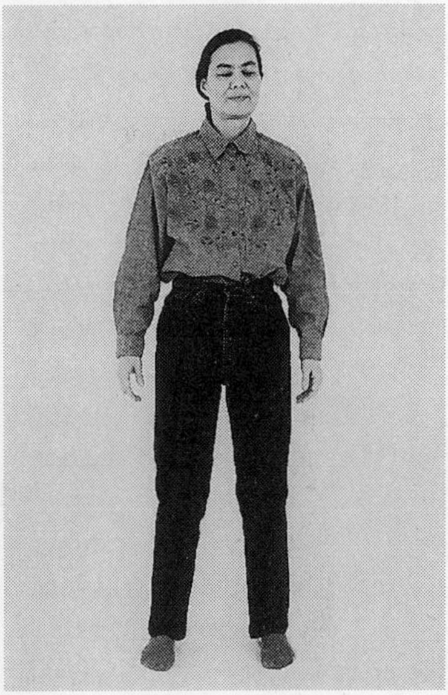

Bild 7

wird dies auch unseren Augen zugute kommen.

Die Eigenakupressur ihrerseits dient einer besseren Durchblutung, der Nervenstimulierung und einem Muskeltraining im gesamten Augenbereich. Dies ist eine gute Methode, um Streß und Müdigkeit der Augen zu überwinden und Augenleiden vorzubeugen. Ja, unter Umständen kann dadurch

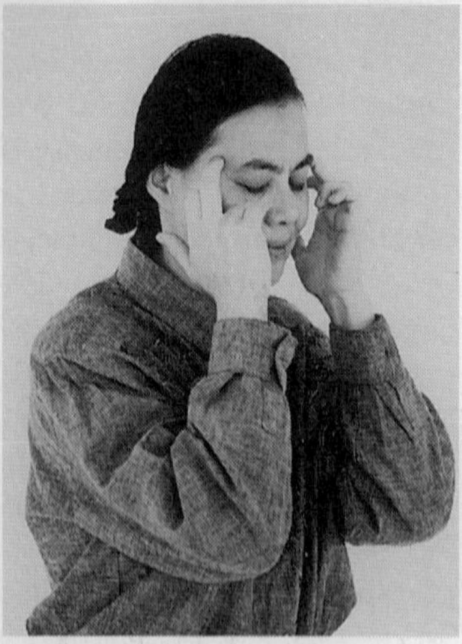

Bild 9

Mit Daumen und Zeigefinger, auch mit den Fingernägeln, kneifen wir zwei Minuten lang den »Augenpunkt« an beiden Ohrläppchen, wobei wir auch unsere Gedanken ganz auf diesen Punkt konzentrieren (Bild 8).

Danach wenden wir uns dem »Sonnenpunkt« (Z2) an der Schläfe zu und drücken ihn zwei Minuten lang beidseitig mit dem Mittelfinger. Auch hier halten wir die Punkte fest im Sinn (Bild 9).

Während des Einatmens heben wir jetzt langsam beide Arme nach vorne hoch, Handflächen nach unten, und stellen uns dabei vor, wie

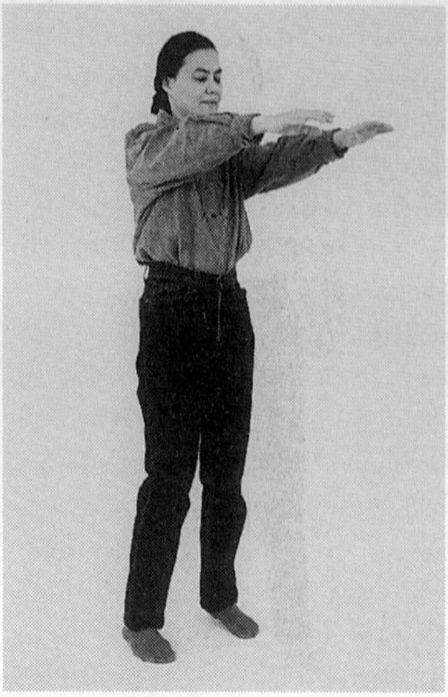

Bild 10

sogar die Sehkraft verbessert werden.

Kurzsichtigkeit

Qi-Gong-Übung zur raschen Besserung

Wir stellen uns ruhig hin, die Beine schulterbreit auseinander, den Kopf aufrecht, die Brust nicht herausgedrückt, die Knie ein klein wenig gebeugt, die Augen halb geschlossen. Wir bleiben etwa fünf Minuten lang so stehen und konzentrieren unsere Gedanken auf das Dantian (siehe Seite 14; Bild 7).

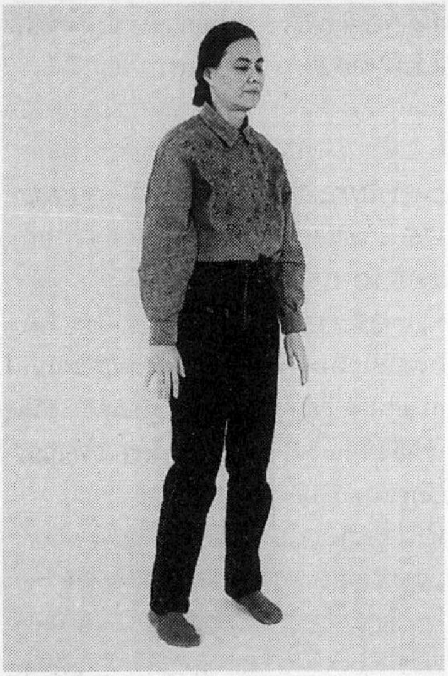

Bild 11

das Qi durch die beiden Punkte »Palast der Arbeit« (P8) in der Mitte der Hände einströmt. Wenn die Arme die Schulterhöhe erreicht haben, sollten wir mit dem Einatmen fertig sein (Bild 10). Beim folgenden Ausatmen senken wir die Arme wieder hinab und lassen durch die beiden P8-Punkte das Qi austreten (Bild 11). Wir heben und senken die Arme in Koordination mit dem Ein- und Ausatmen fünf Minuten lang. Üblicherweise stellen sich bei dieser Übung Empfindungen ein, als würden unsere Handflächen warm, dick oder auch taub werden.

Wir heben die rechte Hand langsam vor das rechte Auge, so daß wir auf die Handfläche blicken. Wir atmen dabei ein und konzentrieren uns auf den Punkt »Palast der Arbeit« (P8). Dabei soll das kranke Qi aus den Augen in diesen Punkt eingesaugt werden. Beim Ausatmen senken wir dann die Hand im Bogen nach unten, bis sie parallel zum Boden steht. Dort drehen wir sie sachte um, so daß die Handfläche nach unten zeigt. Dabei sollte das kranke Qi aus dem »Palast der Arbeit« ausgeschieden werden. Wir wechseln nun zum linken Auge. Insgesamt üben wir pro Auge fünf Minuten lang. Wichtig ist, daß die Bewegungen langsam und bedächtig ablaufen und wir mit den Gedanken dem Qi auf seinem ganzen Weg folgen.

Qi-Gong-Übung zur allgemeinen Stärkung der Augen

Zur ersten Entspannung der Augen reiben wir zunächst die Handflächen aneinander, bis sie warm sind, und legen sie uns dann sachte über die Augen. Wir atmen dreimal vor allem tief aus in dem bewußten Gedanken, das »verschmutzte« Qi auszustoßen. Bei dem danach einsetzenden Einatmen sagen wir still ein Wort wie »ruhig« vor uns hin, um uns zu entspannen. Dann, beim Ausatmen, sagen wir uns ein anderes beruhigendes Wort vor, etwa »gelassen«. Gleichzeitig mit diesen Worten versuchen wir uns vorzustellen, wie sich die Partie um die Augen herum mehr und mehr lockert und öffnet. Nach fünf Minuten lassen wir die Arme zwanglos an der Körperseite herabhängen und öffnen behutsam die Augen.

Bei dieser Übung ist es möglich, daß uns die Augen wie brennend oder geschwollen vorkommen. Dies ist eine natürliche Wirkung des Qi Gong und bedeutet, daß sich die Muskeln um das Auge herum lockern und der Kreislauf von Qi und Blut in Gang kommt.

Wir richten jetzt unsere Augen auf einen uns sehr nahen Gegenstand, so lange, bis wir ihn vollkommen klar sehen. Danach wechseln wir zu einem sehr weit von uns entfernten Gegenstand, den wir ebenfalls so lange anschauen, bis wir ihn deutlich erblicken. Wir wechseln so zwischen nah und fern immer wieder ab, etwa fünf Minuten lang. Danach schließen wir noch einmal die Augen und ruhen uns ungefähr fünf Minuten lang aus.

Eigenakupressur und Massage zur Stärkung der Sehkraft

Wir dehnen den Körper mit drei langen und tiefen Atemzügen und machen es uns bequem. Wir schließen alle störenden Gedanken aus.

Wir drehen unsere Augäpfel neunmal in einer möglichst weit geführten Kreisbewegung zuerst im und dann wieder neunmal gegen den Uhrzeigersinn. Diese Übung trainiert die äußeren Augenmuskeln und dient der besseren Durchblutung aller Gefäße in der Augenhöhle sowie im Augapfel selbst. Unter Umständen wird auch der Abstand der Augenachsen korrigiert.

Wir streichen leicht über unsere geschlossenen Augen: drei- bis neunmal, von innen nach außen.

Für die Augen sind folgende sechs Punkte zuständig: »Klares Auge« (B1), »Fischrücken« (Z3), »Tränen auffangen« (Ma1), »Pupillenspalte« (GB1), »Helles Licht« (GB37), »Vorderer Oberarm« (Di14). Bei jedem Punkt beginnen wir mit einer sanft kreisenden

Massage, bevor wir den Punkt dann leicht nach innen pressen. Beim Drücken atmen wir ein, beim Loslassen atmen wir aus. Dies dient allgemein der Stärkung der Sehkraft und hilft Augenleiden vorzubeugen.

Wir fokussieren unsere Augen wie oben beschrieben abwechselnd auf ein näheres und ferneres Ziel.

Auch eine allgemeine Gesichts- und Kopfmassage wirkt sich positiv auf die Augen und ihre Funktionen aus. Das Gesicht massieren wir mit den Händen, die Kopfhaut mit den Fingern, gleichsam als ob wir uns das Haar kämmten. Dann legen wir die Handflächen über die Ohren und klopfen mit Zeige- und Mittelfinger übereinandergelegt auf den Hinterkopf. Dadurch werden die über den Kopf laufenden Meridiane geöffnet, und dem Qi wird freie Bahn verschafft.

Man kann alle diese Übungen einzeln oder auch zusammen und in Kombination durchführen. Am Ende der Übungsreihe sollte man auf jeden Fall noch einmal still stehen und drei lange, tiefe Atemzüge tun, die den Körper dehnen. Zuletzt werden beide Hände vor den Unterleib geführt, wir schließen noch einmal die Augen und halten einen Augenblick lang still.

Grauer Star

Qi-Gong-Übung, um die Nieren zu stärken

Qi Gong ist vor allem zur Vorbeugung des grauen Stars und in seinem Anfangsstadium sehr wirkungsvoll. Wenn allerdings das Leiden schon zu weit vorgeschritten ist, sollte man vom Qi Gong keine Wunder erwarten.

Für diese Übung stehen wir. Zuerst leiten wir mit unseren Gedanken das Qi zum Unterleib, auf dem auch unsere Hände ruhen. Dann drehen wir unseren Oberkörper nach rechts, während wir mit der

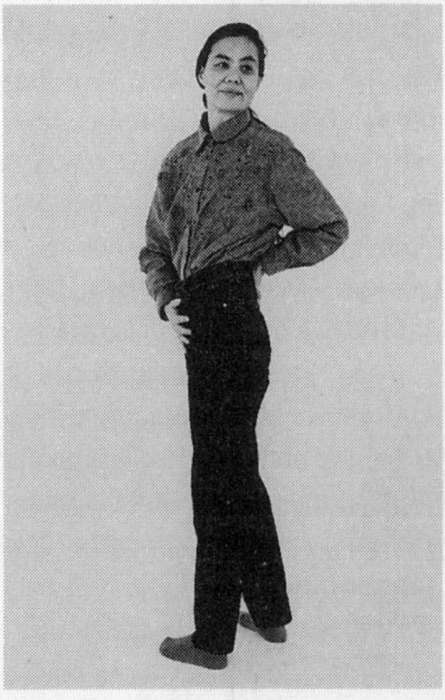

Bild 12

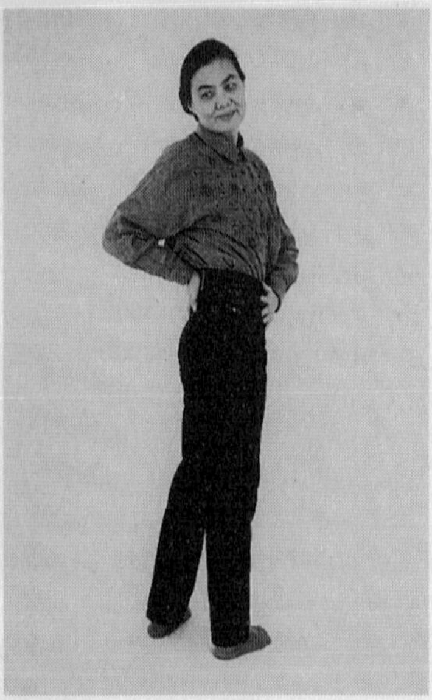

Bild 13

linken Hand das Qi vom Unterleib über die Hüfte nach hinten an die linke Lende führen. Danach drehen wir den Oberkörper nach links, die linke Hand bleibt hinten auf dem Kreuz, die rechte vorne auf dem Unterleib (Bild 12). Nun drehen wir den Oberkörper wieder nach rechts, gleichzeitig kehrt die linke Hand wieder vor den Unterleib zurück, während die rechte das Qi über die rechte Hüfte nach hinten zur Lende leitet (Bild 13). Jede der Hände soll diese Bewegung neunmal gemacht haben, wenn schließlich beide Hände wieder vor den Unterleib zurückkehren und der Oberkörper geradeaus gerichtet wird.

Jetzt führen wir mit beiden Händen gleichzeitig das Qi von der Mitte vom Unterleib weg, über die Hüfte nach hinten zum Kreuz und beugen dabei den Oberkörper nach vorne (Bild 14). Wenn anschließend die Hände das Qi wieder vor den Unterleib bringen, beugen wir den Oberkörper dabei nach hinten (Bild 15). Auch diese Bewegungseinheit machen wir neumal. Als letztes legen wir beide Hände übereinander auf das Dantian, um es sanft zu massieren.

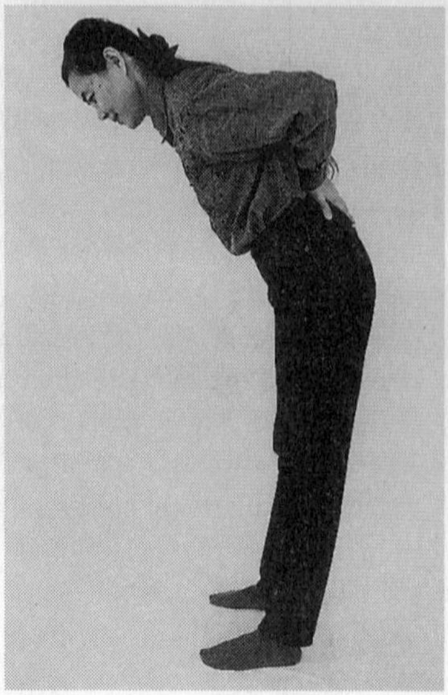

Bild 14

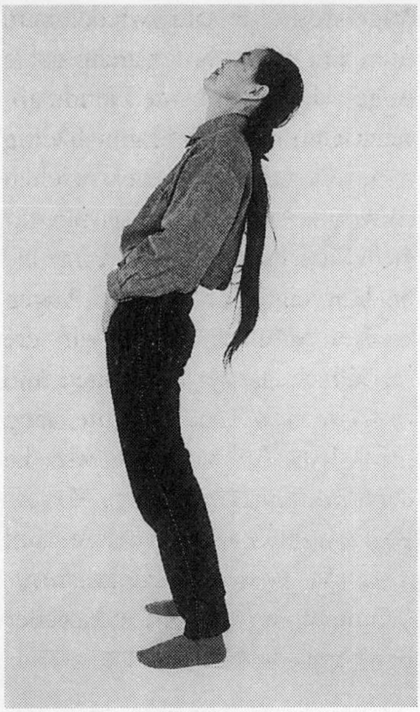

Bild 15

Übung aus der Wudang-Schule

Die Übung kann im Sitzen oder Stehen durchgeführt werden. Wie bei allen Übungen sammeln wir uns zunächst und schalten die störenden Gedanken aus.

Die Zunge liegt am oberen vorderen Gaumen. Dann konzentrieren wir unsere Aufmerksamkeit auf die Punkte »Palast der Arbeit« (P8) und heben die Hände mit lockeren Fingern vor die Augen, so daß die P8-Punkte etwa 5cm vor dem jeweiligen Auge stehen (Bild 16). Nun bewegen wir die eine, danach die andere Hand zuerst von ihrem

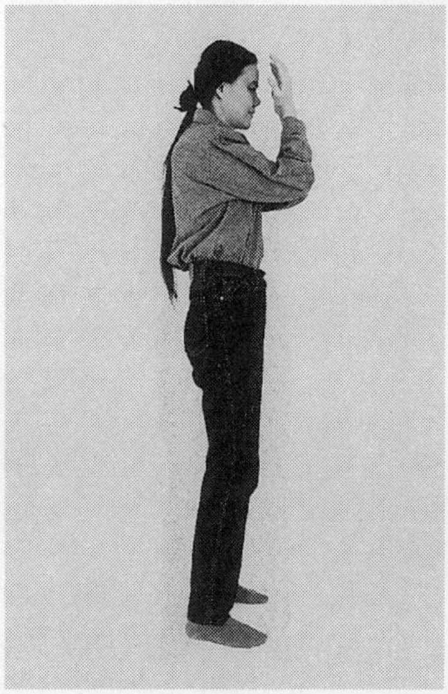

Bild 16

Nach einem Augenblick des Stillhaltens ist die Übung beendet.

Die Gedanken folgen in größtmöglicher Konzentration der Bewegung der Hände von Anfang bis Ende, um durch sie das Qi über die Gürtellinie an die Zielbereiche zu bringen. Wenn wir den Oberkörper nach vorne und nach hinten beugen, beginnen wir zuerst mit einem kleinen Winkel, den wir dann langsam vergrößern. Die Atmung braucht nicht koordiniert zu werden, wir atmen auf unsere gewöhnliche Weise.

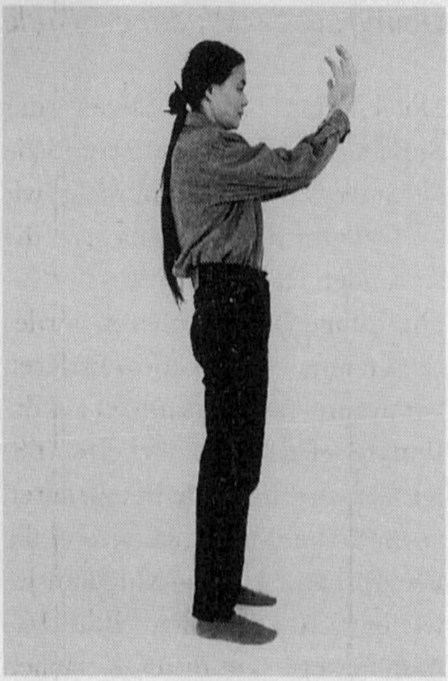

Bild 17

Auge weg und dann wieder zum Auge hin, zehn- bis zwanzigmal je Auge. Man kann beide Hände abwechselnd oder beide gleichzeitig zurück- und wieder heranziehen (Bild 17). Anschließend lassen wir die Hände zehn- bis zwanzigmal im Uhrzeigersinn vor den Augen kreisen. Danach legen wir die Handflächen über die Augen und verharren so eine Minute lang (Bild 18). Zuletzt legen wir die Handflächen eine weitere Minute lang über den unteren Hinterkopf (Bild 19). Während der gesamten Übung folgen wir konzentriert der Bewegung der Hände.

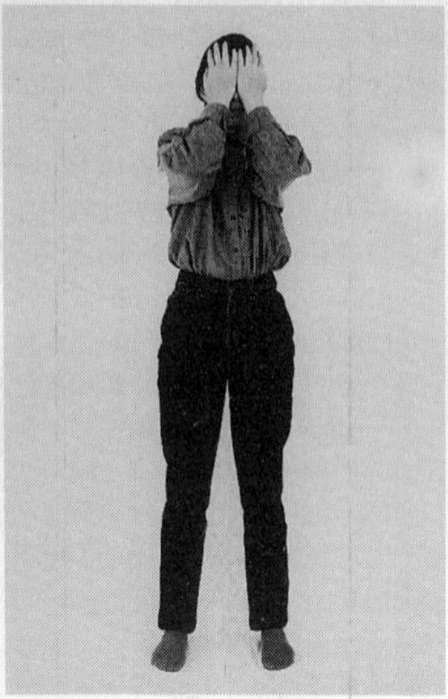

Bild 18

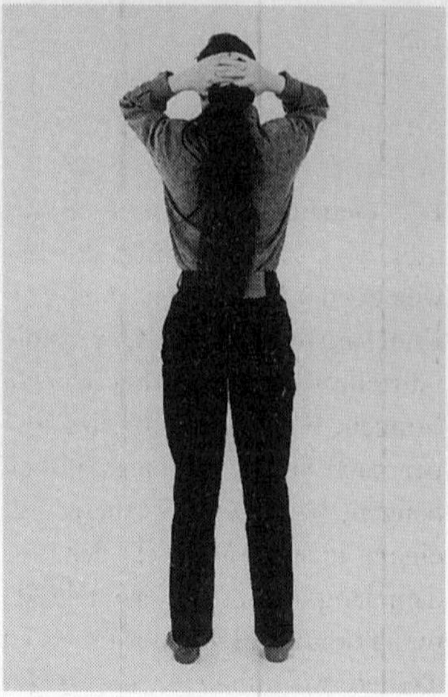

Bild 19

Diese Übung hilft bei grauem, aber auch grünem Star und Kurzsichtigkeit.

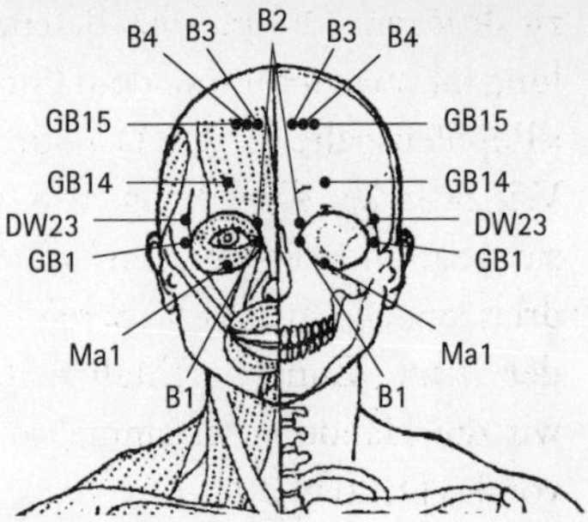

Akupressur-Übung der Eigenkontrolle

Wir beginnen damit, die Hände vor dem Dantian zu halten. Dann führen wir die Arme vor den Unterleib, so daß die Handflächen nach außen und die Finger nach vorne zeigen. Beim Ausatmen auf den hörbaren Laut »s-ch-ü« (»ch« wie in »ich«) öffnen wir die Arme und führen sie seitlich neben den Körper, um sie beim Einatmen mit jetzt nach innen gerichteten Handflächen wieder vor den Körper zurückzuholen. Dies wiederholen wir dreimal.

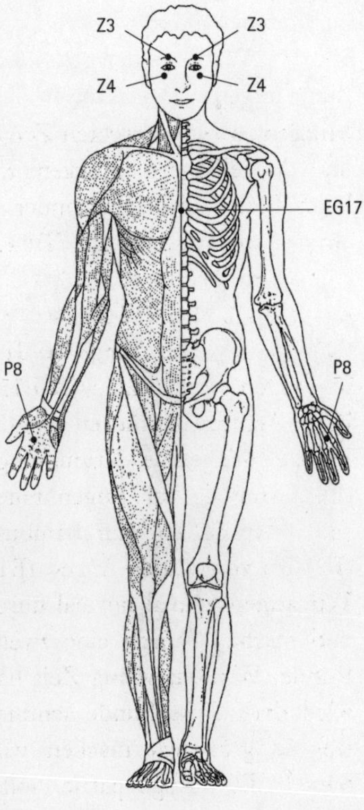

Dann legen wir den kleinen Finger jeder Hand auf den jeweiligen B1-Punkt »Klares Auge« und reiben ihn mit einer kreisenden Bewegung neunmal im und neunmal gegen den Uhrzeigersinn. Anschließend drücken wir den Punkt dreimal beim Ausatmen auf den Laut »s-ch-ü«. Danach wandern wir zum Punkt »Augenbett« (Z4), massieren ihn mit neun Kreisen im und neun gegen den Uhrzeigersinn, um ihn dann ebenfalls dreimal beim Ausatmen auf »s-ch-ü«

zu drücken. Die gleiche Behandlung führen wir nun auf dem Punkt »Pupillenspalte« (GB1) durch. Wir beenden die Übung, wie wir sie begonnen haben, mit einem dreimaligen Öffnen und Schließen der Arme. Zum Abschluß halten wir die Hände noch einmal kurz vor das Dantian.

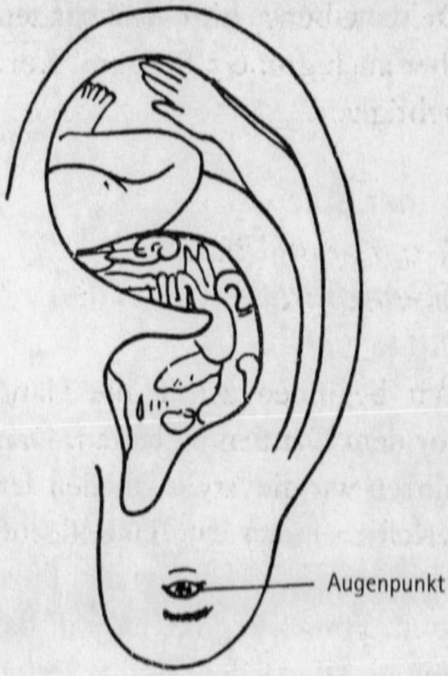

Im Kreis drücken

Der Zeige- und der Mittelfinger jeder Hand werden ausgestreckt, während der Daumen den vierten und kleinen Finger umfaßt hält.

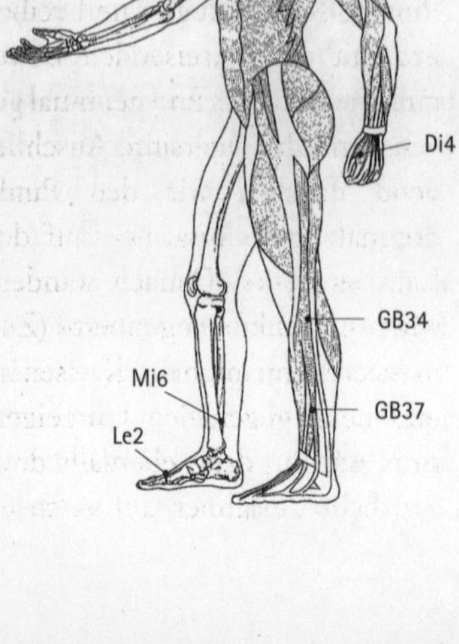

Mit den so ausgestreckten Zeige- und Mittelfingern drücken wir beim Einatmen nacheinander je einmal auf die Punkte »Tränen auffangen« (Ma1), »Pupillenspalte« (GB1), »Seidenbambusloch« (DW23), »Klares Yang« (GB14) und »Den Tränen nahe« (GB15). Beim Ausatmen drücken wir die Punkte »Fehlende Krümmung« (B4), »Impuls zur Augenbraue« (B3), »Anhäufung von Bambus« (B2) bis zu »Klares Auge« (B1). Wir atmen einmal normal durch und machen danach eine zweite Runde. Wer nur wenig Zeit hat, wiederholt diese Runde achtmal, wer es gründlich machen will, 64mal. Die Augenpartie sollte sich danach warm und leicht anfühlen.

Grüner Star

Qi Gong: Wir atmen auf den Laut »s-ch-ü« aus

Wir setzen uns ruhig nieder und legen beide Hände mit ihren Punkten »Palast der Arbeit« (P8) übereinander (Männer die linke unten, Frauen die rechte) auf das Dantian (Bild 20). Dann »werfen wir wilde Blicke erhobenen Haup-

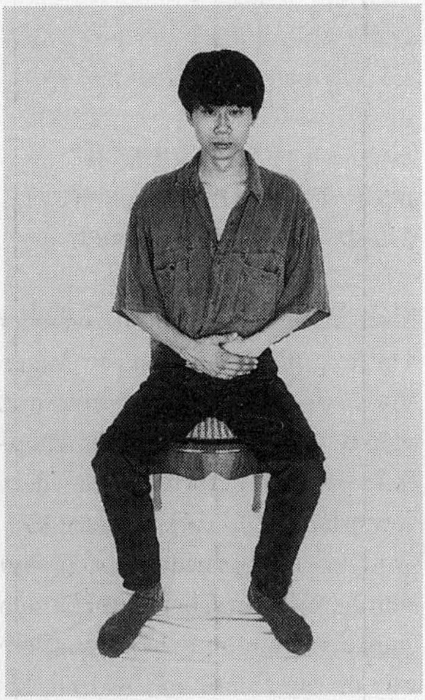

Bild 20

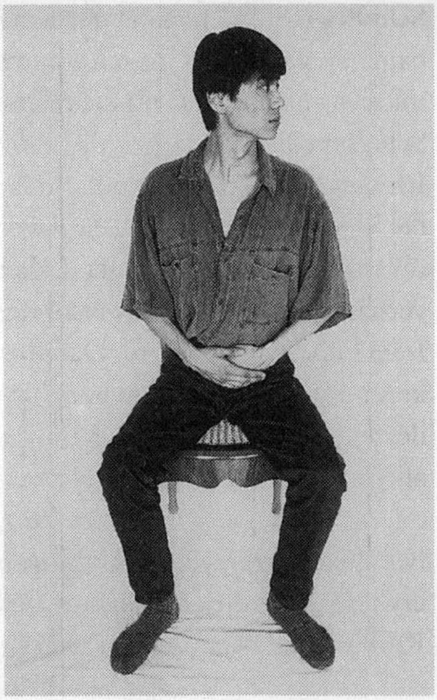

Bild 21

tes« nach rechts und nach links, das heißt, wir machen große Augen und schauen scharf nach rechts und links (Bild 21). Wenn wir den Kopf auf die jeweilige Seite gedreht haben, atmen wir deutlich hörbar auf den Laut »s-ch-ü« (»ch« wie in »ich«) aus. Wenn wir den Kopf wieder zur Mitte hin drehen, atmen wir ein.
Wir können diese Übung auch im Stehen machen und uns dabei noch leicht mit der flachen Hand auf die Schulter schlagen: Wenn der Kopf nach links blickt, schlägt die rechte Hand auf die linke

Schulter (Bild 22), blickt der Kopf dann nach rechts, schlagen wir uns mit der linken Hand auf die rechte Schulter (Bild 23).

Eine regelmäßige Durchführung der Übung trägt dazu bei, daß jedes übermäßige Feuer aus der Leber vertrieben und die Schwäche der Leber überwunden wird. Dadurch kommt das Qi wieder zu ungehindertem Fluß. Die Übung ist vor allem für Altersstar, den grauen oder grünen, gedacht und hat sich bei allen Augenleiden als günstig erwiesen, die mit dem allgemeinen Kräfteverfall zusammenhängen.

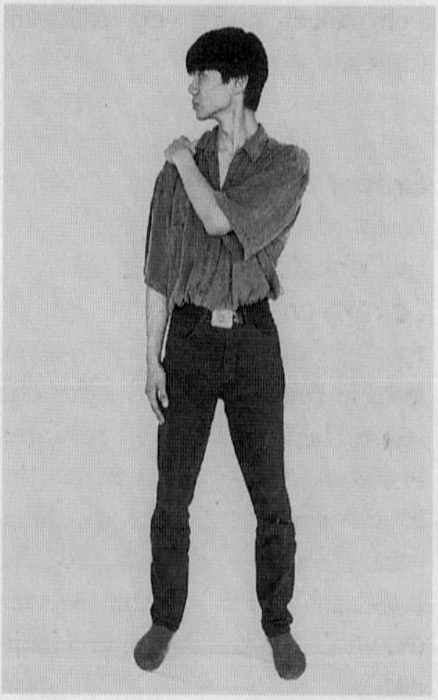

Bild 23

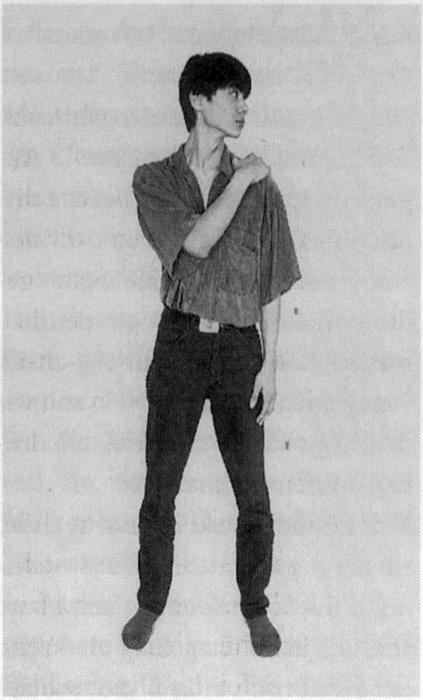

Bild 22

Qi-Gong-Übung, um das Feuer zu senken und einen klaren Kopf zu bekommen

Wir stellen uns in natürlicher Haltung hin, schließen die Augen und atmen entspannt ein und aus. Beide Arme halten wir, zu einem Kreis geformt, vor dem Unterleib (Bild 24). Unsere Gedanken konzentrieren sich auf den Bereich zwischen den Händen und dem Dantian. Wir sammeln alle unsere Sinne und warten, bis das Qi hier zu fließen beginnt,

was wir daran merken, daß es warm wird.
Dann heben wir beide Arme bis zu den Augen, um ihnen das Qi zuzuführen (Bild 25). Zuerst streichen wir mit den Fingern behutsam über unsere Augen, dann legen wir die Daumen jeweils hinter ein Ohr, während die übrigen vier Finger vom Kopf oben langsam über den Hinterkopf nach unten streichen (Bild 26). Am Hinterkopf trennen sich beide Hände und kehren zur vorderen Seite unseres Körpers zurück. Sie streichen über die Schultern, die Brust (Bild 27), dann über den Unterleib hinab, die Innenseite der Oberschenkel und Unterschenkel entlang (Bild 28), innen an den Füßen über die Ferse bis zur Fußspitze, wo sie an den großen Zehen anhalten. Mit den Händen steht auch das Qi still. Wenn wir die Beine entlangfahren,

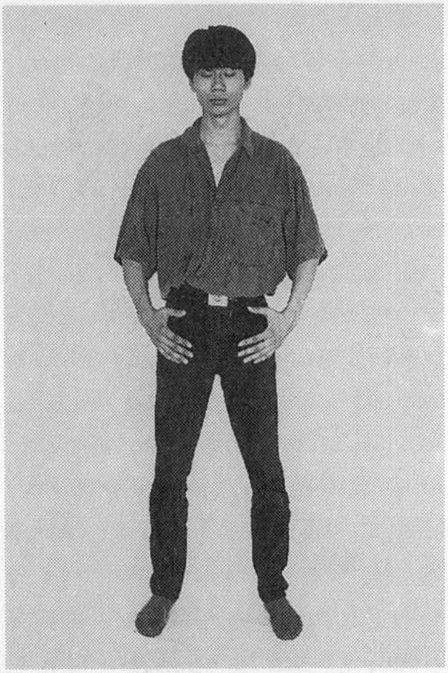

Bild 24

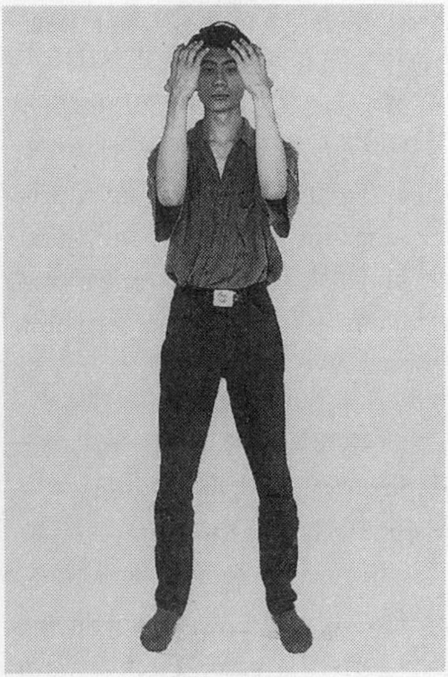

Bild 25

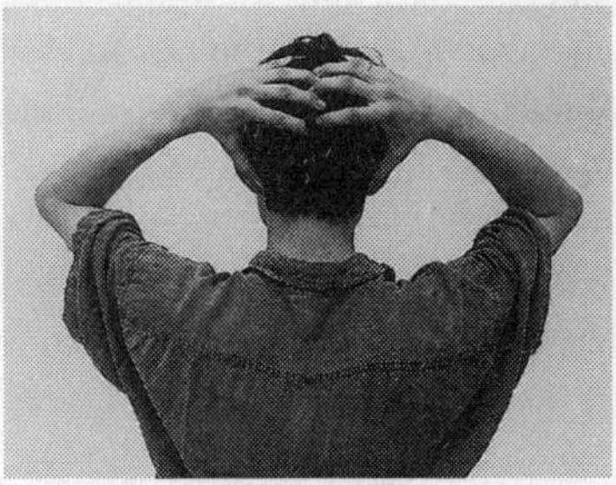

Bild 26

beugen wir zwar den Oberkörper, jedoch nicht die Knie. Wem diese Beugung nicht möglich ist, der verfolgt die beschriebene Linie mit den Augen allein und zieht das Qi mit seinen Gedanken bis vor zu den Zehen. Wenn die Hände (oder die Augen) bei den Großzehen angekommen sind, halten sie kurz inne, bevor wir uns dann wiederaufrichten und dabei mit den Händen das Qi bis zu den Augen heben.
Damit beginnt ein zweiter Kreislauf. Wir führen drei bis fünf solcher Kreisläufe durch.
Wenn wir die Übung beenden wollen, heben wir die Hände langsam von den Fußspitzen empor bis vor den Unterleib und lassen sie dann noch eine Weile vor dem Dantian ruhen.
Die Bewegung der Hände abwärts folgt dem Lebermeridian. Zu beachten ist, daß wir diesen Meridian nur sehr langsam entlanggleiten und dabei unsere Konzentration ganz auf die Hände gerichtet halten.

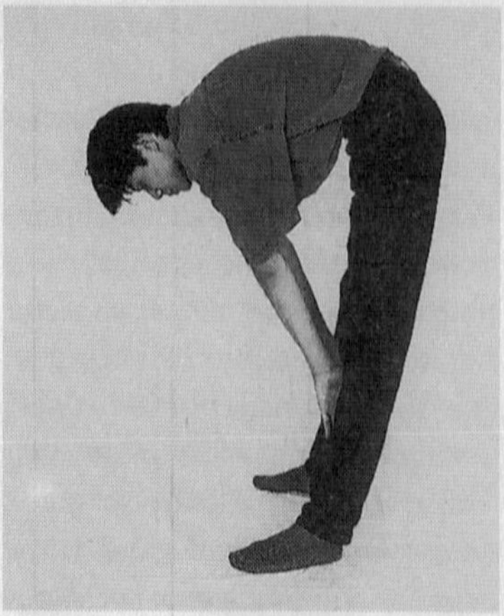

Bild 28

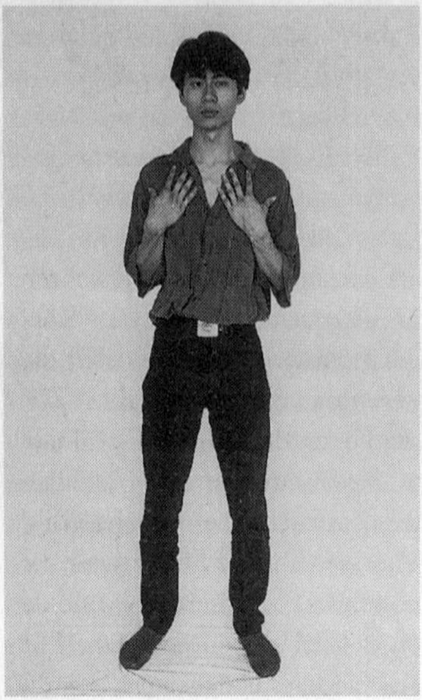

Bild 27

Eigenmassage, bei der wir dreimal die Acht ziehen

Die Übung kann im Stehen, Sitzen wie auch Liegen durchgeführt werden, gewöhnlich setzt man sich dazu hin, wobei die Knie im rechten Winkel gebeugt und die Beine in Schulterbreite auseinander stehen.

Wir sammeln uns, kommen im Innern zur Ruhe und schließen störende Gedanken aus. In unserer Vorstellung versetzen wir uns dann auf das weite Meer unter einem hochgespannten Himmel. Wir sind locker und entspannt.

Der Hals steht aufrecht, die Zunge liegt am oberen vorderen Gaumen, der Mund ist leicht, die Augen sind halb geschlossen. Wir atmen durch die Nase ein und aus. Wir senken die Schultern, ziehen die Brust ein wenig zurück, den Unterleib etwas ein und lockern bewußt die Hüften. Die Hände werden mit den Handflächen nach unten auf die Oberschenkel gelegt. Wer lieber liegt, sollte sich auf den Rücken legen, wer das aus Krankheitsgründen nicht kann, legt sich auf die Seite. Wir haben uns zuvor Hände und Gesicht gewaschen. Jetzt reiben wir die Handflächen aneinander warm, atmen dann etwa eine knappe Minute langsam und leicht und lassen dabei das Qi zum Punkt »Brustkorbmitte« (EG17) sinken.

Die erste Acht: Wir ballen die linke (dann die rechte) Hand zu einer

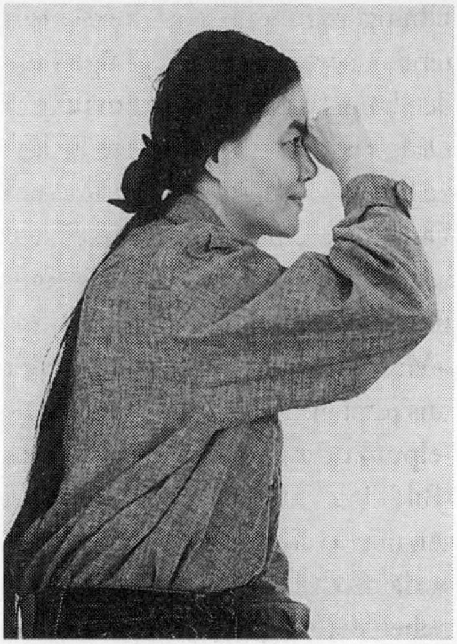

Bild 29

Faust und legen sie mit dem Knöchel des Zeigefingers an die Nasenwurzel zwischen den Augen (Bild 29). Dieser Punkt dient als Anfangs- und Scheitelpunkt der ersten Acht. Wir ziehen mit dem Zeigefingerknöchel fünfzig- bis hundertmal im und dann fünfzig- bis hundertmal gegen den Uhrzeigersinn die Figur Acht, wobei die beiden Schleifen der Acht um die beiden Augen verlaufen. Bei jeder Acht atmen wir einmal ein und aus. Wir wechseln die Hände ab, jede ist ein- bis zweimal an der Reihe. Die Hand, die nicht an der Reihe ist, liegt als halbe Faust auf dem Oberschenkel. Während der

Übung regulieren wir fortschreitend unseren Atem: Die Züge werden lang, flach und gleichmäßig.
Die zweite Acht: Wir ballen die linke (dann die rechte) Hand zu einer Faust, das Faustinnere zeigt nach vorne, und der Knöchel des Zeigefingers wird auf den Punkt LG26, »Mitte des Menschen«, gelegt, der uns jetzt als Ausgangs- und Scheitelpunkt für die zweite Acht dient (Bild 30). Die erste Schleife wird um den Mund gezogen, die zweite verläuft dann seitlich nach oben, neben den Augen entlang, über die Stirn am oberen Haaransatz, seitlich des anderen Auges wieder nach unten und zurück zum Punkt LG26. Wir ziehen zwischen fünfzig und hundert Achten zuerst im und dann gegen den Uhrzeigersinn. Auch hier atmen wir wieder während einer Acht einmal ein und aus. Jede Hand kommt abwechselnd ein- bis zweimal an die Reihe.

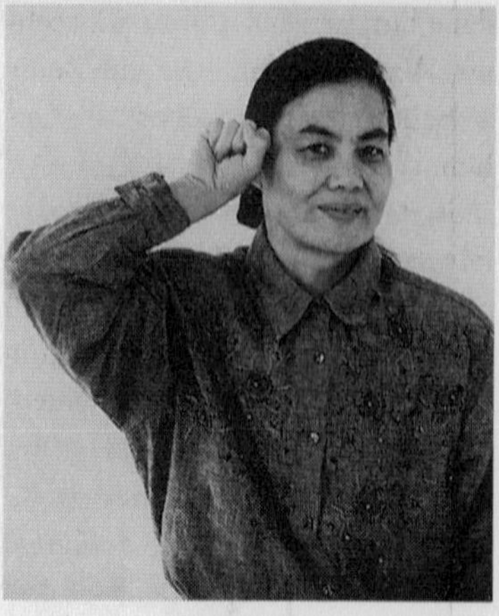

Bild 31

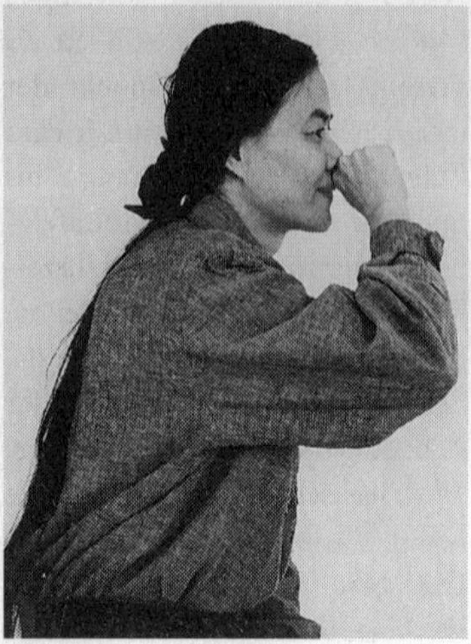

Bild 30

Die dritte Acht: Wir ballen die linke (dann die rechte) Hand zu einer Faust und legen sie wiederum mit dem Knöchel des Zeigefingers – das Faustinnere zeigt nach außen – auf die Ader am Ohr (Bild 31). Dieser Punkt ist wieder Ausgangs- und Scheitelpunkt der Acht, deren erste Schleife nach unten und dann über den Rand der Ohrmuschel zurück zum Ausgangspunkt führt. Die zweite Schleife verläuft danach zum Kinn, vor dem anderen

Ohr vorne vorbei und am Haaransatz entlang hinüber zum Ausgangspunkt.
Für Wiederholungen und die Atmung gilt das oben Gesagte. Es ist darauf zu achten, daß die unter dem Knöchel gedrückte Haut nicht schmerzt. Außerdem sollte die Bewegung nicht zu schnell sein: zwischen fünf und zehn Achten pro Minute. Normalerweise merkt man schon nach einem Monat einen Fortschritt, nach drei Monaten sollte die Besserung deutlich sein.

Massage der Augenpartie

Wir drücken den Punkt »Klares Auge« (B1) mit dem kleinen Finger. Von dort drehen wir drei Kreise um das Auge und atmen dreimal ein und aus. Die Kreise folgen dem Augensockel, angefangen vom Punkt »Klares Auge«, dem unteren Augenrand entlang nach außen, von dort nach oben und hinunter zum Ausgangspunkt. Danach noch einmal drei Kreise, diesmal vom Punkt B1 nach oben, dann nach außen und unten zurück zum Ausgangspunkt. Jetzt drücken wir noch einmal den Punkt B1 an jedem Auge und führen zum Abschluß beide Hände vor das Dantian.
Diese Übung hilft bei der Druckregulierung der Augen, hat sich aber auch bei seitlicher Gesichtsfeldeinschränkung als nützlich erwiesen.

Akupressurpunkte gegen erhöhten Augendruck

»Reise dazwischen« (Le2) und »Zusammentreffen der drei Yin-Meridiane« (Mi6).

Akupressurpunkte gegen Augenschmerzen

»Windteich« (GB20), »Quelle am Yang-Hügel« (GB34), »Talverbindung« (Di4) und »Sonnenpunkt« (Z2).

Rezepte

Maulbeerbrei

Maulbeeren sind beispielsweise in Geschäften mit griechischen Spezialitäten erhältlich.
Wir lassen etwa 20 bis 30 g Maulbeeren in Wasser einweichen,

anschließend zusammen mit ungefähr 100 g Weich- bzw. Milchreis in genügend Wasser zu einem Brei kochen. Wir fügen je nach Geschmack Kandiszucker hinzu. Von dem Brei essen wir zweimal am Tag warm.
Dieser Brei stärkt Leber- und Nierenfunktion und ist daher auch vor allem für Augenleiden geeignet, die mit einer Leber- und Nierenschwäche in Zusammenhang stehen, wenn man zum Beispiel nachtblind ist, wenn das Weiße der Augen trocken und heiß ist, wenn die Augen allgemein stumpf sind, uns leicht schwindlig wird, wir unter Ohrengeräuschen leiden oder uns häufig kraftlos in den Beinen fühlen.

Möhrenbrei

Wir waschen und schneiden Möhren klein und lassen sie zusammen mit einer entsprechenden Menge Reis in Wasser zu einem Brei kochen. Die Menge richtet sich nach unserem Bedarf. Auch von diesem Brei essen wir möglichst warm, zweimal täglich.
Der Brei hilft vor allem bei Augenleiden, die mit Milz- und Magenschwäche in Zusammenhang stehen, bei Nachtblindheit, Trockenheit und Gereiztheit des Augenweiß, Lichtempfindlichkeit (Photophobie) und müden Nerven.

Hühnerleberbrei

Wir nehmen Leber von zwei Hühnern, dazu etwa 100 g Reis und etwas Salz, lassen das Ganze zu einem Brei verkochen und essen das Gericht auf zwei Portionen pro Tag verteilt.
Dieses Rezept ist für alle angeborenen Augenleiden geeignet, Nachtblindheit, Kurzsichtigkeit, aber auch wenn wir oft blaß sind, blasse Lippen haben und unter kalten Gliedern leiden.

Blähungen

Blähungen weisen oft auf eine Magen- und Milzschwäche hin. Dementsprechend müssen wir uns auch auf die Funktion dieser Organe konzentrieren.

Qi Gong

Das Qi zum Dantian leiten

Morgens nach dem Aufwachen öffnen wir als erstes das Fenster, gehen dann zur Toilette, spülen uns den Mund mit warmem Wasser aus, entledigen uns eventuell beengender Kleidungsstücke und legen uns dann mit dem Rücken auf das Bett. Als erstes atmen wir durch den Mund die verbrauchte Luft so vollständig wie möglich aus.

Wir schließen beide Augen halb und entspannen uns umfassend am gesamten Körper. Innerlich sammeln wir unsere Gedanken, ohne aber an etwas Bestimmtes zu denken. Wir sollten dabei weder in einen Halbschlaf fallen noch uns sozusagen völlig von der Welt trennen. Der zu erreichende Zustand kann mit folgenden Worten beschrieben werden: »sehen, ohne zu erkennen, hören, ohne zuzuhören«.

Unser Mund ist leicht geschlossen, die Zunge liegt am oberen vorderen Gaumen. Wir atmen langsam durch die Nase ein und stellen uns dabei in Gedanken vor, wie das Qi zum Dantian (siehe Seite 14) hinabströmt. Dann halten wir kurz den Atem an, bevor wir wieder ausatmen. Nun atmen wir auf unsere gewöhnliche Art und Weise weiter, stellen uns dabei aber bewußt den Weg des Qi hinab zum Dantian vor. Dabei dürfen wir nicht verkrampfen. Wir leiten so das Qi 49mal zum Dantian.

Wenn wir diese Übung über einen längeren Zeitraum hinweg regelmäßig durchgeführt haben, beginnen wir irgendwann, einen warmen Kreis oder warm strömendes Qi im Unterleib zu spüren. Wenn wir so weit sind, können wir bewußt diesen warmen Kreis oder dieses warme Qi durch die Meridiane unseres Körpers und an die von Krankheit befallenen Stellen

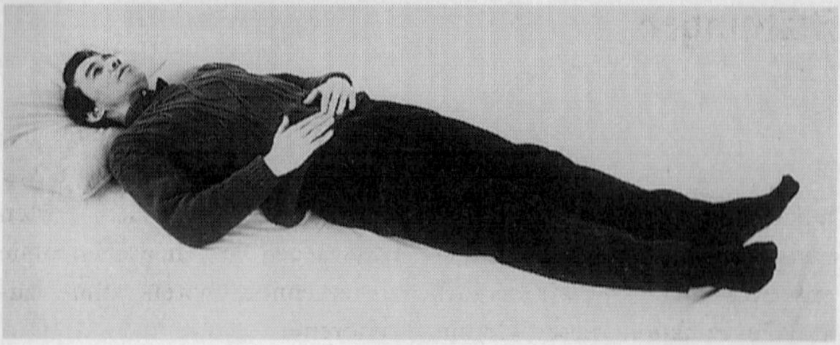

Bild 32

schicken. Am Ende der Übung atmen wir noch einmal tief aus.

Bauchmassage

Als nächstes folgt nun eine konzentrierte Unterleibsmassage. Auch hierzu liegen wir entspannt auf dem Bett.
Wir legen beide Hände nebeneinander auf den Unterleib über dem Schambein und beschreiben dann beidseitig einen kleinen Kreis, an den Seiten von unten hinauf bis an die Brüste und in der Mitte nach unten zurück, insgesamt 21mal (Bild 32).
Wir legen die Finger beider Hände einander zugewandt oben zwischen die Brüste und ziehen sie gerade hinab zum Schambeinhügel, ebenfalls 21mal (Bild 33).
Die linke Hand liegt auf dem linken Hüftknochen, Daumen nach vorne und Finger nach hinten,

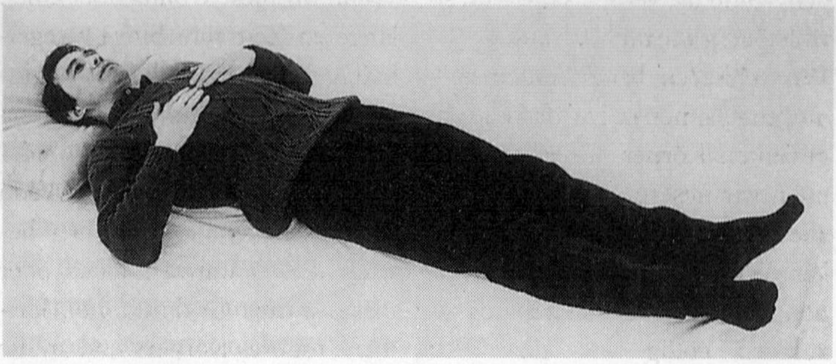

Bild 33

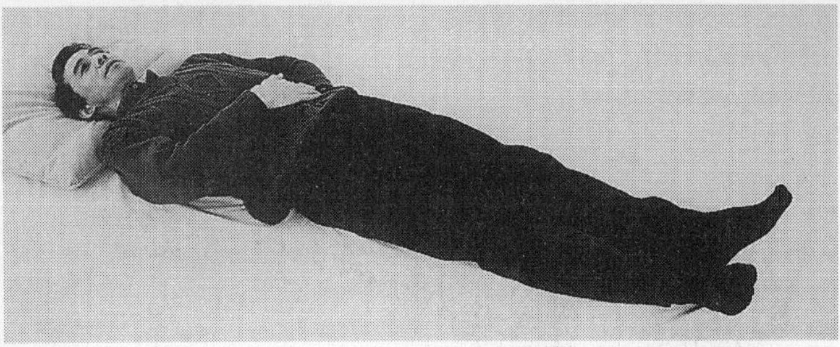

Bild 34

während die rechte Hand auf dem linken Unterleib im Uhrzeigersinn zu kreisen und dabei ganz allmählich nach rechts zu wandern beginnt. Sie macht insgesamt 21 Kreise (Bild 34).

Die rechte Hand liegt auf dem rechten Hüftknochen, während die linke vom rechten Unterleib aus in kreisförmigen Bewegungen gegen den Uhrzeigersinn nach links kreist, insgesamt werden 21 Kreise vollzogen (Bild 35).

Die linke Hand liegt auf dem linken Hüftknochen, Daumen nach hinten und Finger nach vorne, während die rechte Hand von der linken Brust nach unten streicht, insgesamt 21mal (Bild 36).

Die rechte Hand liegt auf dem rechten Hüftknochen, Daumen nach hinten, während die linke Hand von der rechten Brust hinab zum Unterleib streicht, insgesamt 21mal (Bild 37).

Diese sechs Formen der Selbst-

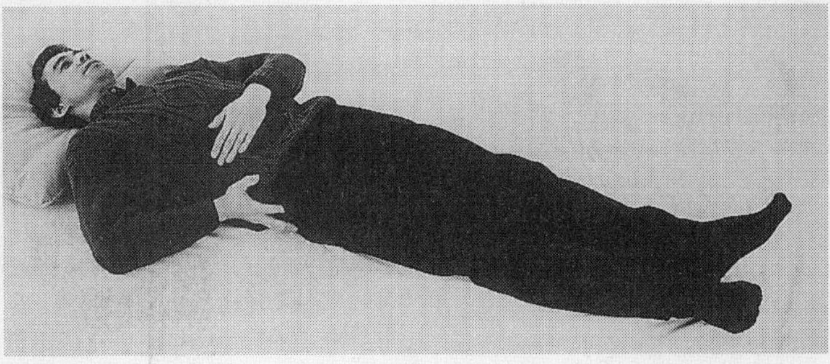

Bild 35

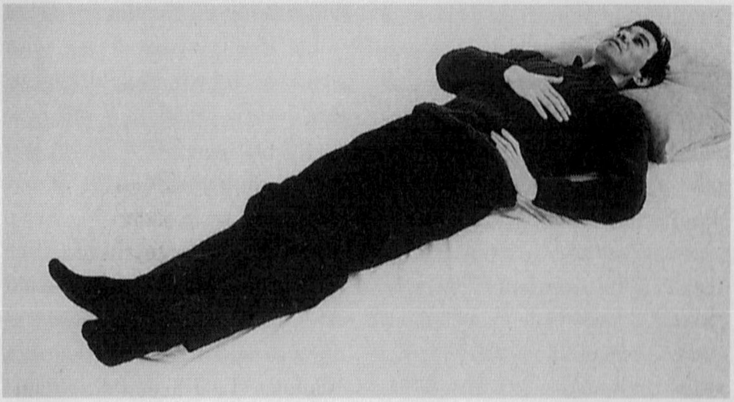

Bild 36

massage werden mit weicher Hand durchgeführt. Die Übung wird morgens, mittags und abends je einmal gemacht. Wenn wir morgens mit den Übungen fertig sind, stehen wir auf, stellen uns hin, Beine in Schulterbreite auseinander, und treten 81mal mit jedem Fuß auf der Stelle. Bei der abendlichen Übung können wir uns anschließend gleich einschlafen lassen.

Im Unterleib liegen viele Organe. Eine Massage des Unterleibs bringt den Blutkreislauf und das Fließen des Qi in Gang. Wenn das gute Qi durch diese Übungen in Milz und Nieren gelangt, hilft das, Magenbeschwerden zu lindern. Dann funktioniert auch die Ver-

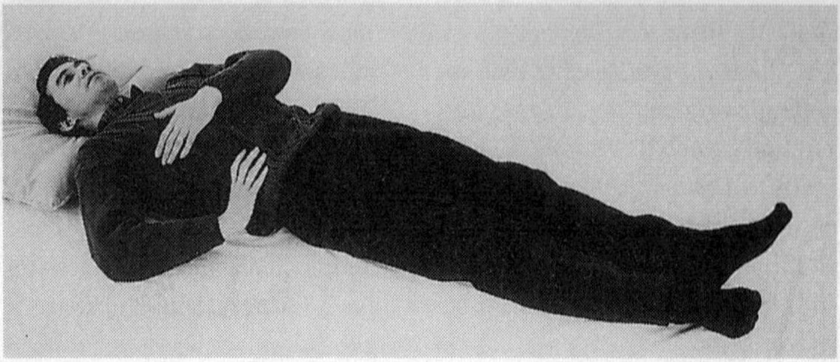

Bild 37

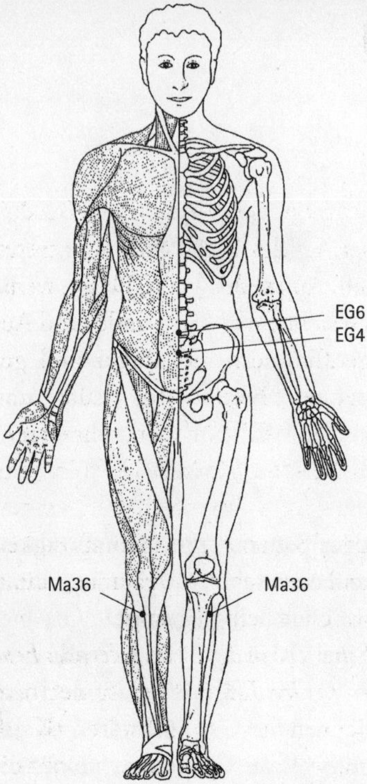

dauung besser, und wer an chronischer Verstopfung oder Durchfall leidet, wird mit Hilfe dieser Übungen eine Besserung herbeiführen. Vor allem aber sind sie bei Blähungen sehr wirksam.

Eigenakupressur

Mit dem Mittelfinger drücken und reiben wir den Punkt Ma36, »Drei Meilen am Bein«, achtzigmal.

Wir massieren die Punkte EG6, »Meer des Qi«, und EG4, »Tor der Ursprungsenergie«.

Rezepte

- Etwa ein Pfund Lammfleisch wird zusammen mit ungefähr 5 g Apfel und 10 g frischem Ingwer eine Stunde lang gekocht, dann etwa 100 g Erbsen und 300 g Rettich dazugetan und weich gekocht. Zuletzt würzt man noch mit einer entsprechenden Menge schwarzen Pfeffers, mit Salz und etwas Essig. Dieses Gericht wärmt den Magen und unterstützt die Verdauung. Dadurch werden auch Blähungen gelindert.
- Wir kochen aus einer dem persönlichen Bedarf entsprechenden Menge Weich- bzw. Milchreis, Lotuskernen und Jamswurzeln (aus dem »Chinaladen«) einen Brei, der bei Blähungen sehr wohltuend wirkt.

Blutdruck, hoch/niedrig

Bluthochdruck

Die chinesische Heilkunde unterscheidet die folgenden verschiedenen Muster des Bluthochdrucks:
Aufsteigendes Leber-Yang: Symptome sind hier Schwindel und Augenflimmern, Kopfschmerzen, ein rotes Gesicht, Herzjagen, schwerer Atem, Unruhezustände und hohe Erregbarkeit, trockener Mund und bitterer Geschmack, fester Stuhl und gelber Harn. Die Zunge ist gelb belegt, rot an den Rändern, und es fehlt an Speichel.
Yin-Schwäche und aufsteigendes Yang: Anzeichen für dieses Muster sind ebenfalls Kopfschmerzen, Schwindelanfälle und Augenflimmern, Ohrensausen, Herzjagen und leichte Erregbarkeit. Hinzu kommen Schlaflosigkeit, heftige Träume, Vergeßlichkeit, rasches Ermüden. Gesicht und vor allem die Wangen sind feucht und rot, das Herz unruhig, die Hand- und Fußinnenflächen heiß, der Urin ist gering an Menge und gelb, der Stuhl hart und trocken, die Zunge ist rot und weiß belegt.
Schwäche von Yin und Yang: Bei dieser Art des Bluthochdrucks treten auf: Appetitlosigkeit, blasse, weiße Gesichtsfarbe, Schwindel und Augenflimmern, unruhiger und gehetzter Herzschlag, kalte und kraftlose Gliedmaßen, schmerzende Lenden, häufiger Harndrang in der Nacht, Impotenz oder vorzeitiger Samenerguß, Schlaflosigkeit und vermehrtes Träumen, dünn weißlich belegte Zunge.
Schwäche in der Milz, loderndes Feuer in der Leber: Hier findet man Schwindel und schweren Kopf, körperliche Schwäche, geschwollene Gliedmaßen, vor allem die Beine sind extrem kraftlos, in Brust und Magengrube herrscht ein Druck, bei Bewegung werden die Glieder dick und schwer, man leidet unter vielen Träumen und Gedächtnisschwäche, der Zungenbelag ist klebrig, die Zunge dick und blaß, an ihren Rändern erscheinen manchmal Zahnabdrücke.

Qi-Gong-Grundübung

Wir stellen uns am Körper drei Linien vor: eine Linie an der rechten und linken Seite, eine am Körper vorne und eine am Körper hinten. Wir gehen in Gedanken diese Linien entlang und entspannen dabei Schritt für Schritt systematisch unseren Körper. Die erste Linie verläuft von beiden Seiten des Kopfes rechts und links am Hals vorbei, über Schultern, Oberarm, Ellenbogen, Vorderarm, Handgelenk zu den Händen und den Fingern. Die zweite Linie verläuft von der oberen Kopfmitte über Stirn, Brust und Bauch dann zu den Beinen: über beide Oberschenkel, Knie, Unterschenkel zu den Fußspitzen. Die dritte Linie beginnt am Hinterkopf, geht über Rücken und Hüfte, folgt dann den Beinen hinten, Oberschenkel, Kniekehlen und Waden bis zur Mitte der Füße. Die Übung selbst erfolgt im Stehen oder Sitzen, wobei Körper und Gliedmaßen in natürlicher, entspannter Haltung bleiben. Die Augen werden leicht geschlossen, wir sammeln uns innerlich, atmen ruhig, bevor wir dann konzentriert eine Linie nach der anderen in Gedanken »abfahren«. Dabei halten wir bei jedem der obengenannten Körperteile einen Moment inne und sprechen in Gedanken: »Ganz ruhig.« So konzentrieren wir uns zum Beispiel auf die Stirn, sagen »ganz ruhig« oder andere entspannende Worte und gehen erst nach einem Augenblick zum nächsten Bereich, der Brust, weiter.
Dieses Innehalten bei jedem Bereich soll uns helfen, den betreffenden Körperteil vollständig zu lockern. Wenn wir zum Ende einer Linie gekommen sind, bleiben wir noch etwas länger als jeweils zuvor bei diesem Endpunkt, etwa ein bis zwei Minuten lang. Alle drei Linien zählen als ein Kreislauf. Nach einem vollständigen Kreislauf machen wir eine Pause von etwa drei bis vier Minuten, während deren wir unsere Konzentration auf das Dantian (siehe Seite 14) richten. Normalerweise macht man zwei bis drei Kreisläufe, bevor man langsam die Augen wieder öffnet und die Übung beendet.
Wenn wir diese Übung ungefähr zwei Wochen lang regelmäßig durchgeführt haben, können wir noch eine der folgenden zusätzlichen Übungen anfügen, je nach dem Muster unserer Erkrankung.
Bei aufsteigendem Leber-Yang: Nach der Beendigung der Grundübung heben wir ganz allmählich die Ar-

me rund bis vor den Unterleib, so als ob wir mit den Händen etwas trügen, wobei wir uns auf den Punkt »Großer Dicker« (Le1) am Fuß konzentrieren. Die Hände vor dem Bauch tragen zu unserer inneren Beruhigung bei, während die gedankliche Konzentration auf den Le1-Punkt hilft, das zu starke und schädlich aufsteigende Leber-Yang zu vertreiben. Damit kann auch nicht mehr soviel Feuer nach oben steigen und Schaden anrichten.

Bei Mangel an Yin und aufsteigendem Yang: Die Übung verläuft wie zuvor, nur daß wir unsere Gedanken hier auf den Punkt »Sprudelnder Quell« (N1; siehe Anhang, Nierenmeridian) unten am Fuß richten. Hierdurch wird das Yin gestärkt und ein Ausgleich zum Yang geschaffen.

Bei Yin- und Yang-Schwäche: Übung wie oben, die Konzentration ruht jedoch auf der »Pforte des Lebens« (LG4) am Rücken gegenüber vom Bauchnabel.

Qi-Gong-Übung zur Stärkung des Yin

Wir stellen uns still hin, Beine schulterbreit auseinander, die Knie nicht durchgedrückt, beide Hände vor dem Dantian, die Handflächen nach unten, die Mittelfinger einander gegenüber, wobei die Daumen etwas nach unten gerichtet werden (Bild 38).

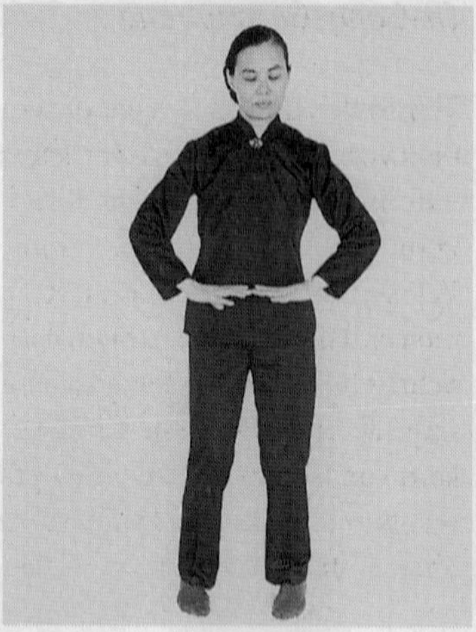

Bild 38

Wir gehen nun leicht in die Knie, die Hände bleiben unverändert, während wir die Arme nach den Seiten öffnen, so daß sich die beiden Daumen nach außen drehen. Jetzt heben wir die Arme bis zur Schulterhöhe, die Handflächen nach oben gerichtet. Nun führen wir die Hände in einem Kreis vor dem Gesicht vorbei bis vor die Brust, Handflächen nach unten. Dann werden die Ellenbogen leicht nach vorne geschoben, die

Handgelenke hochgezogen und die Finger zum Boden gesenkt. Die ganze Zeit über bleiben wir in der angedeuteten Sitzhaltung stehen, den Kopf geradeaus

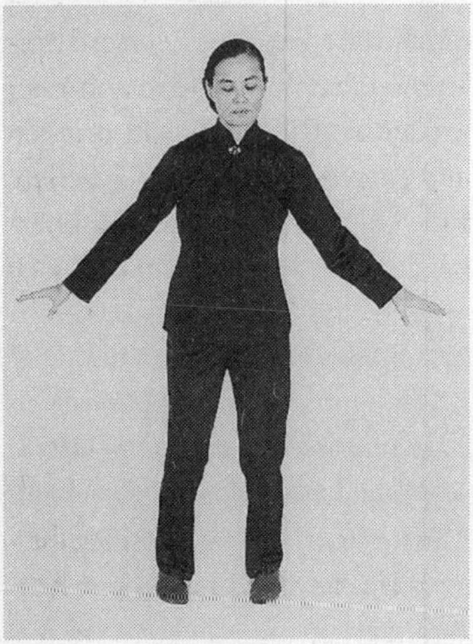

Bild 39

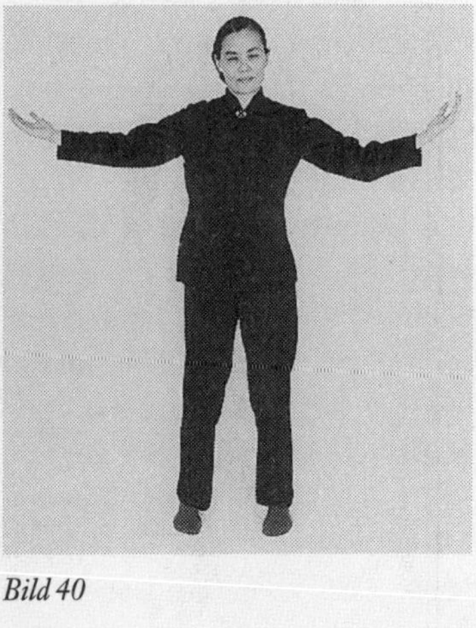

Bild 40

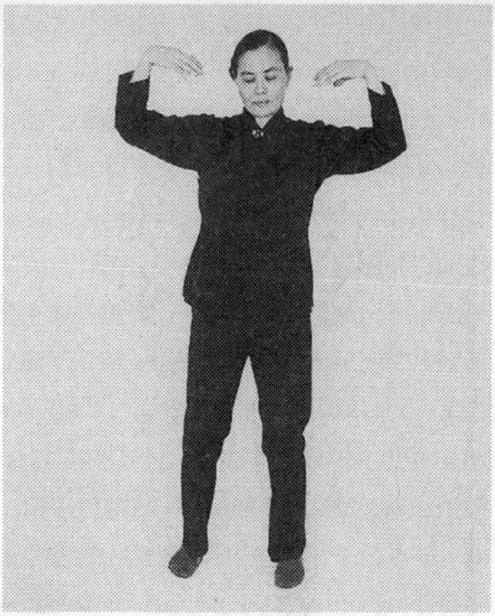

Bild 41

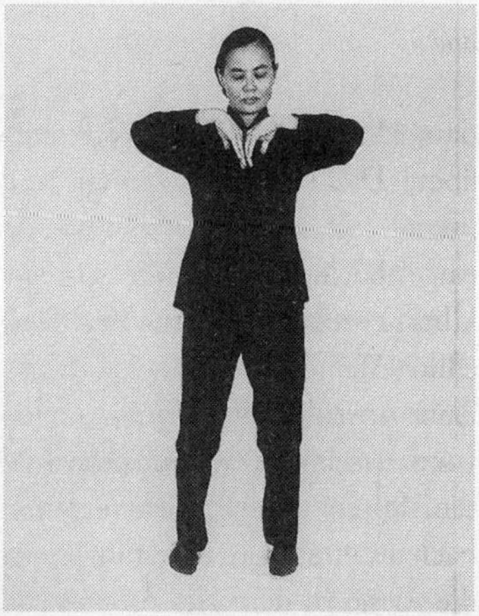

Bild 42

nach vorne gerichtet (Bilder 39 bis 42).

Wir richten uns langsam wieder auf, die Ellenbogen nach außen, die Hände wandern vor das Dan-

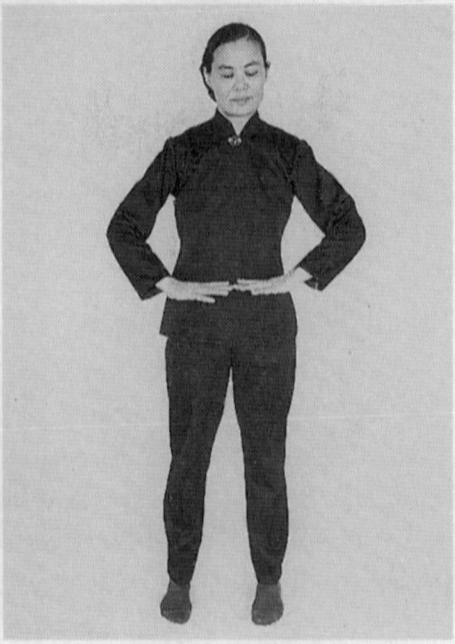

Bild 43

tian, Mittelfinger einander gegenüber, Daumen nach innen und unten. So verharren wir einen Augenblick lang, bevor wir die Übung wieder von vorne beginnen (Bild 43).
Zum Abschluß der Übung stellen wir den linken Fuß neben den rechten, lassen unseren Schwerpunkt nach unten sinken. Nun führen wir die Arme zu den Seiten, während wir gleichzeitig die Fußspitzen nach außen stellen (Bild 44).
Diese Übung dient dazu, das Yin-Qi zu stärken. Beim Senken der Arme wird auch das Qi hinabgeführt. Wir sollten das Gefühl bekommen, daß das Qi in das Dantian hineinströmt. Wenn die Handflächen nach unten zeigen, wird das Qi im Dantian gehalten, so daß es weder aufsteigen noch entweichen kann.
Wer diese Übung regelmäßig durchführt, drei- bis neunmal hintereinander, der wird Yin und Yang wieder ins Gleichgewicht bringen und seinem Körper dabei helfen, alle Krankheiten besser zu überwinden, die mit aufsteigendem Qi und Blut zusammenhängen.

Zwei Eigenmassage-Übungen

Am besten wäre es, diese Selbstmassage morgens nach dem Auf-

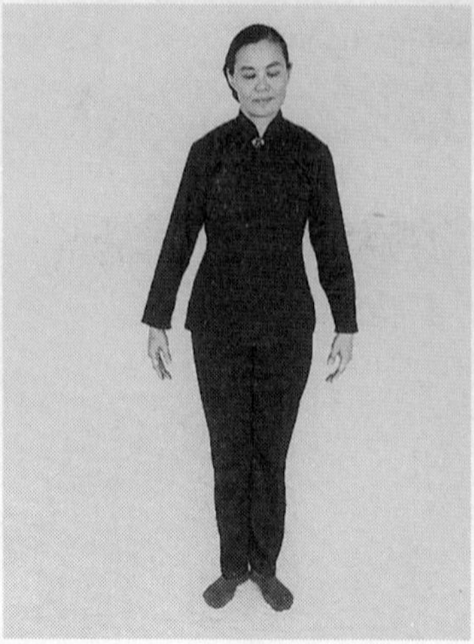

Bild 44

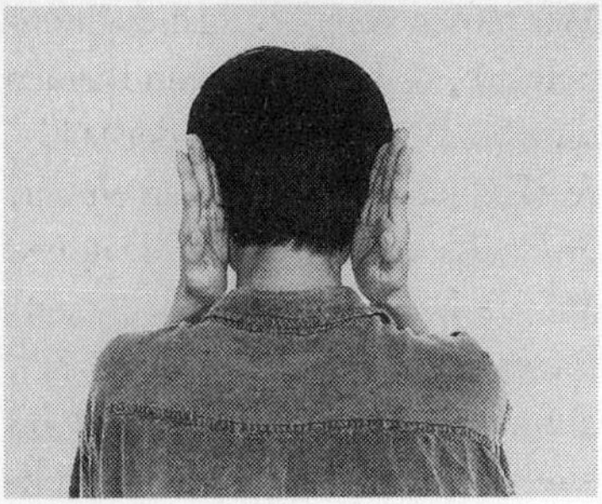

Bild 45

wachen (noch vor dem Anziehen) und abends vor dem Zubettgehen durchzuführen. Wir setzen uns auf den Bettrand, führen die Hände zum Hinterkopf und streichen mit der Handkante die »Blutdrucksenkende Linie« hinter den Ohren (Bild 45) bis hinab zum »Windteich« (GB20; Bild 46), anschließend drücken wir mit der Handkante beidseitig unseren Hals hinab entlang der Halsschlagader bis zur Brust (Bild 47 und 48). Dies wiederholen wir et-

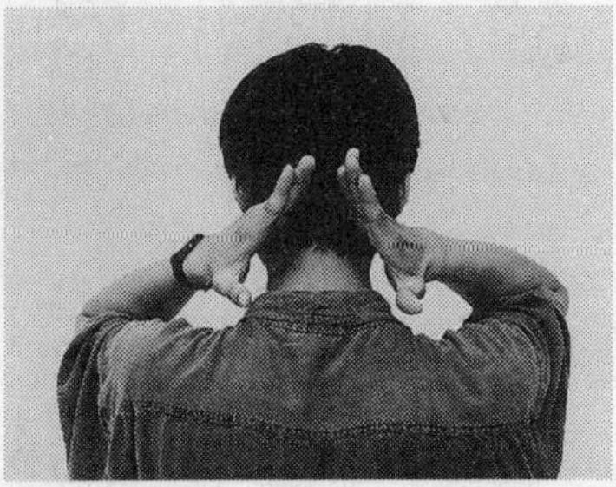

Bild 46

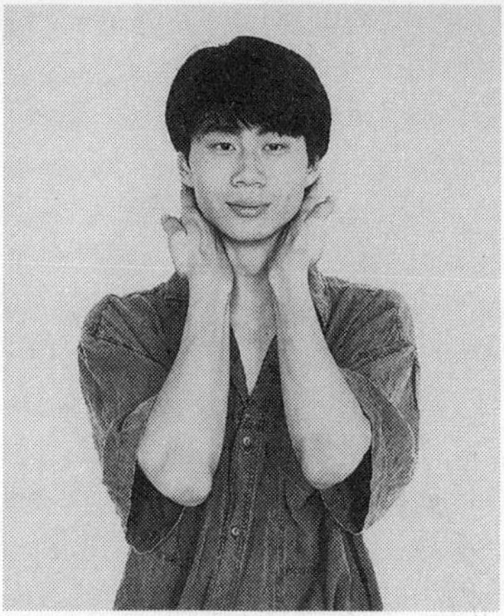

Bild 47

wa zehn- bis zwanzigmal oder bis wir eine deutliche Entspannung am Kopf fühlen.

Mit den Daumen drücken und rei-

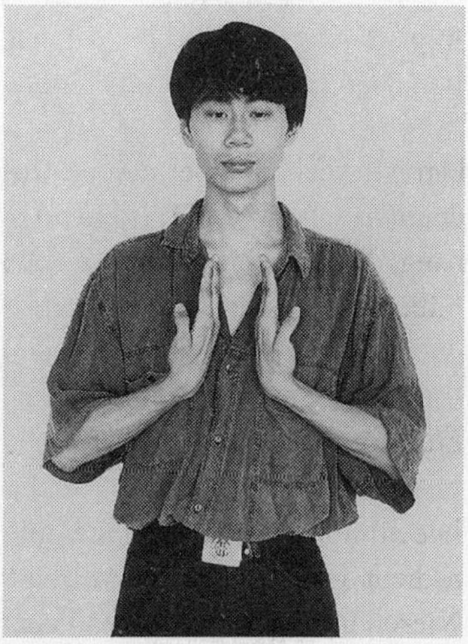

Bild 48

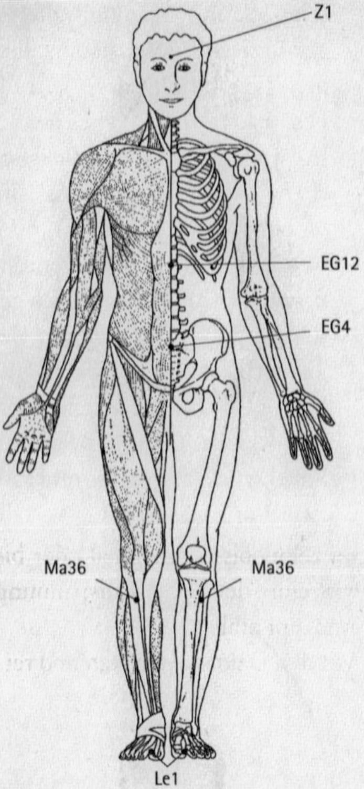

Wir reiben kreisförmig die »Stempelhalle« (Z1), drücken und reiben die »Sonnenpunkte« an der Schläfe (Z2), massieren allgemein die Stirn, indem wir beide Daumen auf die Punkte Z2 an der Schläfe setzen und die Innenkante der Zeigefinger von der Stirnmitte bis zum Daumen ziehen, dabei kräftig aufdrücken, wir reiben und drücken den »Windteich« (GB20) und die »Säule des Himmels« (B10), reiben um EG12, die »Mittlere Magengrube«, herum, massieren das »Tor der Ursprungsenergie« (EG4), kneifen und

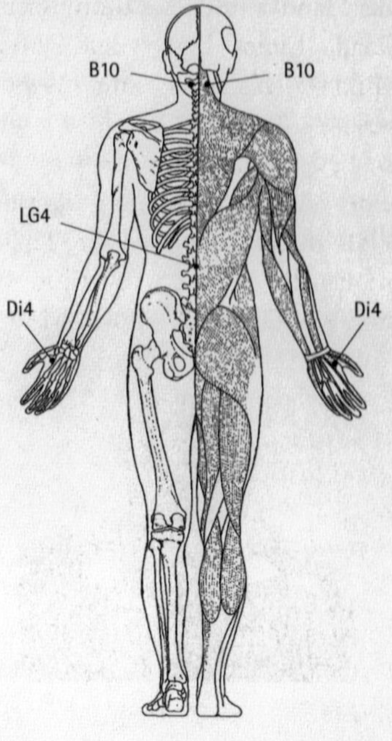

ben wir nacheinander den »Sprudelnden Quell« (N1; siehe Anhang, Nierenmeridian) an beiden Füßen, mindestens hundertmal.

Eigenakupressur

Die Stimulierung folgender Punkte dient der Stärkung von Milz und Nieren und hilft, Wind und Feuer aus der Leber zu treiben.

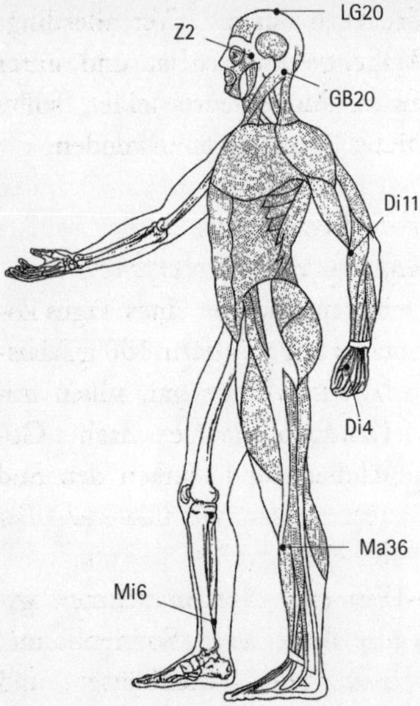

drücken Di11, den »Gewundenen Teich«, fassen in die Hand und pressen Di4, die »Talverbindung«, massieren mit einer Auf-und-ab-Bewegung den „Drei-Meilen-Punkt" unterm Knie (Ma36) sowie das »Zusammentreffen der drei Yin-Meridiane« (Mi6).

Rezepte

Bei aufsteigendem Leber-Yang

- Aus etwa 300 g Sellerie (Stangen) und 400 g Apfel wird der Saft herausgepreßt, mit etwas Wasser verdünnt und nach Geschmack mit Salz und Pfeffer gewürzt und dann häufig über den Tag verteilt davon getrunken.
- Etwa 60 g Maisbart (die Härchen am Maiskolben, im »Chinaladen« erhältlich), 60 g Wassermelonenschale (wenn sie frisch ist, 200 g) und drei geschälte Bananen werden in vier Tassen Wasser gekocht, bis die Flüssigkeit auf anderthalb Tasse verkocht ist, dann der Sud mit Kandiszucker gesüßt und auf zwei Portionen am Tag verteilt getrunken.

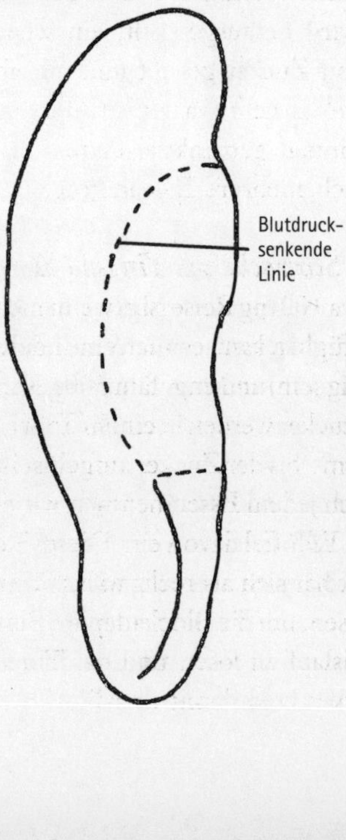

Bei Yin-Schwäche und aufsteigendem Yang

- Ungefähr 500 g Sellerie, 60 g Balsambirne (im »Chinaladen« erhältlich) werden in Wasser gekocht; mehrmals am Tag davon trinken.
- Zwischen 210 und 420 g Sellerie und zwei bis vier rote Datteln (Jujuben, ebenfalls im »Chinaladen« erhältlich) werden in Wasser gekocht, der Saft wird dann getrunken.
- Etwa 250 g Sellerie werden in abgekochtem Wasser zwei Minuten lang eingeweicht, dann klein geschnitten, und der Saft wird herausgepreßt, ein wenig mit Zucker gesüßt und mit abgekochtem Wasser verdünnt auf einmal getrunken, einmal täglich, mehrere Tage in Folge.

Bei Schwäche von Yin und Yang

Etwa 100 mg Reisessig (wenn nicht verfügbar, kann es auch ein anderer Essig sein) und ungefähr 500 g Kandiszucker werden in einem Topf erwärmt, bis der Zucker aufgelöst ist. Nach jedem Essen nehmen wir einen Eßlöffel davon ein. Dieses Rezept hat sich als recht wirksam erwiesen, um die Blockaden im Blutkreislauf zu lösen und das Yin zu stärken und damit den Bluthochdruck zu lindern. Wer allerdings Magengeschwüre hat und unter zuviel Magensäure leidet, sollte dieses Rezept nicht anwenden.

Bei Milzschwäche und aufsteigendem Leberfeuer

- Für die Portion eines Tages kochen wir ungefähr 150 g Maisbart in Wasser gar, süßen mit Kandiszucker je nach Geschmack und trinken den Sud anstelle von Tee über den Tag verteilt.
- Für eine Portion nehmen wir die Blüte einer Sonnenblume, entfernen Blütenblätter und Kerne und kochen sie zusammen mit ungefähr zwanzig roten Datteln in drei Tassen Wasser, bis das Wasser auf etwa eine Tasse verkocht ist. Wir trinken den Saft und essen die Datteln.
- Für eine Portion werden etwa 250 g Tomaten gewaschen und klein geschnitten, ungefähr 100 g Rindfleisch in dünne Scheiben geschnitten. Beides zusammen mit ein wenig Öl, Salz und Zucker in Wasser gekocht und auf einmal gegessen. Dieses Gericht sollten wir am besten über einen längeren Zeitraum hinweg ein- bis zweimal die Woche zu uns nehmen.

Zu niedriger Blutdruck

Qi Gong

Den Himmel abstützen und das Yang aufsteigen lassen

Wir stellen uns ruhig hin, die Beine nur wenig auseinander, die Knie nicht durchgedrückt, beide Hände vor dem Dantian, die Mittelfinger berühren einander, die Handflächen zeigen nach oben, die Ellenbogen sind leicht nach vorne gezogen, die beiden Oberarme gerundet, die Daumen nach außen gedreht (Bild 49).

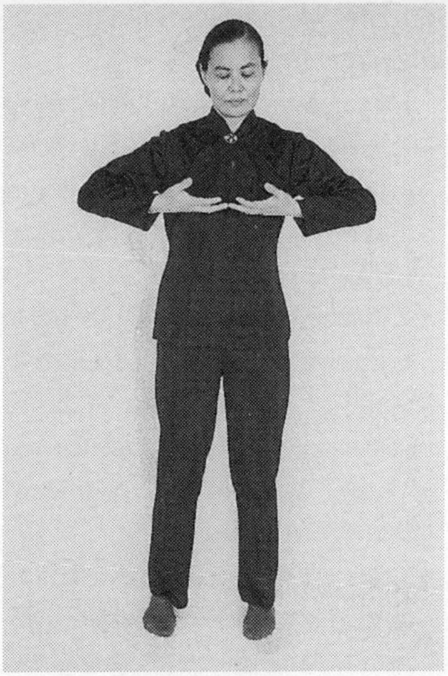

Bild 50

Langsam gehen wir ein wenig in

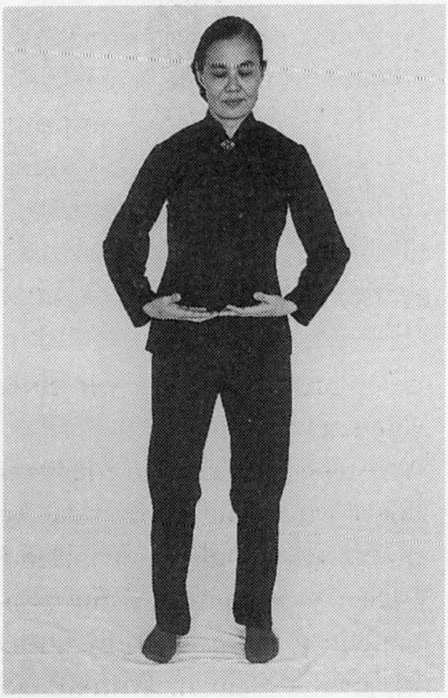

Bild 49

die Knie, als wollten wir uns setzen, aber nicht zu tief. Die Mittelfinger trennen sich nicht, die Hände heben wir allmählich an der Brust vorbei nach oben (Bild 50). Dann ziehen wir die Ellenbogen nach innen, während die Finger sich trennen und nach oben richten, die Handflächen nach innen (Bild 51). Dann formen wir die Hände so, als ob wir einen Ball faßten (Bild 52), und führen sie weiter nach oben bis auf die Höhe der Stirn. Hier drehen wir die Handflächen nach oben, wobei die Mittelfinger wieder gegeneinander gerichtet sind. Wir heben die Arme, immer noch leicht gerundet nach oben, als wollten wir den Himmel abstützen (Bild 53). In den Schultern bleiben wir locker und lassen die Hände leicht gekrümmt. Die ganze Zeit über bleiben die Knie ein wenig gebeugt, Kopf und Rücken aber gerade. In

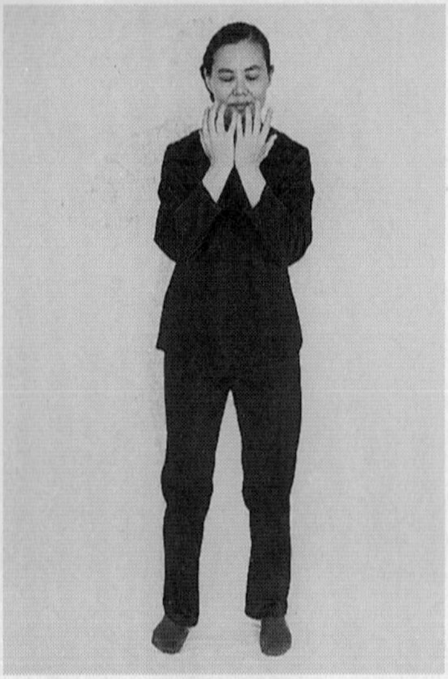

Bild 51

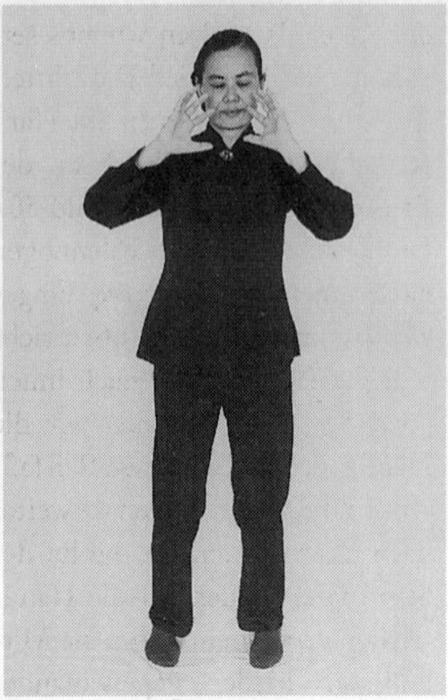

Bild 52

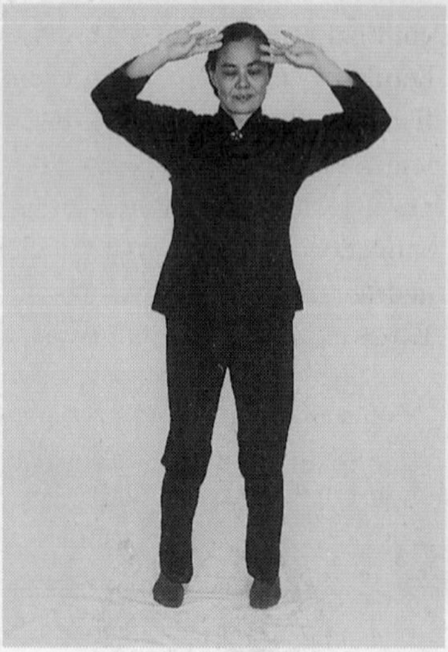

Bild 53

dieser Stellung halten wir einen Moment lang inne.

Wir stehen aus der angedeuteten Hocke wieder auf, senken die Arme bis auf Schulterhöhe, Handflächen nach unten, dann ohne Pause in gerundeter Form zurück bis vor das Dantian, Mittelfinger einander berührend, Handflächen

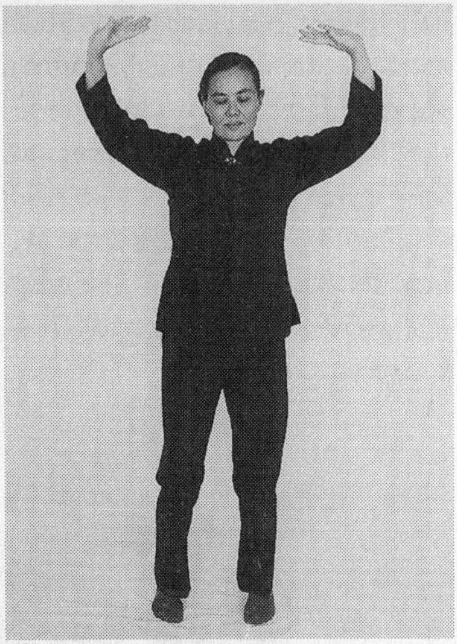

Bild 54

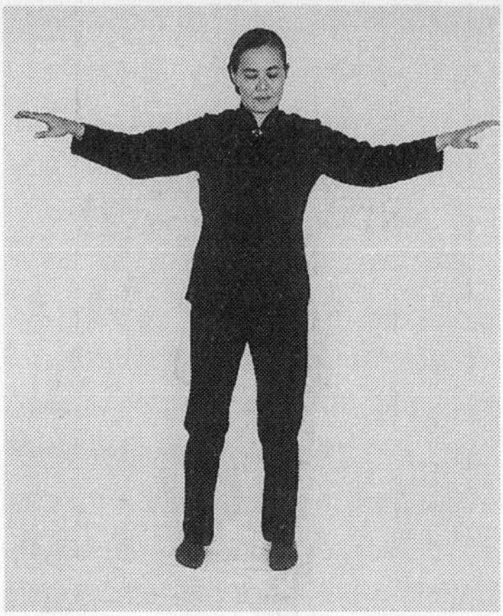

Bild 55

nach oben, Daumen nach außen (Bild 54 bis 56). Alle Übungsteile wiederholen wir drei- bis neunmal. Um die Übung zu beenden, stellen wir den linken Fuß neben den rechten und führen die Arme in einer Kreisbewegung bis vor die Brust, die Mittelfinger berühren einander, die Handflächen zeigen aber nach unten (Bild 57). Nach einem kurzen Augenblick senken wir die Hände hinab, am Unterleib vorbei, und lassen sie dann seitlich herabhängen, gleichzeitig stellen wir die Fußspitzen wieder leicht auseinander (Bild 58).

Durch diese Übung wird reines Yang-Qi nach oben geleitet. Des-

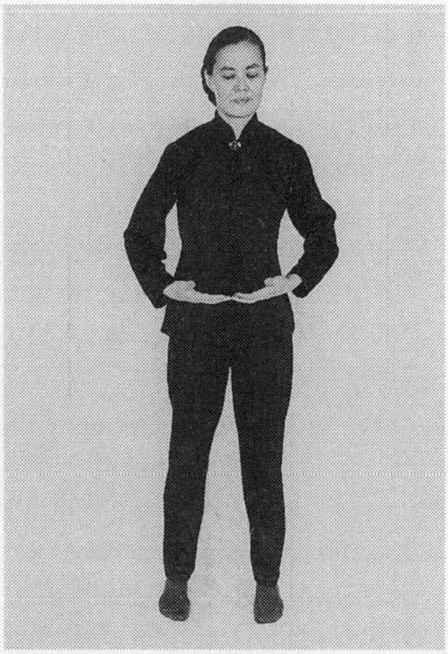

Bild 56

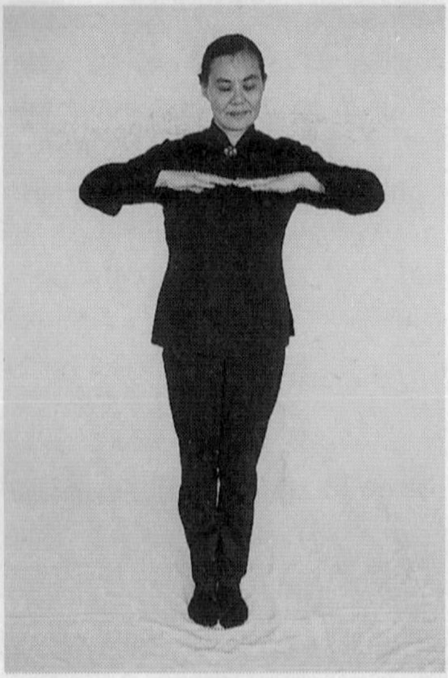

Bild 57

halb sollten wir beim »Abstützen des Himmels« deutlich spüren, wie das Qi mit Macht durch unseren Körper nach oben strömt, auf das wir uns zuvor mit den Händen vor dem Dantian konzentriert haben. Wenn sich die Hände trennen, werden Bewegung und Kreislauf des Qi angeregt.

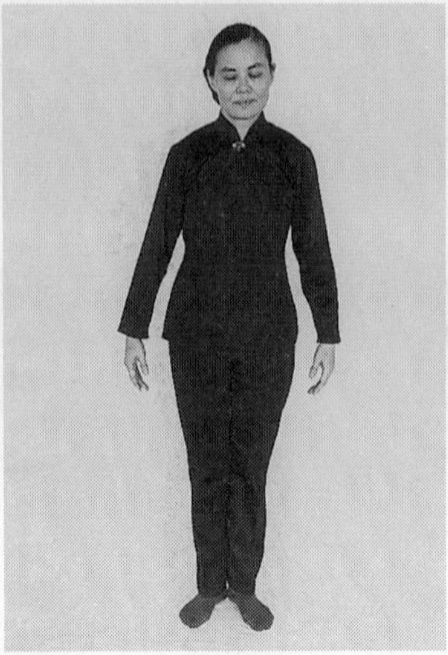

Bild 58

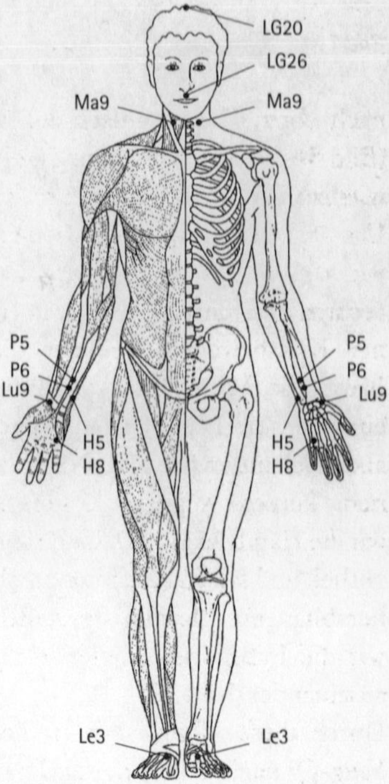

Eigenakupressur

Jeden Morgen und jeden Abend kneifen und pressen wir etwa hundertmal den Punkt »Hundert Zusammenkünfte« (LG20). Wir drücken und kneifen die Punkte »Großer Impuls« (Le3), »Innerer Paß« (P6), »Dem Menschen willkommen« (Ma9), »Mitte des Menschen« (LG26).

Wer einen unruhigen Herzschlag hat, kurzatmig ist und sich oft schwach fühlt, drückt und kneift zusätzlich die folgenden Punkte: »Junge Residenz« (H8), »Vermittler« (P5), »Verbindung nach innen« (H5), »Tiefer Abgrund« (Lu9).

Chronische Darmentzündung

Chronische Entzündungen des Darms können mit und ohne Geschwüre auftreten, allerdings sind Geschwüre häufig. Die Krankheit tritt vor allem an den Schleimhäuten und in den tieferen Schichten des Darms auf, kann aber auch den gesamten Darm befallen. Diese Entzündungen kommen und gehen ohne erkennbare Regel und befallen vor allem jüngere und Menschen mittleren Alters. Vom Gesichtspunkt der chinesischen Medizin aus gesehen kann man folgende Arten unterscheiden:

Feuchte Hitze sinkt nach unten: Diese Form trifft man häufig bei Beginn und bei wiederholtem Auftreten der Krankheit. Die Patienten leiden unter Fieber, Bauchschmerzen, Durchfall oder nach Aufregungen auch Stuhldrang. Der Stuhl kann blutig und klebrig sein. Die Zunge ist gelblich belegt.

Zuviel Feuer in der Leber, Schwäche der Milz: Hier kommt es oft, vor allem nach besonderen Aufregungen und bei Ängsten, zu Durchfall. Dabei treten auch Bauchschmerzen auf, die rasch zum Stuhlgang treiben. Anschließend lassen die Schmerzen etwas nach. Die Kranken spüren Druck und Schmerzen in der Rippen- und auch Magengegend. Die Zunge ist dünn und weiß belegt. Es herrscht Appetitlosigkeit.

Schwäche von Milz und Magen: Diese Form wird häufig bei Kranken beobachtet, bei denen die Entzündung schon chronisch geworden ist. Es rumort im Bauch, Durchfall tritt auf, die Nahrungsmittel werden nicht verdaut und tauchen sichtbar im Stuhl auf. Man leidet unter Appetitlosigkeit, spürt einen Druck über dem Bauchnabel und ist rasch erschöpft. Die Zunge ist weiß belegt.

Schwäche von Milz und Nieren: Bei Patienten, die schon sehr lange an dieser Krankheit leiden, erscheint sie häufig in dieser vierten Form. Die Anzeichen sind Frösteln und Frieren, Schmerzen in der Lendengegend, kalte Knie, Rumoren im Bauch. Außerdem tritt vor Tagesanbruch, gegen fünf Uhr, häufig auch noch Durchfall auf. Das Gesicht ist blaß.

Atmen und Atemanhalten

Diese Übung kann im Stehen, im Schneidersitz oder auch im Liegen – auf dem Rücken oder auf der Seite – durchgeführt werden. Als erstes beruhigen wir unser Gemüt, sammeln unsere Gedanken und entspannen unseren Körper einschließlich der Gliedmaßen. Dann schließen wir leicht Zähne und Mund, leicht auch die Augen, durch die gerade noch ein kleiner Lichtstrahl fallen kann. Wir atmen gleichmäßig ein und aus und versuchen, alle störenden Gedanken auszuschalten. Unsere Konzentration ruht vor allem auf dem Dantian (siehe Seite 14).

Weiche Atmung

Kranke, die sich zum erstenmal mit dieser Übung beschäftigen, können zunächst die folgende, weiche Atmung anwenden: einatmen ... ausatmen ... Atem anhalten. Beim Einatmen liegt die Zunge oben am Gaumen, mit der Spitze leicht die Zähne berührend. Dabei wird im Geist ein Wort wie »ruhig« gesprochen. Dann leiten wir mit unseren Gedanken das Qi hinab zum Dantian, wobei sich der Unterleib beim Einatmen leicht nach vorne wölbt. Es darf aber keine Kraft angewendet werden.

Dann wird das Qi wieder ausgeatmet, Zunge und Körper entspannen sich dabei, wir sagen im Geiste zum Beispiel »gelassen«. Während das Qi langsam ausgeatmet wird, zieht sich der Unterleib wieder zurück. Nach dem Ausatmen halten wir den Atem auf natürliche Weise an und sagen »schön« oder ein anderes Wort, welches uns angenehm ist. Diese Übungsrunde wiederholen wir fünfzigmal.

Harte Atmung

Wenn es einem schon ein wenig besser oder gar wieder ziemlich gut geht, kann man eine andere Methode des Atmens anwenden: Einatmen – Atem anhalten – Ausatmen. Das heißt, nach dem Einatmen hält man den Atem an, aber ohne Kraft oder Druck. Im übrigen verläuft dann die Übung gleich wie bei der weichen Atmung.

Zum Ende der Übung richten wir unsere gesammelten Gedanken auf das Dantian, legen unsere beiden Hände übereinander auf den Bauchnabel (Bild 59) und reiben von innen nach außen in zunächst kleinen, dann immer größer werdenden Kreisen dreißigmal unseren Bauch. Anschließend reiben wir leicht unsere Handflächen warm (Bild 60), um damit unsere beiden Augen sanft zu massieren (Bild 61). Jetzt beenden wir gelassen und ohne Eile die Übung.

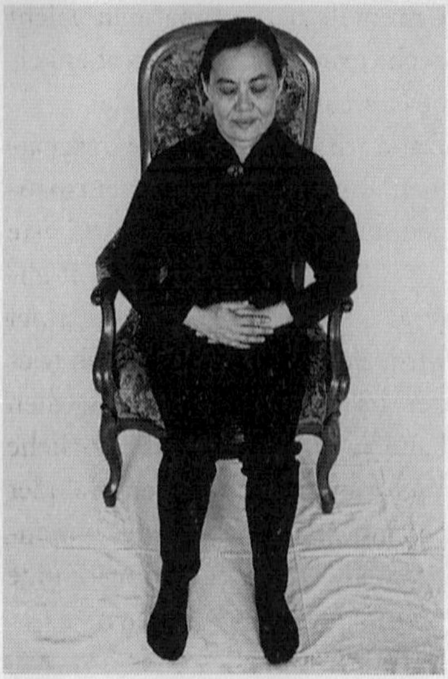

Bild 59

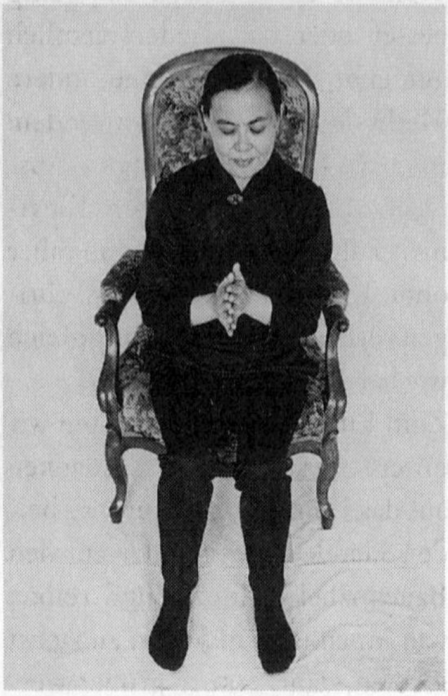

Bild 60

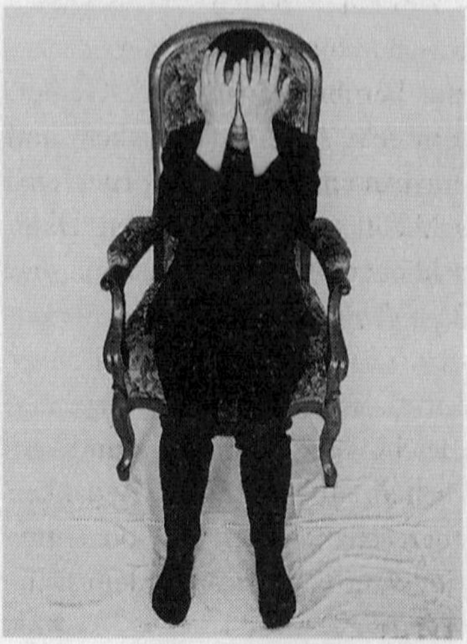

Bild 61

Übung mit »Hu«

Wir regulieren unsere Atmung und leiten das Qi zum Dantian. Als erstes »hacken« wir dann leicht unsere Zähne 36mal aufeinander und massieren mit unserer Zunge die Mundhöhle, wodurch sich Speichel ansammelt. Diesen Speichel schlucken wir hinunter und leiten ihn in Gedanken zum Dantian.

Anschließend atmen wir durch den Mund aus und durch die Nase ein, wobei wir während des Ausatmens im Geiste die Silbe »Hu« aussprechen. Nach diesem Ausatmen atmen wir normal ein und wieder auf »Hu« aus. Dies wiederholen wir zwanzig- bis dreißigmal.

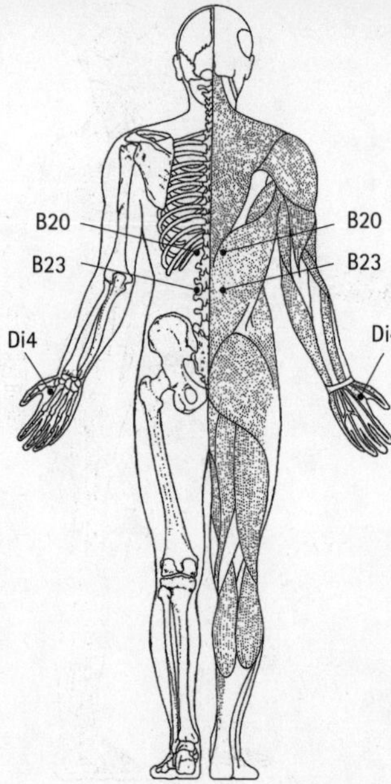

Eigenakupressur

Bei den hier dargestellten Darmbeschwerden werden folgende

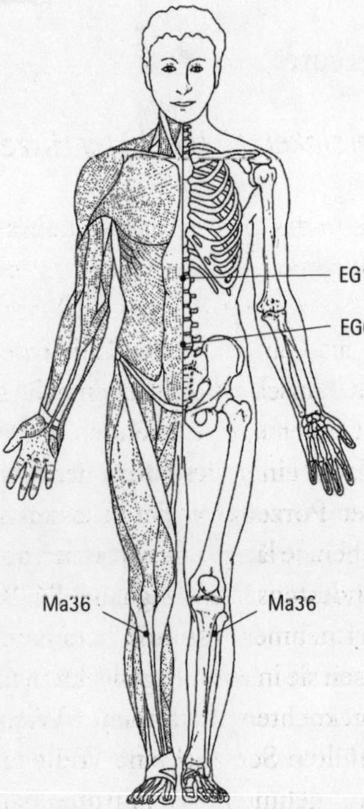

Punkte massiert und stimuliert, wobei jeder Punkt mit einer eigenen Technik behandelt werden muß.

- B20, den »Transportpunkt zur Milz«, drücken und mit dem Daumen im Kreis massieren;
- B23, den »Transportpunkt zur Niere«, massieren und mit der flachen Hand reiben;
- EG12, die »Mittlere Magengrube«, mit der flachen Hand kreisförmig reiben;
- EG6, das »Meer des Qi«, mit einem Finger im Kreis reiben;

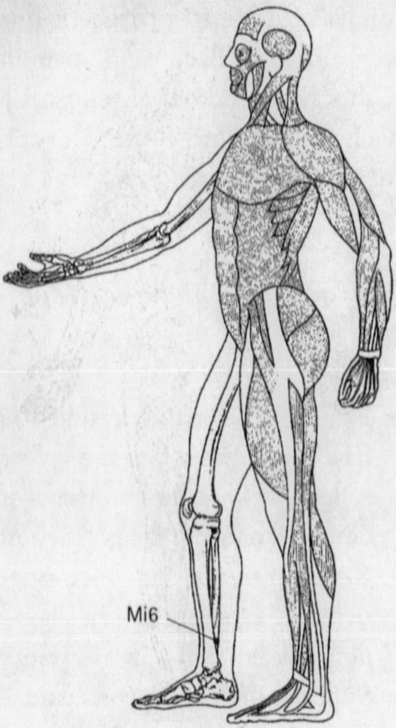

- Di4, die »Talverbindung«, mit Daumen und Zeigefinger der einen den Punkt an der anderen Hand fassen und dann mit dem Daumen drücken;
- Ma36, »Drei Meilen am Bein«, drücken und mit dem Daumen im Kreis massieren;
- Mi6, das »Zusammentreffen der drei Yin-Meridiane«, ebenfalls drücken und mit dem Daumen kreisförmig massieren.

Außerdem soll man sich noch den Bereich zwischen Gürtel und Gesäß großflächig mit einer Auf-und-ab-Bewegung massieren (Bild 62).

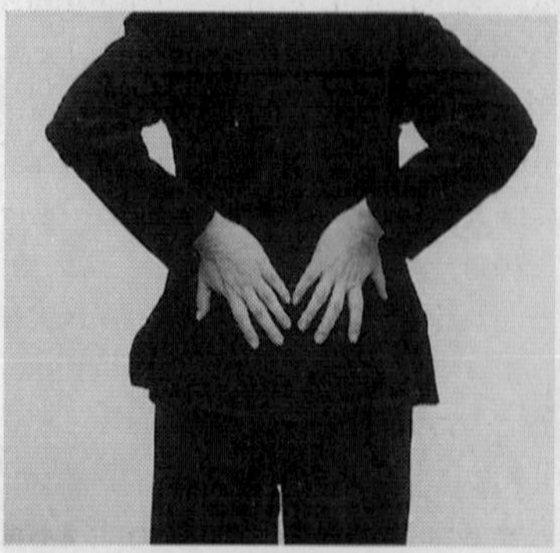

Bild 62

Rezepte

Bei sinkender feuchkter Hitze

Wenn das Wetter klar ist, nehmen wir einige reife Zitronen, kochen sie ab, schälen sie dann und lassen sie als Ganzes an der Luft trocknen. Anschließend legen wir sie mit einer entsprechenden Menge Salz in einen geschlossenen Ton- oder Porzellantopf und lassen sie stehen, je länger, desto besser, aber mindestens einen Tag lang. Bei Bedarf nehmen wir eine heraus und lassen sie in einer zugedeckten, mit abgekochtem, warmem Wasser gefüllten Schüssel eine Weile ziehen, nehmen die Zitrone dann heraus und trinken den so gewonnenen Saft.

Bei zuviel Leberfeuer und Milzschwäche

Etwa 60 g Stangensellerie (ohne Blätter) werden zusammen mit ungefähr 100 g Weich- oder Milchreis in Wasser zu einem Brei gekocht, den wir an einem Tag auf zwei Portionen verteilt zu uns nehmen. Dieses Rezept kann man auch langfristig anwenden und immer davon essen, wenn einem danach ist.

Bei Schwäche von Milz und Magen

Etwa 300 g Lammfleisch werden so lange gekocht, bis das Fleisch fast von selbst zerfällt. Ungefähr 500 g Jamswurzel (in »Chinaläden« erhältlich) zerkleinern wir und kochen sie mit dem weichgekochten Lammfleisch und ungefähr 150 g Reis zu einem Brei, anschließend schmecken wir ihn mit Salz und etwas frischem Ingwer ab. Den Brei kann man im Kühlschrank aufbewahren und je nach Bedarf eine Portion erwärmen und zu sich nehmen.

Bei Yang-Schwäche von Milz und Nieren

- Etwa 100 g Kartoffeln und 10 g frischer Ingwer werden gewaschen und klein geschnitten, von einer Mandarine die Schale und Kerne entfernt. Von allem wird der Saft ausgepreßt. Jeweils vor dem Essen nehmen wir einen Suppenlöffel voll davon zu uns.
- Eine entsprechende Menge frischen Ingwers wird gewaschen und in Scheiben geschnitten und 24 Stunden lang in Reisessig (im »Chinaladen« zu erhalten) eingelegt. Bei Bedarf nehmen wir drei Scheiben Ingwer heraus und lassen ihn zusammen mit etwas braunem Zucker in heißem Wasser ziehen und trinken häufig über den Tag verteilt ein paar Schluck von dem so gewonnenen Sud.

Erkältung

Erkältungen gehören zu den häufigsten Krankheiten. Sie entstehen bei einem Ungleichgewicht von Wärme und Kälte, wenn wir erschöpft sind oder von ungesunden äußeren Einflüssen, den sogenannten »schädlichen Winden«, angegriffen werden. Diese dringen durch Haut und Poren ein, befallen uns über die Atemwege und setzen sich in der Lunge fest, wir sind zu schwach, um ihnen zu widerstehen – und erkälten uns. Die chinesische Heilkunde kennt folgende Muster von Erkältungen.

Erkältung, die vom kalten Wind herstammt: Die Kranken frösteln oder frieren stark, der Kopf schmerzt, sie haben aber kaum erhöhte Temperatur und schwitzen nicht. Die Glieder ziehen oder schmerzen, die Nase läuft, der Hals kratzt, die Stimme klingt tief, der Auswurf ist hell und flüssig. Die Patienten verspüren kaum Durst, ihre Zunge ist weiß belegt. Hier muß der Körper warm gehalten und zum Schwitzen gebracht werden.

Erkältung, die vom warmen Wind herstammt: Die Kranken haben stark erhöhte Temperatur oder Fieber, schwitzen aber nicht frei. Der Kopf schmerzt und drückt, der Rachen ist gerötet und tut weh, sie husten, der Auswurf ist gelb, der Mund trocken. Die Patienten leiden unter großem Durst. Die Zunge ist rot und hat einen hellen gelblichweißen Belag. Hier muß das Fieber gesenkt werden.

Die feuchtwarme Erkältung: Diese Art wird auch Sommererkältung genannt, weil sie häufig zu dieser Jahreszeit auftritt. Der Körper ist heiß, ohne aber viel zu schwitzen, die Glieder schmerzen sehr stark, der Kopf fühlt sich schwer an und tut auch weh. Der Auswurf ist hell und klebrig, der Nasenschleim eitrig. Die Kranken sind sehr unruhig, haben zwar Durst, fühlen sich aber nicht danach, viel zu trinken. Die Zunge ist rot und hat einen klebrigen gelben Belag. Der Urin fließt nur kurz und ist gelb.

Das Qi einschließen und den kalten Wind vertreiben

Wir legen uns auf einer Badematte oder einem Teppich auf die Seite (es ist gleich, ob wir mit der rechten oder linken beginnen), strecken das untere Bein natürlich aus, während wir den unteren Arm angewinkelt, die zu einer Faust geballte Hand kurz vor den Kopf legen. Das obere Bein wird in einem Winkel von 120 Grad über das untere gestreckte Bein gelegt, der obere Arm, ebenfalls mit einer Faust, auf den Schenkel des oberen Beins gelegt (Bild 63).
Beide Augen halten wir geschlossen, berühren mit der Zungenspitze den oberen vorderen Gaumen und atmen durch die Nase ein und aus.
Nachdem wir etwa zwei bis drei Minuten in unserem eigenen Rhythmus geatmet haben, halten wir nach dem Einatmen die Luft an, solange wir können – das Qi wird eingeschlossen –, bevor wir dann ganz langsam die verbrauchte Luft wieder durch die Nase abgeben. Dies wiederholen wir so lange, bis wir zu schwitzen anfangen. Danach machen wir die gleiche Übung auf der andere Seite (»spiegelverkehrt«).
Diese Übung hilft, das Qi der Lunge in die Poren der Haut zu leiten, wodurch wir schwitzen und den »schädlichen Wind« vertreiben.

Die Knie umfassen und in leichtes Schwitzen geraten

Wir setzen uns mit angezogenen Knien aufs Bett, umfassen diese mit den Armen, wobei wir die Hände ineinander verschränken

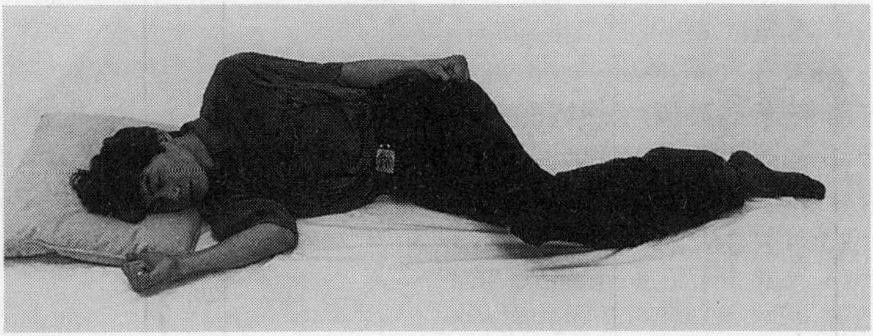

Bild 63

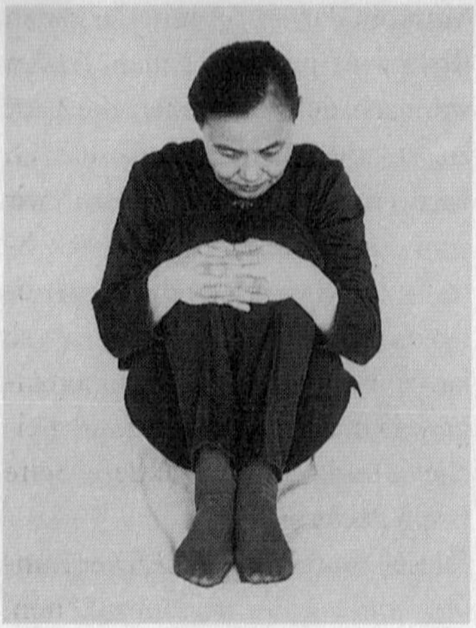

Bild 64

(Bild 64). Dann legen wir uns auf die linke Seite (Bild 65). Jetzt wollen wir wieder »das Qi einschließen«, das heißt, nach einem tiefen Einatmen halten wir die Luft an, bis wir den Druck in der Lunge spüren, dann atmen wir langsam aus. Dies wiederholen wir siebenmal. Dann legen wir uns auf die rechte Seite und führen die Übung erneut siebenmal durch.

Danach lassen wir die Hände los, legen uns auf den Rücken, die Hände neben dem Körper, die Beine gestreckt, Ferse an Ferse mit

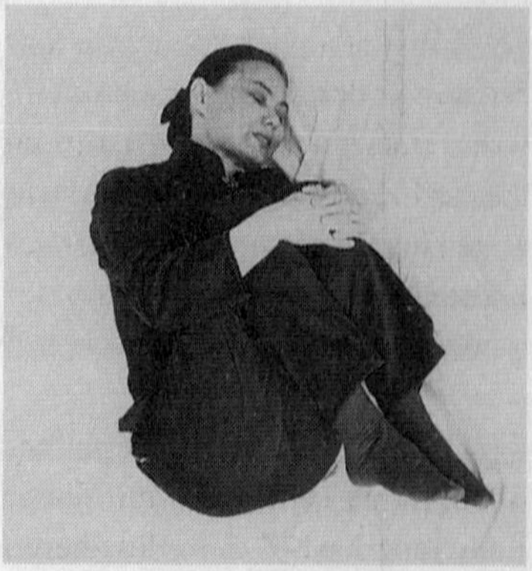

Bild 65

natürlich leicht nach außen geöffneten Fußspitzen (Bild 66). Die Augen halten wir leicht geschlossen, die Zungenspitze liegt oben am Gaumen, und wir praktizieren

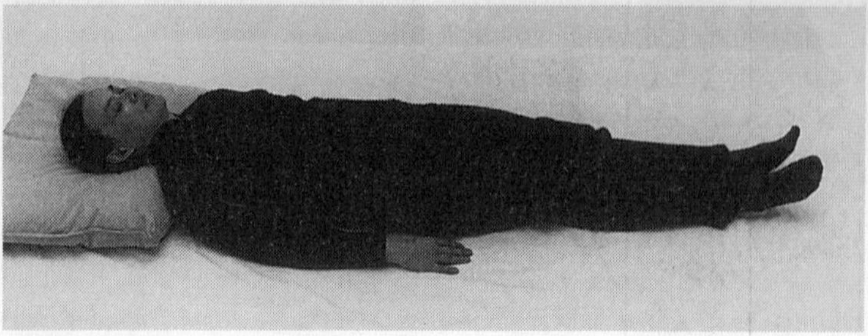

Bild 66

noch einmal das »Einschließen des Qi« durch Anhalten des Atems, bis wir leicht ins Schwitzen kommen. Zum Abschluß bleiben wir noch eine Weile entspannt liegen, wobei wir darauf achten müssen, daß wir nicht frösteln.

Die nun folgenden Übungen helfen bei Kopfschmerzen und wenn sich infolge von einer Erkältung Ohren, Augen, die Nase und der Hals unangenehm anfühlen oder schmerzen.

Mit Hilfe der Atmung zum Schwitzen kommen

Wir setzen uns auf einen Hocker oder aufrecht mit leicht angewinkelten Beinen im Schneidersitz auf das Bett, den Oberkörper gerade. Wir atmen langsam durch die Nase tief ein, dann halten wir den Atem an und fassen uns mit der rechten Hand an die Nase: Wir drücken mit Mittelfinger und Daumen die Nasenflügel zu, um so den Lungenmeridian zu aktivieren (Bild 67). Die Augen sind geschlossen. Dann atmen wir langsam unsere verbrauchte Luft durch den Mund wieder aus.

Diese Übung wiederholen wir so lange, bis wir zu schwitzen beginnen. Sie hilft bei Kopfschmerzen und Frösteln.

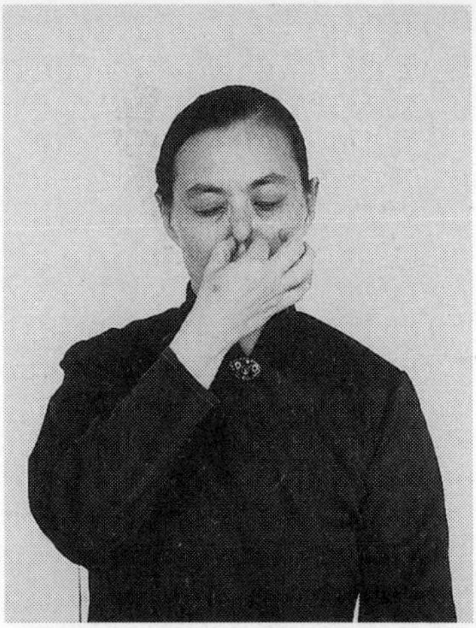

Bild 67

Eine Hand ausstrecken, mit dem Fuß aufstampfen, um so das Fieber zu senken

Im Stand heben wir die linke Hand hoch über den Kopf, die Handfläche nach oben gerichtet. Wir atmen durch die Nase ein und stampfen beim Ausatmen fest mit dem linken Fuß auf den Boden. Durch die nach oben geöffnete Hand kann das Qi aus dem Himmel in den Körper fließen und in die Lunge gelangen, während wir beim Aufstampfen des Fußes die

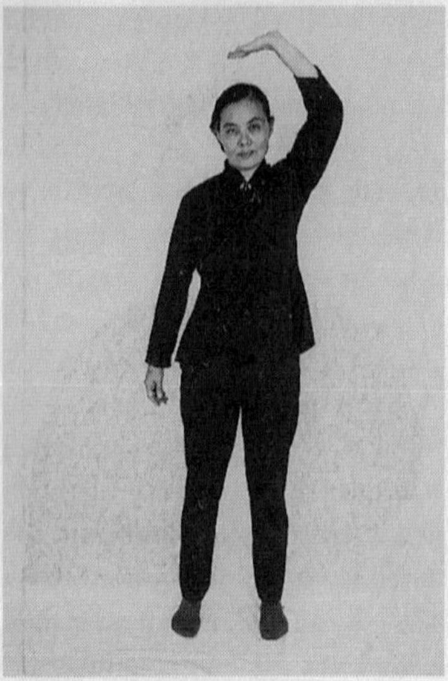

Bild 68

verbrauchte Luft aus dem Körper treiben.
Wir wiederholen die Übung vierzigmal. Sie hilft, das Fieber zu senken, kann aber auch Rückenschmerzen lindern (Bild 68 und 69).

Vor- und Zurückschwingen, um den schädlichen Wind zu vertreiben

Wir sitzen entspannt im Schneidersitz, reiben beide Hände aneinander, bis sie warm sind, legen dann beide Hände, die eine über die andere, unter den Damm, die Innenfläche der unteren Hand liegt an. Die Ellenbogen kommen den Knien so nah wie möglich, wodurch es noch besser gelingt, die Lunge von den Resten der verbrauchten Luft zu leeren. Damit wird der Austausch von verbrauchter und frischer Luft vollständiger.
Nun bewegen wir mit einem kräftigen, aber nicht ruckartigen Schwung den Oberkörper zuerst nach vorne und dann wieder zurück, insgesamt 45mal (Bilder 70 und 71). Wir sollten danach stark schwitzen.
Das schädliche Qi wird aus dem

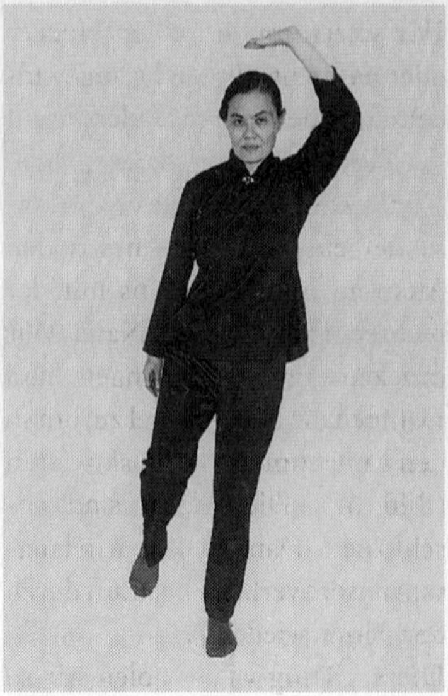

Bild 69

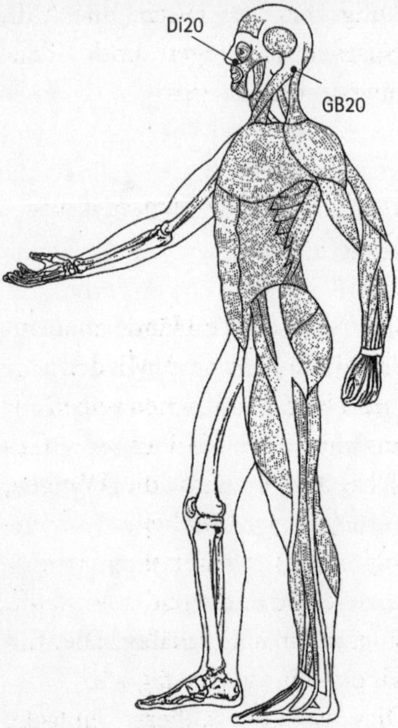

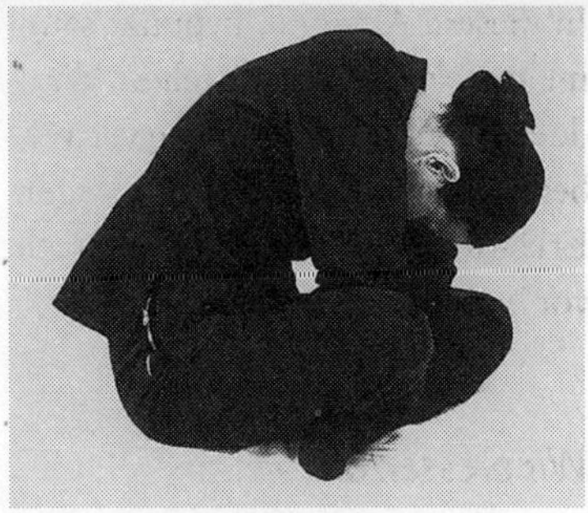

Bild 70

»Windteich«. Wir massieren mit unseren Fingerspitzen nun zuerst den rechten Punkt durch eine leicht kreisende Bewegung im Uhrzeigersinn, insgesamt 64mal, danach ebenfalls 64mal gegen den Uhrzeigersinn. Beim linken »Windteich« massieren wir zuerst gegen den, anschließend im Uhrzeigersinn, ebenfalls je 64mal.

Körper getrieben, und wir fühlen uns anschließend sehr wohl. Bei dieser Übung darf im Zimmer kein Durchzug sein.

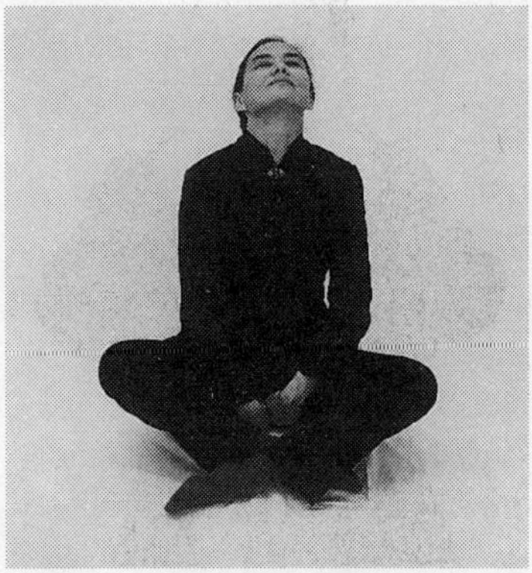

Bild 71

Eigenakupressur

Wir pressen den »Windteich« (GB20)

Die Kuppen der gestreckten Zeige- und Mittelfinger beider Hände legen wir auf den Punkt GB20,

In diesem Akupunkturpunkt sammeln sich die »schädlichen Winde«, die wir mit der Übung vertreiben. So können wir uns gegen Erkältung und zum Beispiel auch vor Nasenbluten schützen.

Wir pressen die Nase

Mit den Mittelgelenkknochen unserer beiden Daumen reiben wir 64mal am Nasenknochen entlang, von oben nach unten (Bild 72). Dann pressen wir mit den Mittelfingern die Punkte Di20, »Den Duft willkommen heißen«, 32mal insgesamt.
Diese Übung trägt dazu bei, die Lunge feuchtzuhalten, und hilft, Nasenentzündungen und Erkältungen vorzubeugen.

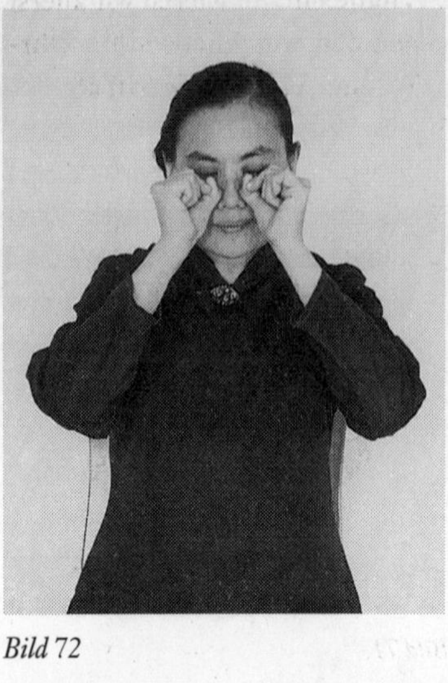

Bild 72

Wir waschen uns trocken das Gesicht

Wir reiben beide Hände aneinander, bis sie warm sind. Mit den warmen Handinnenflächen reiben wir uns nun jeden Teil unseres Gesichts ab, die Stirn, die Wangen, das Kinn, auch die beiden Nasenflügel müssen abgerieben werden. Unsere Bewegungen sind sanft, langsam und ebenmäßig. Dies tun wir ein- bis zweimal täglich.
Dies ist eine äußerst einfache Übung, die nicht nur hilft, Erkältungen zu vermeiden, sondern ebenso die Haut befeuchtet, Faltenbildung verhindert und somit also auch zu unserer Schönheit beiträgt.

Rezepte

Bei Erkältungen des kalten Windes

– 15 g frischen Ingwer in Scheiben, fünf etwa 3 cm lange Lauchstengel (das Weiße) lassen wir in 500 ml Wasser aufkochen, dann fügen wir 30 g braunen (Rohr-)Zucker hinzu. Den Sud trinken wir so heiß wie möglich (ohne uns aber dabei zu verbrennen!). Wir trinken das Ganze in einem Zug, decken uns mit einer Decke zu und sollten nun gleich ins Schwitzen geraten.

- Ungefähr 25 g Walnuß, 25 g Lauchstengel, 25 g frischen Ingwer, 15 g Teeblätter werden zusammen zerstoßen, dann in 250 ml Wasser erhitzt. Man läßt das Ganze bei kleiner Hitze 20 Minuten lang sieden. Den Sud trinkt man warm. Danach sollte man sich zum Schwitzen gut zudecken und Zugluft vermeiden.

Bei Erkältungen, die vom warmen Wind verursacht werden

- Etwa 5 g Chrysanthemenblüten (in der Apotheke erhältlich) werden gewaschen und mit aufgekochtem Wasser überbrüht, das Ganze dann als Tee getrunken.
- Ungefähr 2 g Pfefferminzblätter und 5 g Teeblätter lassen wir in aufgekochtem Wasser ziehen. Diesen Tee kann man je nach Geschmack mit Zucker süßen. Er ist besonders wirksam bei Fieber und Kopfschmerzen.

Bei feuchtwarmen Erkältungen

- Wir waschen drei von ihren Blättern befreite Strünke des Chinakohls, schneiden sie klein und kochen sie mit etwa 15 g Chrysanthemenblüten zu einer Suppe. Wir süßen sie je nach Geschmack und trinken sie so heiß wie möglich, um ins Schwitzen zu kommen. Dies machen wir einmal täglich, drei Tage hintereinander.
- Wassermelone und Tomaten (Menge je nach Bedarf) werden geschält und entkernt. Dann pressen wir den Saft heraus und trinken ihn, wenn wir Durst haben, statt Wasser. Der Saft senkt das Fieber und ist harntreibend.

Allgemeine Hinweise zur Ernährung bei Erkältungen

Menschen, die häufig unter Erkältungen leiden, sollten während des Winters darauf achten, Nahrungsmittel aus der »warmen Gruppe« auszuwählen, zum Beispiel Lammfleisch, das die Nieren wärmt und die Lebensenergie (das Qi) stärkt. Auch Zwiebeln, Lauch und Pfeffer sind sehr hilfreich, um uns zu wärmen und gegen die Kälte zu schützen. Während der Dauer einer Erkältung ist man immer gut beraten, nur leichtverdauliche Kost zu sich zu nehmen: also kein Fett, keine Eier, dagegen viel Obst und Gemüse.

Gallenerkrankung

Leber- und Gallenerkrankungen sind oft nicht eindeutig voneinander zu trennen, da beide Organe sehr eng miteinander verbunden sind. Wenn der Fluß des Leber-Qi gestört ist, wird davon auch die Gallenblase betroffen und umgekehrt. Als Beschwerden bei einer Erkrankung der Gallenblase können auftreten: Erbrechen bitterer Flüssigkeit, schmerzende Seiten und Druck in der Brust, gelber Urin, Fieber und Gelbsucht.

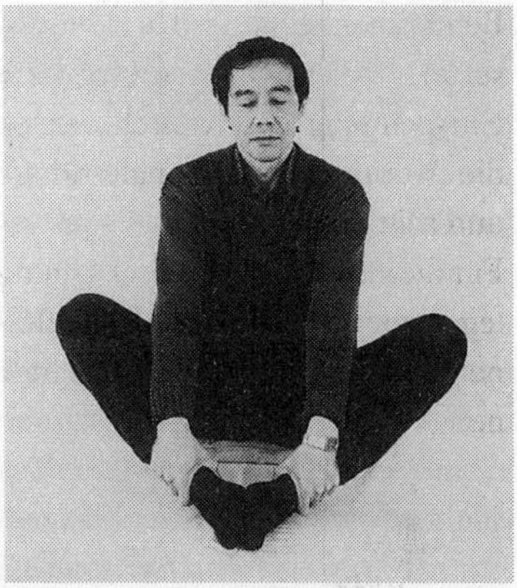

Bild 73

Qi Gong

Das Qi zur Galle leiten

Für diese Übung setzen wir uns mit gekrümmten Beinen auf den Boden, so daß die Fußinnenflächen einander gegenüberstehen. Wir schließen die Augen halb, lassen uns innerlich zur Ruhe kommen und konzentrieren unsere Gedanken auf das Dantian (siehe Seite 14). Dann fassen wir mit jeder Hand ein Bein kurz über dem Knöchel und heben beide Beine ein wenig vom Boden, bevor wir sie dann wieder sanft absetzen (Bild 73), insgesamt fünfzehnmal. Beim Emporheben der Beine neigen wir den Kopf nach hinten (Bild 74).

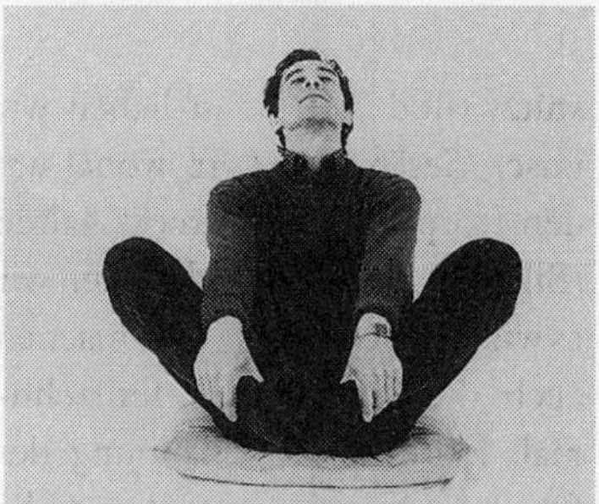

Bild 74

Der Gallenblasenmeridian verläuft über den Fuß außen am Bein empor, über das Gesäß und zu den Rippen. Wenn wir die Fußsohlen einander gegenüberstellen und die Beine hochheben und wieder absetzen, wechseln Spannung und Entspannung ab. Dadurch werden die Meridiane und Kanäle für Qi und Blut geöffnet.
Für die *zweite Version* dieser Übung legen wir uns auf das Bett, die Beine gerade ausgestreckt, die Hände neben dem Körper auf das Bett ge-

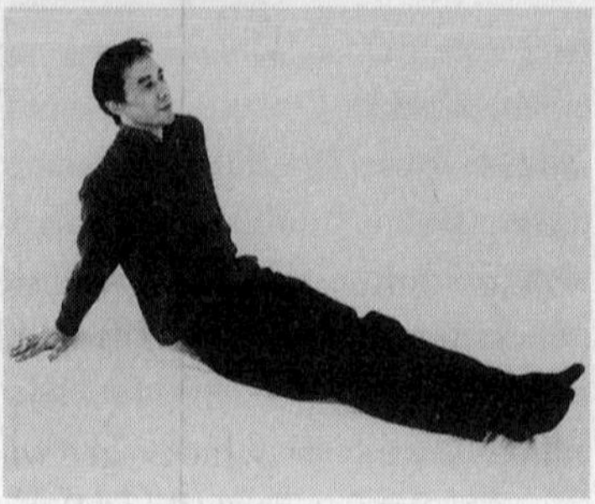

Bild 75

stützt (Bild 75). Dann heben wir unser Gesäß vom Bett, wobei wir den Körper ganz gestreckt halten (Bild 76). Anschließend senken wir es wieder auf das Bett. Wir machen auch diese Bewegung fünfzehnmal. Durch die Anspannung des Oberkörpers wird Druck auf die Rippen ausgeübt, und dies wieder-

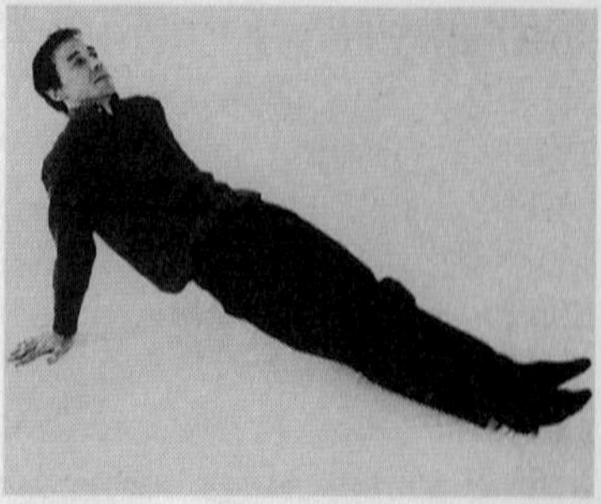

Bild 76

um hilft, das »verschmutzte Qi« aus der Galle herauszutreiben.

Die Arme ausbreiten und die Hände bewegen

Diese Übung kann im Stehen oder auch Sitzen durchgeführt werden. Als erstes sammeln wir uns wieder und kommen innerlich zur Ruhe, dabei regulieren wir allmählich unseren Atem. Die Arme lassen wir seitlich am Körper herunterhängen, die Handflächen weisen nach unten und die Finger nach vorne (Bild 77). Wir heben und senken die Hände herauf und hinunter, wobei wir in Gedanken das Qi durch die Arme bis zu den Fingerspitzen leiten (Bild 78). Dies wiederholen wir mehrmals. Anschließend hängen die Arme wieder seitlich am Körper herab. Als

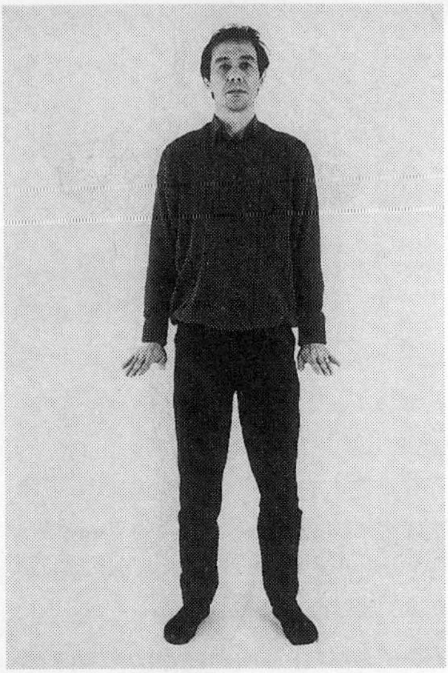

Bild 77

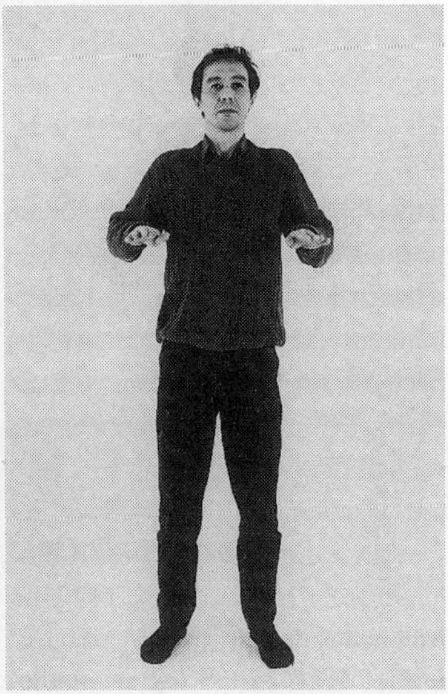

Bild 78

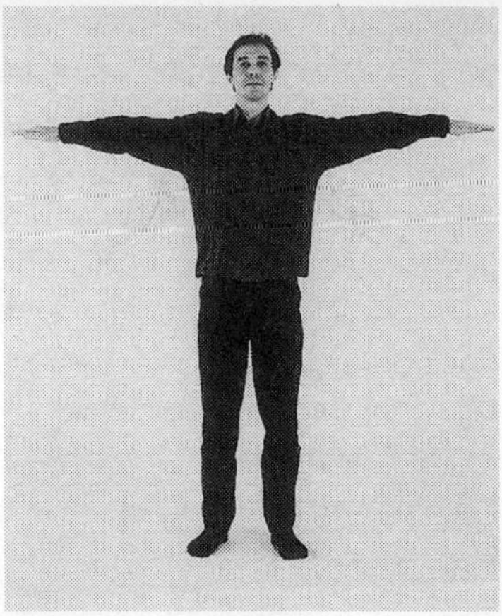

Bild 79

nächstes strecken wir die Arme in einer geraden Linie seitlich vom Körper weg, Handflächen nach unten (Bild 79), und bewegen sie dreimal auf und ab wie ein Vogel, der seine Flügel schlägt (Bild 80 und 81).

Schultern, Ellenbogen und Handgelenke müssen dabei locker gehalten werden, so daß auch die Hände und Finger der flügelschlagenden Bewegung folgen.

Als nächstes führen wir die Hände vor die Brust, die Finger zueinander, als hielten wir einen Ball. In dieser Haltung bewegen wir die Hände parallel nach unten und wieder nach oben, ab und auf, insgesamt dreimal, wobei der Abstand zwischen den Händen gleich

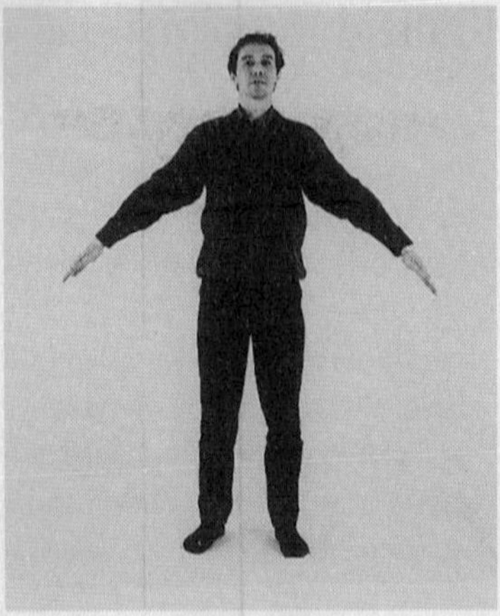

Bild 80

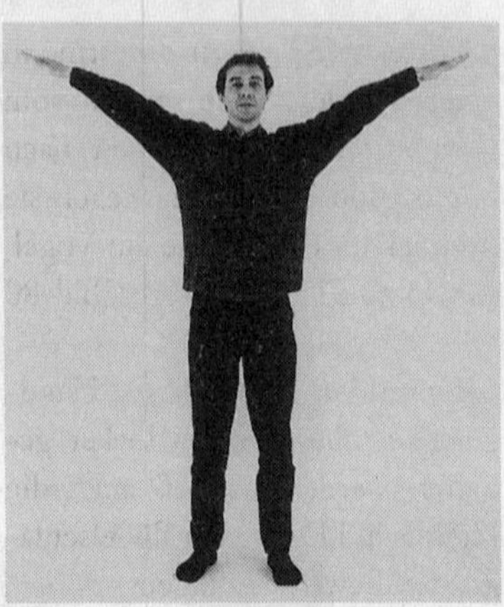

Bild 81

bleibt, nämlich eine gute Handbreit (Bild 82 und 83). Der Abstand zur Brust beträgt etwas mehr als zwei Handbreit.

Anschließend bewegen wir die Hände ebenfalls parallel und im

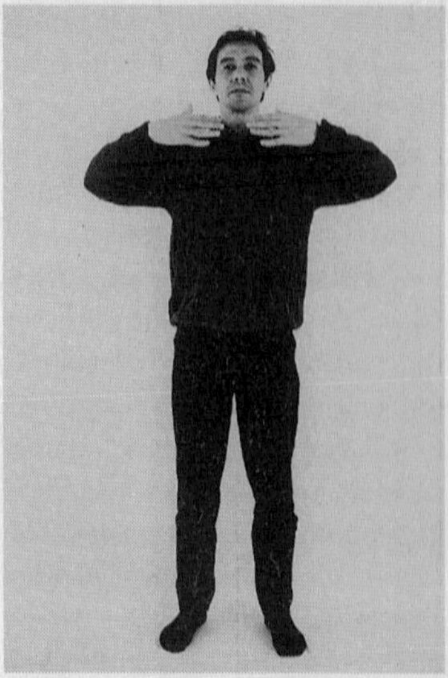

Bild 82

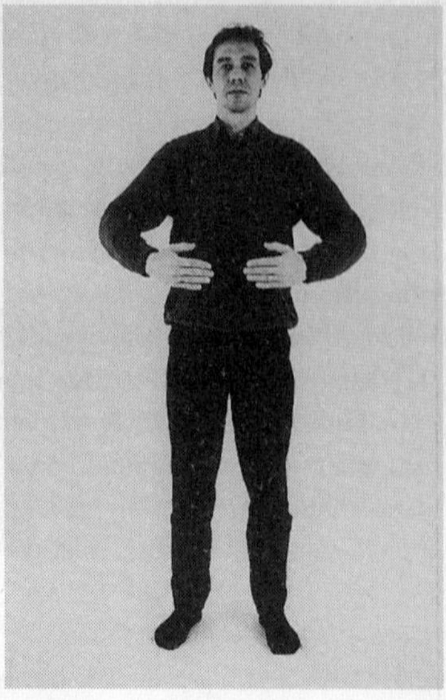

Bild 83

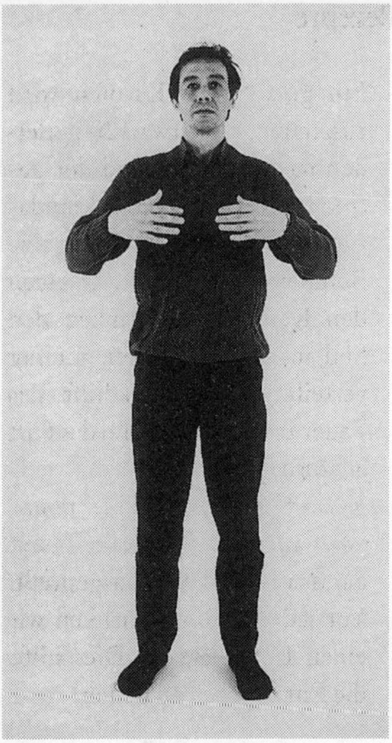

Bild 84

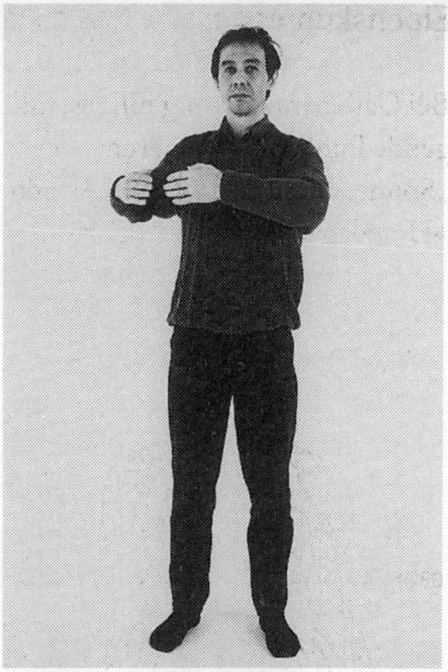

Bild 85

gleichen Abstand wie zuvor nach links und dann nach rechts, insgesamt dreimal. Dabei gelangt bei der Linksbewegung die rechte Hand bis vor die linke Brust, die linke Hand bei der Rechtsbewegung entsprechend vor die rechte Brust (Bild 84 bis 86).

Diese Übung belebt den Kreislauf in den drei Yin- und drei Yang-Meridianen der Hände und fördert so den Fluß des Qi der Leber und Galle.

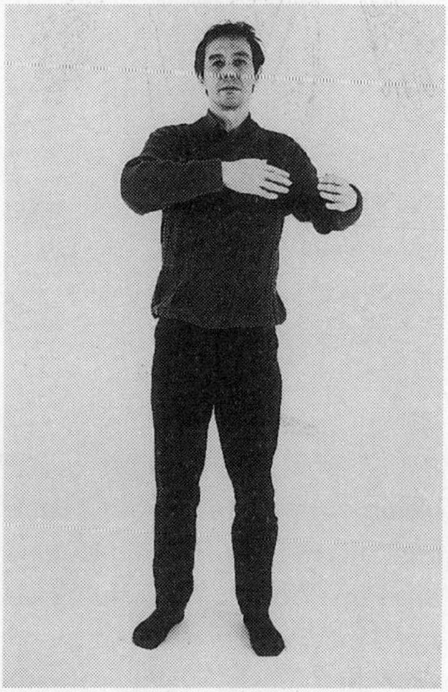

Bild 86

Eigenakupressur

Bei Gallenentzündung hilft es, folgende Punkte zu massieren: „Sonne und Mond« (GB24) und »Hügel in der Wildnis“ (GB40).

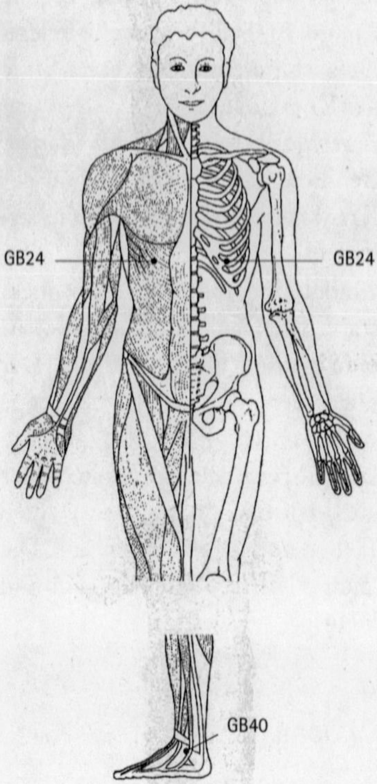

Rezepte

- Ein gesäuberter Karpfen wird zusammen mit etwa 120 g kleinen roten Bohnen und der getrockneten Schale einer Mandarine so lange gekocht, bis die Bohnen weich sind. Wir essen den Karpfen und trinken den Sud auf zwei Portionen am Tag verteilt. Das Gericht hilft, das Feuer zu vertreiben und das Gift auszuscheiden.
- Kartoffeln werden gesäubert, geschält, klein geschnitten, und dann wird der Saft ausgepreßt. Vor jeder Mahlzeit trinken wir einen Löffel davon. Dies hilft, die Entzündung zu heilen.

Gebärmuttersenkung

Bei der Gebärmuttersenkung unterscheidet man in der chinesischen Medizin drei Stadien:

Das Qi der Mitte sinkt ab: Die Patientin verspürt Druck an der Scheide, diese scheint sich zu senken oder durch etwas blockiert zu sein. Während der Periode, beim Husten, während des Stuhlgangs oder nach langem Stehen sind diese Beschwerden besonders deutlich. Weitere Krankheitszeichen: leicht gelbliche oder weiße Gesichtsfarbe, allgemeine körperliche und geistige Mattigkeit, Atemnnot und Herzklopfen, Schweißausbrüche, häufiger Harndrang und weißer, reichlicher Ausfluß. Die Zunge ist blaß, der Belag weiß. Dies ist die erste Stufe der Erkrankung.

Schwäche des Nieren-Qi: Unterleib und Scheide sind geschwollen und drücken, die Gebärmutter senkt sich ab, sie tritt unter Umständen auch schon aus der Scheide aus, ihre Haut wird durch die Reibung dick und trocken. Die Patientin friert leicht, leidet unter Schwindel und Ohrensausen, Hüft- und Gliederschmerzen, häufigem Harndrang oder auch Durchfall. Die Zunge ist blaß und weiß belegt. Dies ist die etwas schwerere Stufe der Krankheit.

Feuchtigkeit und Hitze im Körper: Bei diesem schweren Stadium der Krankheit kommt die Gebärmutter aus der Scheide, ist entzündet und schmerzt oder juckt stark. Die Haut wird wund, es tritt eine blutige Flüssigkeit aus. Der Urin fließt nur kurz, dabei tut es weh, er ist gelb, der Ausfluß kommt reichlich, ist gelblich oder auch rot und übelriechend. Auch Fieber und Durst treten auf. Die Zunge ist rot, ihr Belag gelb und klebrig.

Qi Gong

Taiji-Qi-Gong

Wir liegen, als wollten wir uns ausruhen, nicht ganz flach, sondern mit erhöhtem Oberkörper und Kopf. Die Hände liegen entspannt an der Seite, die Finger leicht ge-

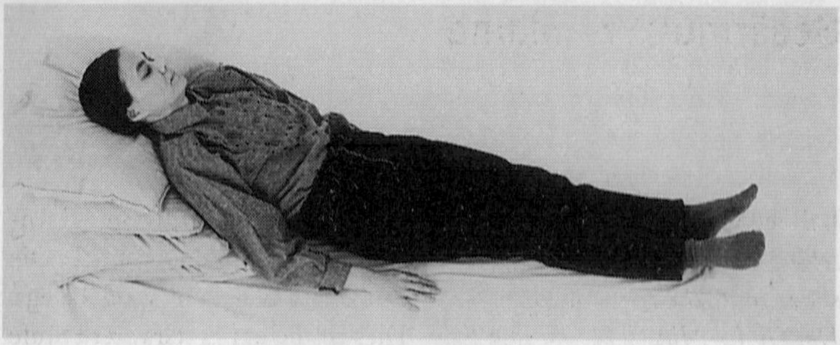

Bild 87

spreizt, die Augen sind sanft geschlossen oder so, daß noch ein Lichtstrahl eindringt. Die Zunge liegt zwischen Zähnen und oberem Gaumen (Bild 87).

Wir atmen jetzt bewußt ein und aus: Beim Ausatmen führen wir das Qi bis zur Fußmitte, halten dann den Atem einen Augenblick lang an und lassen anschließend dann das Qi beim Einatmen über die Unterschenkel, Knie und Oberschenkel heraufströmen, dann weiter zum EG1, dem »Zusammentreffen des Yin«, am Damm, über das Steißbein bis zum LG4, der »Pforte des Lebens«.

Beim Einatmen ballen wir gleichzeitig beide Hände kraftvoll zur Faust, während wir auch den After ein- und hochziehen (Bild 88). Wenn wir nicht mehr weiter einatmen können, halten wir den Atem ebenfalls kurz an. Während des Ausatmens lassen wir das Qi dann wieder den Weg zurück bis

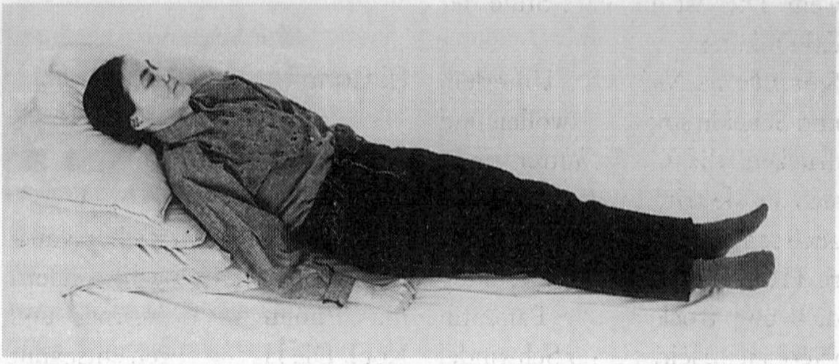

Bild 88

zur Fußmitte strömen. Der Körper einschließlich der Füße und Zehen bleibt aber immer entspannt.

Es ist bei dieser Übung gleich, ob wir durch Mund oder Nase ein- und ausatmen. Wir sollten allerdings zunächst den Atem nicht zu lange anhalten, denn es handelt sich hier um eine ziemlich stark wirkende Übung. Wer sich schon gut damit vertraut fühlt, kann die Zeitspanne der Atempausen allmählich etwas ausdehnen.

Unsere Konzentration ruht immer auf der »Pforte des Lebens« (LG4).

Diese Übung sollte täglich drei- bis viermal durchgeführt werden, jedesmal zwischen fünf und zehn Minuten lang.

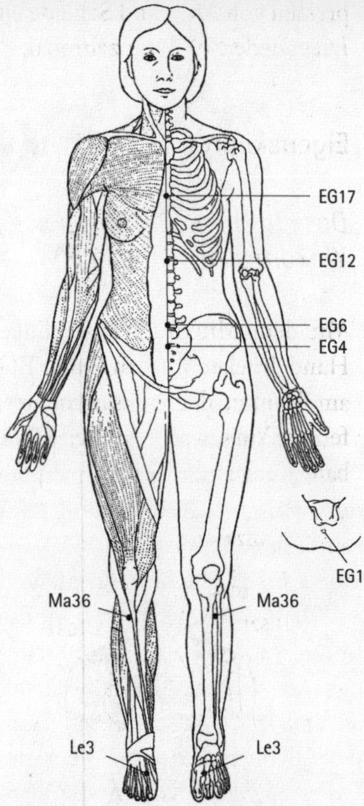

Atemübung

Diese Übung wird im Stehen ausgeführt. Wir legen beide Hände, die linke über der rechten, auf den Unterleib und atmen dann ein. Das Zentrum unserer Übung ist EG1 am Damm, das »Zusammentreffen des Yin«. Wir versuchen während des Einatmens, After und Scheide so stark, wie wir können, zusammenzudrücken, so als ob wir dringend zur Toilette müßten, aber gerade keine Möglichkeit besteht. Dann nehmen wir beide Hände auseinander und heben sie leicht gerundet seitlich nach oben und atmen dabei aus. Dabei lassen wir After und Scheide wieder locker. Wir führen die Hände wieder verschränkt vor den Unterleib, warten einen Moment und atmen dann wieder unter Zusammenpressen von After und Scheide ein. Dies wiederholen wir zehnmal.

Eigenakupressur

Das »Zusammentreffen des Yin« drücken

Mit dem Mittelfinger der linken Hand drücken wir den Punkt EG1 am Damm, das »Zusammentreffen des Yin«, wobei wir den Handballen gegen das Schambein pres-

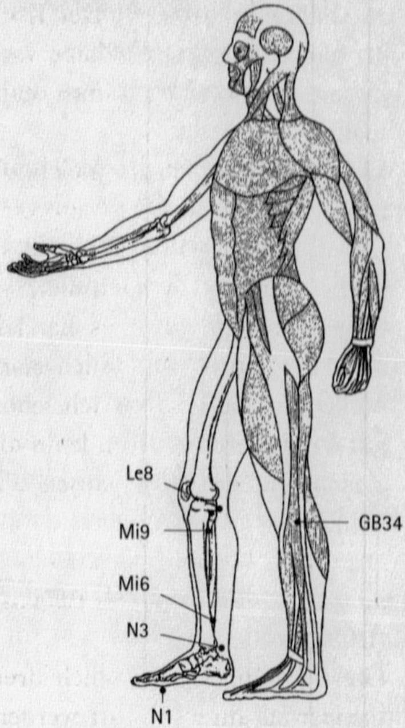

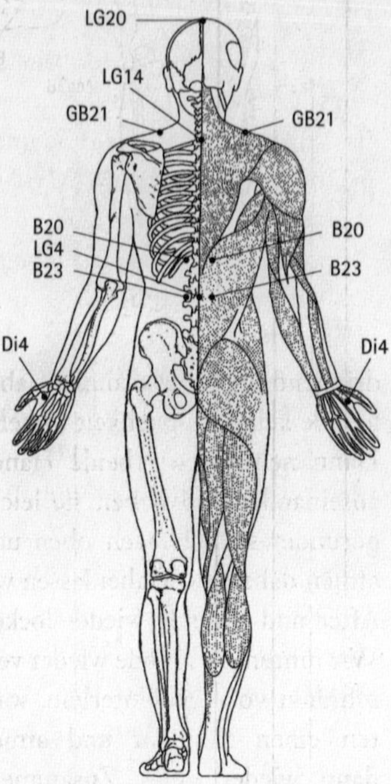

sen. Während wir einmal ausatmen, drücken wir dreimal. Nach drei Atemzügen wechseln wir die Hand und drücken nun mit dem Mittelfinger der rechten Hand diesen Punkt in Koordination mit der Atmung.
Mit dem Ballen der linken Hand reiben wir in kreisförmiger Bewegung über das Schambein langsam nach oben, das heißt in Richtung Unterleib. Nach zehn Kreisen wechseln wir die Hand und massieren wieder zehnmal im Kreis nach oben. Dabei ist darauf zu ach-

ten, daß sich die Hand nicht von der Stelle bewegt, sondern die Haut in Bewegung versetzt und mit nach oben zieht.

Mit beiden Händen drücken und reiben wir zehnmal die Leistengegend von innen schräg nach oben außen. Dabei liegt der Hauptdruck auf dem Mittelfinger.

Zuerst reiben wir mit der linken Hand – der Druck liegt auf dem Mittelfinger – von der rechten Leiste nach links oben zum Hüftknochen, und zwar zehnmal, dann das gleiche, nur umgekehrt, nämlich mit der rechten Hand von der linken Leiste nach rechts oben, ebenfalls zehnmal.

Das Qi nach oben steigen lassen, um Feuchtigkeit und Hitze zu vertreiben

- Wir reiben den Punkt LG20, »Hundert Zusammenkünfte«, sechzig- bis hundertmal,
- den »Großen Wirbel« (LG14) vierzig- bis sechzigmal,
- wir massieren den »Schulterbrunnen« (GB21),
- greifen und reiben die »Talverbindung« (Di4),
- massieren Steißbein und »Brustkorbmitte« (EG17),
- reiben sanft über Unterleib und das »Meer des Qi« (EG6),
- drücken und reiben den »Transportpunkt zur Milz« (B20),
- die »Hügelquellen von Yin und von Yang« (Mi9 und GB34),
- das »Zusammentreffen der drei Yin-Meridiane« (Mi6).
- Außerdem massieren wir noch die Scheide in Bewegungen von unten nach oben.

Zusätzliche Punkte für die drei Stadien

- Wenn das Qi der Mitte absinkt, massieren wir noch die »Mittlere Magengrube« (EG12) und »Drei Meilen am Bein« (Ma36).
- Besteht eine Schwäche des Nieren-Qi, dann drücken und reiben wir die »Pforte des Lebens« (LG4), das »Tor der Ursprungsenergie« (EG4), den »Quell in der Biegung« (Le8), den »Großen Bach« (N3) und den »Sprudelnden Quell« (N1).
- Gibt es Feuchtigkeit und Hitze im Körper, drücken und reiben wir »Drei Meilen am Bein« (Ma36) und reiben mit dem Daumennagel die »Höchste Flut« (Le3).

Das Qi der Mitte sinkt ab

Wir waschen etwa 150 g Aal und schneiden ihn in Stücke, fügen dann ungefähr 20 g Ingwersaft (ausgepreßt), einen halben Eßlöffel Erdnußöl und Gewürze nach Geschmack hinzu, das Ganze legen wir auf einen Teller. Wir kochen etwa 500 g Reis und legen dann den gewürzten Aal auf den Reis obenauf und lassen alles zusammen auf kleiner Flamme etwa fünfzehn bis zwanzig Minuten garen. Eine solche Portion essen wir auf drei Mahlzeiten verteilt am Tag, sieben Tage in Folge.

Das Nieren-Qi ist schwach

Ein Huhn, zwei Scheiben Ingwer, Salz nach Geschmack kochen wir in Wasser und nehmen sowohl die Suppe wie auch das Fleisch über den Tag verteilt zu uns.

Feuchtigkeit und Hitze herrschen im Körper

Wir brauchen etwa 50 g grüne Mungbohnen (aus dem »Chinaladen«), 50 g Weich- oder Milchreis und etwa 250 g Schweinedarm. Mungbohnen und Reis werden eingeweicht, der Darm wird gewaschen. Anschließend geben wir Bohnen, Reis und Wasser in den Darm, binden ihn oben zu und lassen ihn etwa zwei Stunden lang in einer entsprechenden Menge Wasser kochen. Wir essen eine solche Portion einmal am Tag, und zwar zehn bis fünfzehn Tage in Folge.

Gelenkentzündung

Folgende Muster der Gelenkentzündung werden in der chinesischen Heilkunde unterschieden.

Wind: Die Gelenke schmerzen, und die Schmerzen wandern. Vor allem Handgelenk, Ellenbogen, Knie und Fußgelenke sind befallen. Bei Zugluft und Bewegung werden die Beschwerden schlimmer. Der Zungenbelag ist weiß, glatt oder klebrig.

Kälte: Bei dieser Form der Erkrankung sind die Gelenkschmerzen stärker, vor allem bei Bewegungen, sie sitzen auch an bestimmten Gelenken und verschlimmern sich bei Kälte, während sie bei Wärme abnehmen. An den betroffenen Gelenken ist weder die Haut gerötet, noch fühlt sich die Stelle heiß an. Der Zungenbelag ist weiß.

Feuchtigkeit: Die Gelenke schmerzen hier sehr stark und können auch anschwellen. Es sind, wie bei der »Kälte«, bestimmte Gelenke befallen. Die Glieder werden schwer, manchmal auch taub. Der Zungenbelag ist weiß und klebrig.

Hitze: Die betroffenen Gelenke werden hier auch heiß und dick, sie sind gegen Berührung sehr empfindlich, und es tut besonders weh, sie zu strecken und zu beugen. Der Schmerz nimmt bei Kühle eher ab, während er sich bei Wärme verstärkt. Die Krankheit befällt sowohl nur ein Gelenk wie auch mehrere auf einmal. Weitere mögliche Symptome sind Fieber, Durst, Unruhezustände, gelber und heißer Urin. Die Zunge ist rot, der Belag gelb und trocken.

Qi Gong

Übung in sieben Schritten

Wir stellen uns nach Süden blickend hin, am ganzen Körper entspannt, die Augen geradeaus gerichtet, den Mund leicht geschlossen, die Zähne nicht fest aufeinander, die Zunge am oberen Gaumen. Wir atmen auf unsere gewohnte Weise durch die Nase ein und aus, und dies tun wir während der gesamten Übung (Bild 89). Wir verharren so zwei bis drei Minuten.

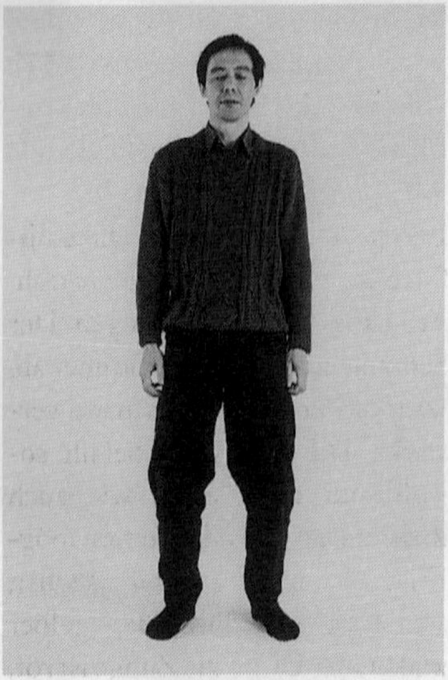

Bild 89

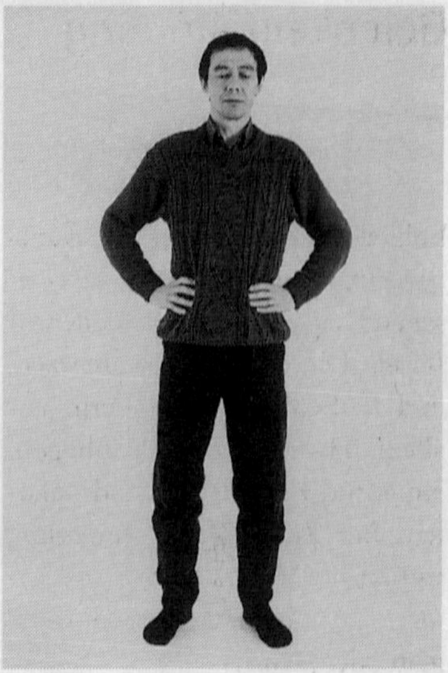

Bild 90

Kopfkreisen: Wir haben die Beine schulterbreit auseinander, die Knie leicht gebeugt, das heißt nicht durchgedrückt. Beide Hände werden an die Taille gelegt, Handflächen nach unten (Bild 90). Die Augen sind halb geschlossen. Jetzt drehen wir unseren Kopf im Kreis zuerst gegen den Uhrzeigersinn, also nach links, unten, rechts, oben und wieder links, insgesamt dreimal, dann noch dreimal im Kreise, aber im Uhrzeigersinn. Das Ganze wiederholen wir viermal.

Handkreisen: Wir stehen wie zuvor, strecken jetzt aber die Arme in Schulterhöhe zur Seite hinaus, im Handgelenk gebeugt, die Finger also nach unten (Bild 91). Wir drehen nun die Hände dreimal im

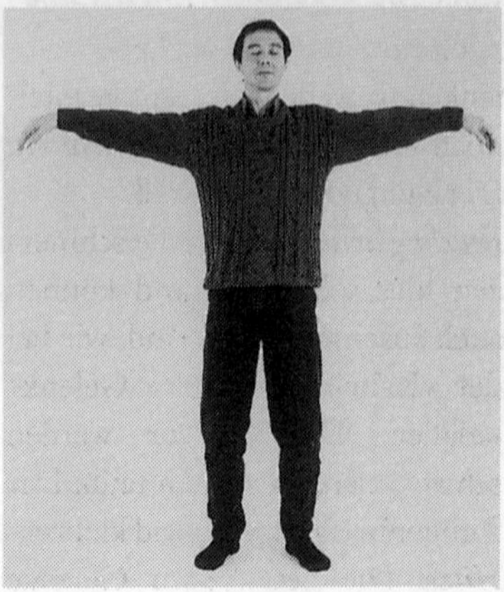

Bild 91

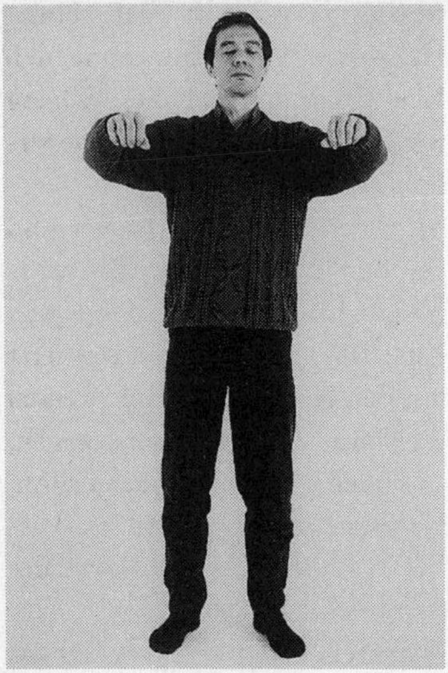

Bild 92

Taillendrehung: Die Arme halten wir wieder leicht gebeugt vor dem Körper, die Hände vor der Brust so, als hielten sie einen Ball (Bild 93). Nun drehen wir den Oberkörper in der Taille zuerst nach links etwa bis zu einem 90-Grad-Winkel (Bild 94), dann nach rechts (Bild 95), beides jeweils viermal. Man sollte darauf achten, sich nur in der Taille zu bewegen.

Hüftkreisen: Jetzt legen wir die Hände auf die Lenden, den Daumen auch nach unten gerichtet, und lassen unsere Hüften dreimal zuerst gegen, dann dreimal im Uhrzeigersinn kreisen. Diese Be-

Kreis, zuerst von hinten unten nach vorne und oben, anschließend in umgekehrter Richtung. Auch diese Übung wiederholen wir insgesamt viermal.

Armrudern: Unsere Körperstellung ändert sich nicht, wir führen nur die Arme jetzt leicht gerundet vor den Körper, die Hände in Brusthöhe, als griffen wir zwei Ruderstangen (Bild 92). Nun bewegen wir die Arme kreisförmig, als wollten wir rückwärts rudern, dreimal, dann rudern wir in die umgekehrte Richtung vorwärts, wiederum dreimal, und das Ganze dann viermal.

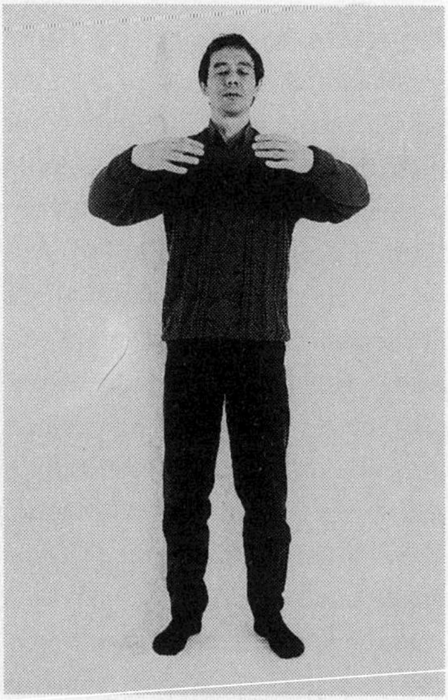

Bild 93

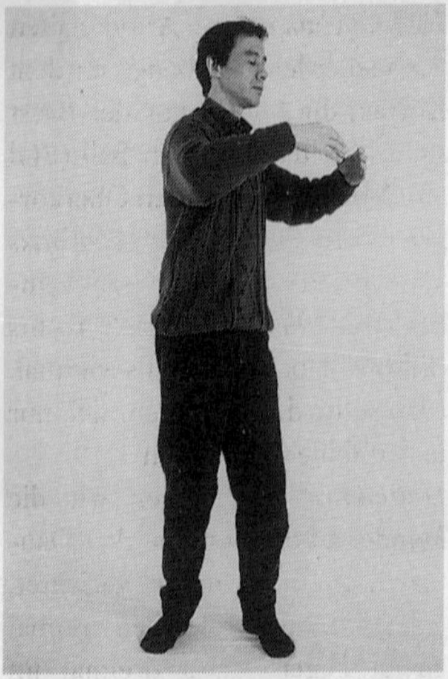

Bild 94

wegung entspricht der Hula-Hoop-Bewegung, nur ohne den Ring (Bild 96). Auch diese Übung wird insgesamt viermal wiederholt.

Kniekreisen: Wir beugen uns nun ein wenig nach vorne und legen unsere Hände auf die gebeugten Knie (Bild 97). Wir führen jetzt mit den Händen die Knie dreimal kreisförmig herum, zuerst gegen, anschließend im Uhrzeigersinn, insgesamt wieder viermal.

Fußkreisen: Wir stellen uns wieder aufrecht hin, die Hände wie beim Kopfkreisen in der Taille, Handflächen nach unten. Nun verlagern

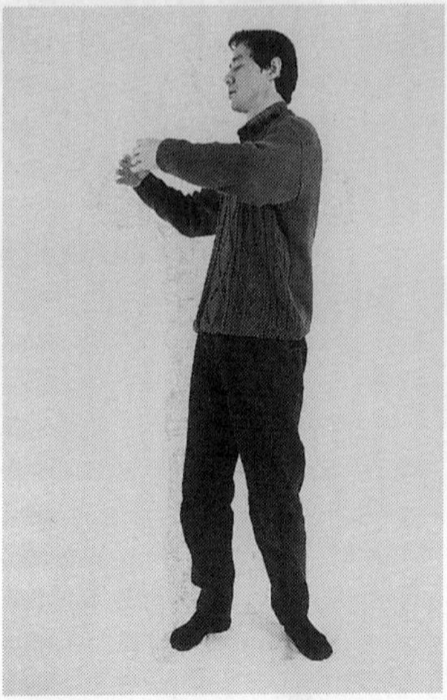

Bild 95

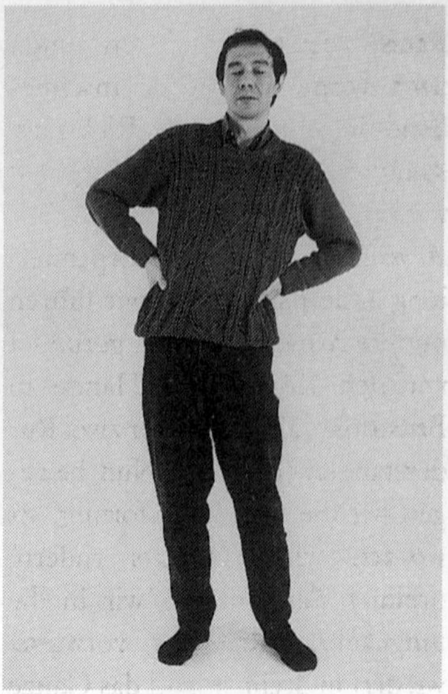

Bild 96

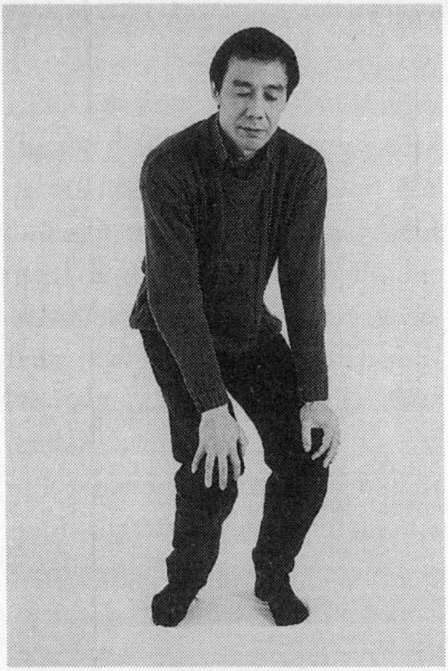

Bild 97

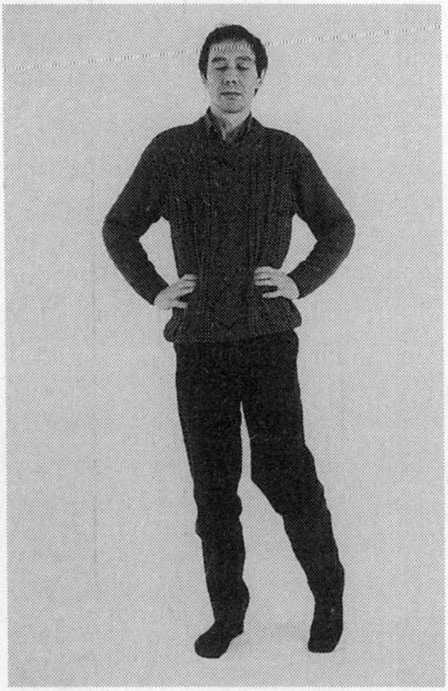

Bild 98

wir das Schwergewicht auf den rechten Fuß, heben die Ferse des linken Fußes vom Boden und drehen den Fuß dreimal zuerst gegen, dann im Uhrzeigersinn (Bild 98). Danach verlagern wir das Schwergewicht auf den linken Fuß und drehen den rechten. Auch diesen Schritt wiederholen wir viermal insgesamt.

Zum Abschluß stellen wir uns noch einmal gerade hin, breiten die Arme seitlich aus, Finger nach

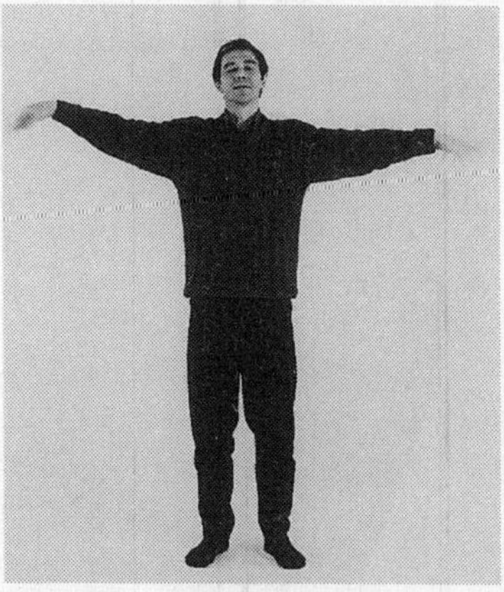

Bild 99

unten, und schütteln sie locker aus wie ein Vogel seine Flügel (Bild 99). Auch Beine und Füße werden ausgeschüttelt, natürlich nur jeweils einen (Bild 100). Wenn möglich bleiben wir frei auf einem Bein stehen, wenn nicht, halten wir uns an einem Stuhl oder an der Wand fest. Arm- und Beinausschütteln kann ganz beliebig schnell durchgeführt werden und solange es uns angenehm ist. Wichtig ist nur, daß wir ganz locker werden.

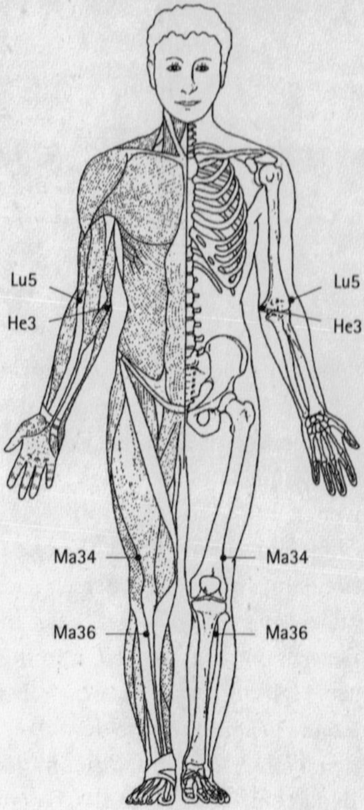

Im Liegen den Wind vertreiben

Wir legen uns auf den Rücken, die Beine gerade ausgestreckt, die Zehen so weit wie möglich zu uns hergezogen. Wir atmen mindestens fünfmal durch, in langen, regelmäßigen, dünnen und tiefen Atemzügen. Dann stellen wir die rechte Ferse auf den linken großen Zeh (Bild 101) und schwenken beide Füße nach rechts unten, richten sie wieder auf und schwenken sie erneut nach rechts (Bild 102), insgesamt fünfmal. Danach umgekehrt, das heißt, mit der linken Ferse auf dem rechten großen Zeh schwenken wir die Füße nach links, ebenfalls fünfmal. Anschließend legen wir die Füße wieder

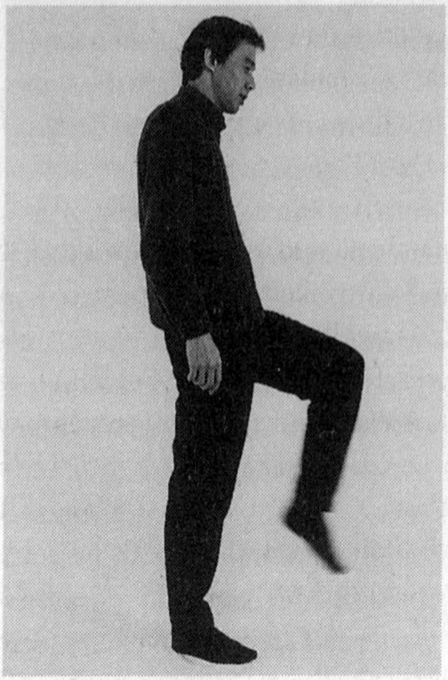

Bild 100

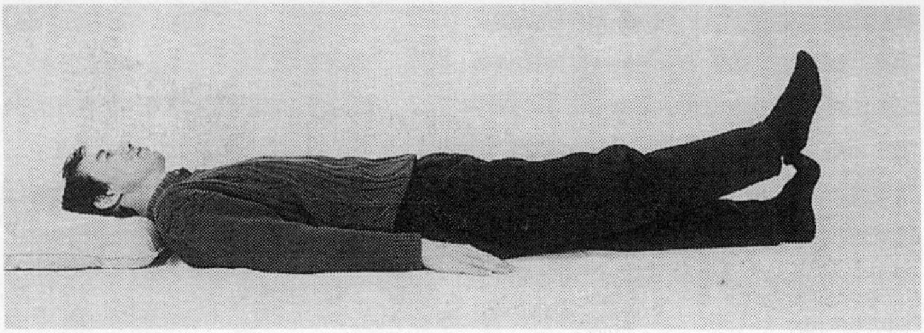

Bild 101

nebeneinander hin und schwenken sie nun parallel nach rechts und links, jeweils dreißigmal. Während der Übung atmen wir gleichmäßig weiter.

Nun führen wir unsere Knie zusammen, strecken die Fersen nach außen und bringen die Zehen innen zusammen (Bild 103). In dieser Haltung machen wir sieben Atemzüge, und zwar in der folgenden Weise: Wir atmen tief in den Bauch ein, so daß sich der Unterleib hebt, während er sich beim Ausatmen wieder senkt. Das Einwie auch das Ausatmen ist kurz, heftig und tief und geschieht durch die Nase.

Danach strecken wir die Beine wieder entspannt aus, greifen mit der rechten Hand den linken Fuß an der Ferse und führen ihn aufs rechte Knie (Bild 104). In dieser Stellung atmen wir siebenmal ein und aus, mit möglichst langen und tiefen Atemzügen. Das gleiche wiederholen wir dann mit dem anderen Fuß.

Zum Abschluß dieser Übung bleiben wir dann noch ruhig und entspannt drei bis fünf Minuten lang liegen.

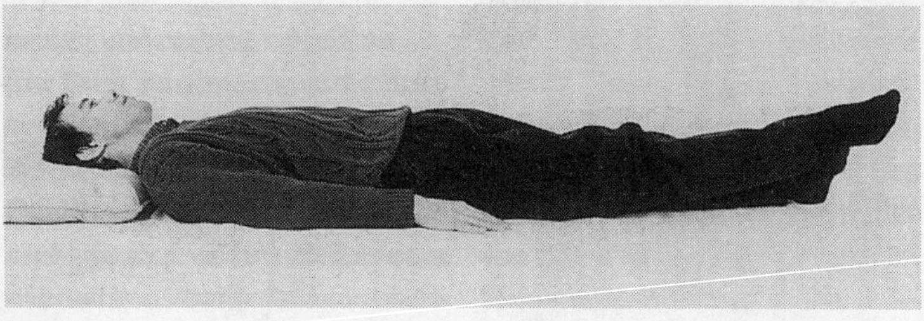

Bild 102

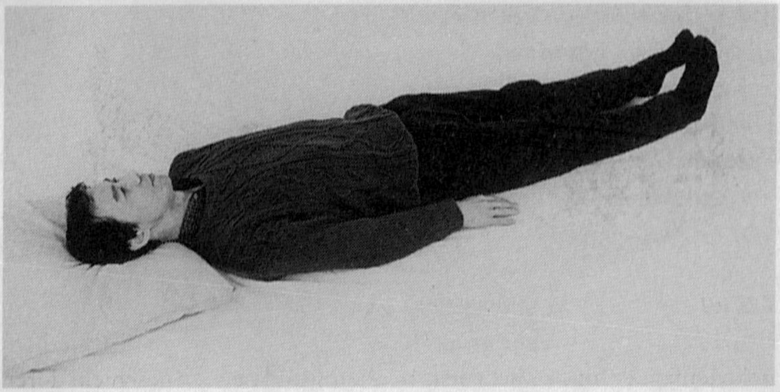

Bild 103

Eigenakupressur

Bei Gelenkentzündungen der oberen Glieder

Wir massieren und stimulieren die folgenden Punkte: »Gewundener Teich« (Di11), »Drei Meilen am Arm« (Di10), »Äußerer Paß« (DW5), »Schulterknochenspalt« (DW14), »Teich in der Elle« (Lu5) und schließlich »Junges Meer« (H3).

Bei Gelenkentzündungen der unteren Glieder

»Im Kreis springen« (GB30), »Kunlun-Gebirge« (B60), »Drei Meilen am Bein« (Ma36), »Balkenhügel« (Ma34), »Windstadt«

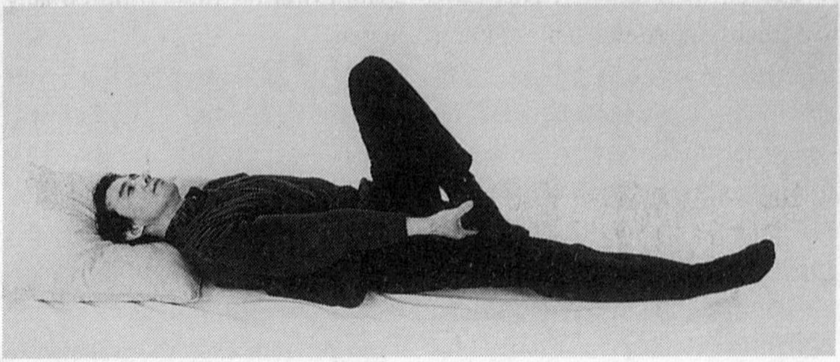

Bild 104

(GB31) und »Meer des Blutes« (Mi10).

Rezepte

Beim »Wind«-Muster

Etwa 30 g Zwiebeln und salzlose gekochte und gegorene Sojabohnen (Doutschi, im »Chinaladen« erhältlich) werden zusammen mit ungefähr 100 g Reis zu einem dün-

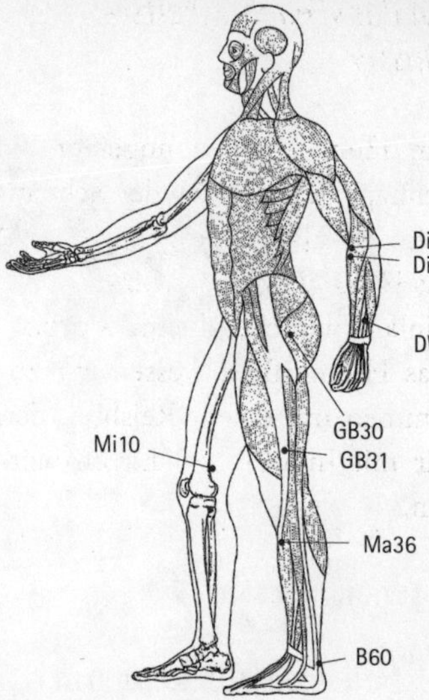

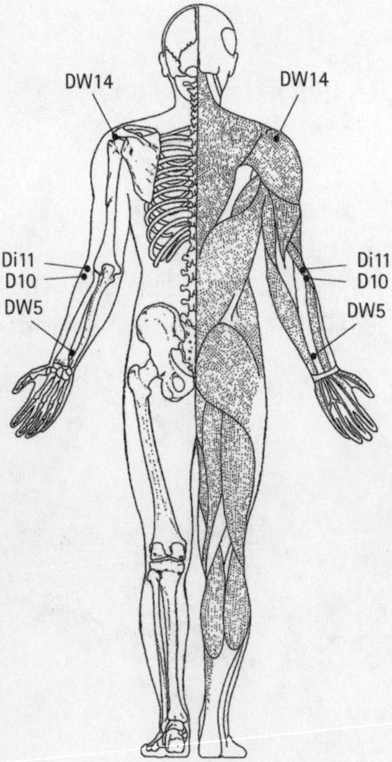

nen Brei gekocht. Anschließend nimmt man die Zwiebeln heraus und ißt den Brei (zweimal täglich).

Für das »Kälte«-Muster

Etwa 100 g Reis werden in Wasser zum Kochen gebracht. Dann wird der ausgepreßte Saft von etwa 10 g frischem Ingwer hinzugefügt. Wenn der Brei fast gar ist, wird er mit Honig je nach Geschmack gesüßt. Diesen Brei nehmen wir auf zwei Portionen am Tag verteilt zu uns.

Für das »Feuchtigkeits«-Muster

Ein Huhn wird in ungefähr 2 l Schnaps gekocht, bis der Schnaps auf die Hälfte eingekocht und das Huhn weich ist. Vom Schnaps trinken wir eine kleine Portion. Das Hühnerfleisch essen wir zusammen mit einem Reisbrei, den wir mit Ingwer und Lauch würzen.

Für das »Hitze«-Muster

Etwa 60 g alte Maulbeerbaumäste und eine möglichst alte Ente werden in Wasser gekocht und anschließend gewürzt. Wir trinken die Suppe und essen das Fleisch.

Halsentzündung

Bei Halsentzündungen gibt es gemäß der chinesischen Heilkunde die folgenden drei Muster.

Wind und Hitze greifen den Hals an: Zu Beginn treten Frösteln und erhöhte Temperatur, Schmerzen und Druck im Kopf auf. Der Hals wird rot und geschwollen, der Mund heiß. Der Hals schmerzt deutlich, und es sondert sich vermehrt Schleim ab. Die Zunge ist rot, der Belag gelb. Diese Form ist häufig die akute Halsentzündung.

Es herrscht Mangel an Lungen-Yin, dazu trockene Hitze: Mund und Hals sind trocken und heiß, der Hals schmerzt leicht, juckt und fühlt sich rauh an. Die Stimme klingt verändert oder versagt leicht. Der Husten ist trocken mit wenig, aber dickem Auswurf. Der ganze Körper ist heiß und feucht, vor allem auch die Hand- und Fußinnenflächen, nachts kommt es zu Schweißausbrüchen. Das Gesicht ist gerötet, die Zunge rot mit wenig Belag.

Es herrscht Mangel an Nieren-Yin: Hier ist der Hals trocken, der Mund heiß, es kommt zu Schwindelanfällen und Gedächtnisschwäche, Ohrensausen, Gliederziehen und allgemeiner Schwäche, womöglich auch Gewichtsverlust. Die Hand- und Fußinnenflächen sind heiß, vor allem nachmittags wird der Körper heiß und feucht. Das Gesicht ist rot, nachts schwitzt man, die Zunge ist rot.

Qi Gong

Einfache Übung, um Halsschmerzen zu kurieren

Wir sitzen, liegen oder stehen für diese Übung, je nachdem, wie gut oder schlecht wir uns fühlen. Wir entspannen uns und machen es uns bequem. Die Augen werden leicht geschlossen, die Gedanken abgeschaltet, der Atem reguliert. Wir sammeln unsere Konzentration und richten sie darauf, unser Qi hinab zum Punkt N1, dem »Sprudelnden Quell« auf der Fußsohle zu leiten (siehe Anhang, Nierenmeridian, »Sprudelnder Quell«). Dort halten wir einen Moment

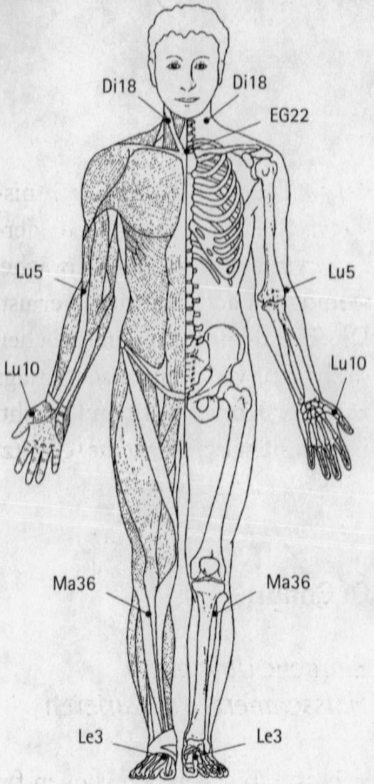

lang das Qi fest, bevor wir uns dann etwa fünfzehn bis zwanzig Minuten lang auf unser Dantian (siehe Seite 14) konzentrieren.

Unsere Zunge ruht am oberen vorderen Gaumen, wenn wir nun 72mal mit den Zähnen leicht aufeinander »hacken«. Anschließend schließen wir den Mund und spülen mit dem Speichel die Mundhöhle, so wie wir es nach dem Zähneputzen tun, 36mal. Danach sollte unser Mund voller Speichel sein, den wir jetzt auf mehrere Schluck verteilt und mit deutlich hörbarem Geräusch hinabschlucken. Dabei richten wir unsere Aufmerksamkeit nach innen und leiten den Speichel zum Dantian.

Nun reiben wir beide Handflächen aneinander und massieren anschließend damit entweder nacheinander oder gleichzeitig die Fußinnenflächen, vor allem den Nierenpunkt 1, »Sprudelnder Quell«. Auf diese Weise wird das Feuer nach unten abgeleitet. Auch das »unreine« Qi wird vom oberen Körper nach unten und über den Nierenmeridian aus dem Körper hinausgetrieben.

Zuletzt drücken und reiben wir noch die Punkte Lu10, »Fischgrenze«, Lu5, »Teich in der Elle«, und Le3, »Höchste Flut«.

Diese Übung sollte morgens und abends je einmal durchgeführt werden, zwischen sechs und zwanzig Tagen in Folge. Um sicherzugehen, daß die Erkrankung nicht zurückkehrt, kann man auch über eine noch längere Zeit hinweg täglich üben.

Man darf während der Behandlung nicht rauchen und auch keinen Alkohol trinken, außerdem sollte man eine möglichst ruhige Gemütsverfassung bewahren.

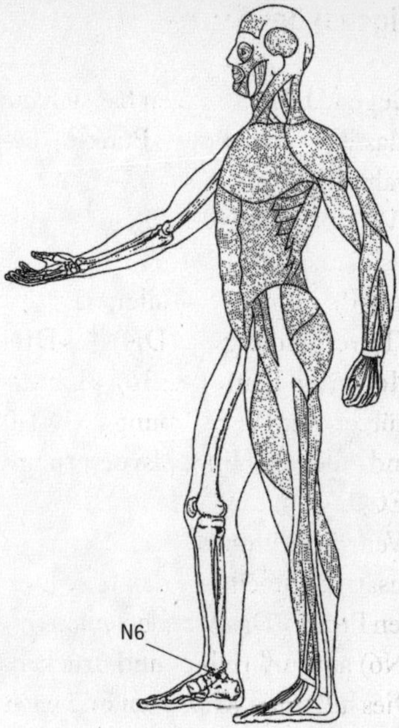

Eine weitere Übung gegen Halsschmerzen

Auch diese Übung kann im Stehen, Sitzen oder Liegen ausgeführt werden. Wir entspannen uns am ganzen Körper, atmen auf unsere gewöhnliche Weise ein und aus und kommen innerlich zur Ruhe. Dann bewegen wir die Zunge im Munde, so daß sich viel Speichel bildet, den wir langsam hinunterschlucken. In Gedanken stellen wir uns unseren Hals ohne Schwellung und Schmerzen vor. Wir massieren dann unsere Mundhöhle noch einmal mit der Zunge und schlucken den Speichel hinunter. Gleichzeitig drücken wir den Mandel- oder Halspunkt an den Ohren. Schon nach einer Weile sollten die Halsschmerzen vorbei oder deutlich gemildert sein. Dann beenden wir die Übung. Wenn wir am nächsten Tag erneut Halsschmerzen haben, wiederholen wir sie.

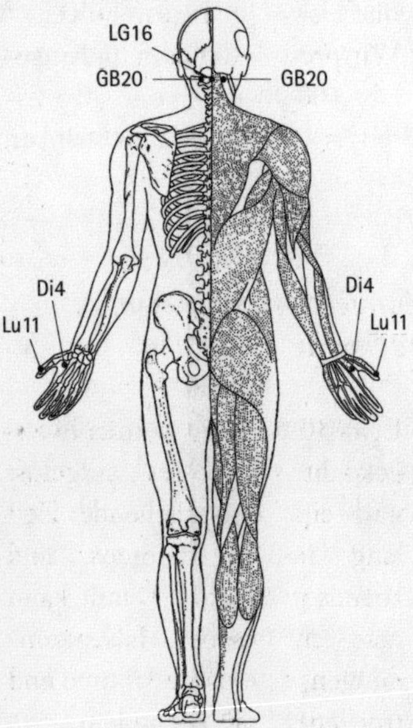

Eigenakupressur

Gegen Halsschmerzen hat sich die Massage folgender Punkte bewährt:
»Windteich« (GB20), »Windresidenz« (LG16), »Fischgrenze« (Lu10), »Junger Händler« (Lu11), »Talverbindung« (Di4), »Drei Meilen am Bein« (Ma36), »Unterstützer der Vorwölbung« (Di18) und der »Himmelsvorsprung« (EG22).
Wem die Stimme versagt, der kann zusätzlich noch mit dem Daumen den Punkt »Das Meer beleuchten« (N6) am Fuß reiben und drücken. Dies hilft, daß Kraft vom Fuß nach oben steigt. Wenn wir diesen Punkt zwei Minuten lang stimulieren, sollten wir zunehmende Feuchtigkeit im Hals spüren. Dann sollte auch die Stimme wieder voll dasein, weil dieser Punkt das Nierenwasser nach oben zum Hals steigen läßt.

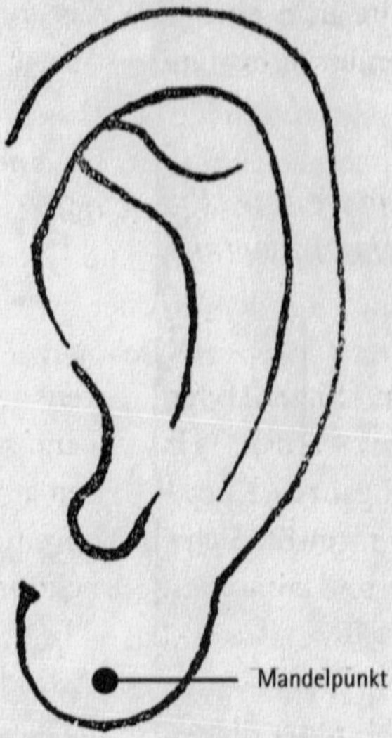

Rezepte

Wind und Hitze greifen den Hals an

- Etwa 100 g Rettich und 50 g frische Oliven werden in Wasser gekocht und der Sud dann als Tee getrunken, einmal täglich und fünf bis sieben Tage in Folge.
- Wir pressen den Saft aus ungefähr 100 g Rettich und 50 g frischem Ingwer und trinken mehrmals täglich davon.

Mangel an Lungen-Yin, Trockenheit und Hitze

- Etwa 30 g Honig werden in abgekochtem Wasser aufgelöst und eine entsprechende Zeit lang immer morgens und abends getrunken. Damit kann man chronische Halsentzündungen, eine rauhe Stimme und trockenen Hals behandeln.

- Wir kochen eine Zitrone und zehn Wasserkastanien (chinesische Kastanien) in Wasser und nehmen einmal am Tag eine solche Portion zu uns, und zwar so lange, bis Hitze und Trockenheit aus dem Körper vertrieben und unsere Halsschmerzen verschwunden sind.

Mangel an Nieren-Yang

- Etwa 250 g kleine schwarze Bohnen werden in Wasser lange zu einer dicken Suppe gekocht. Wir essen Suppe und Bohnen.
- Wir pressen den Saft von ungefähr 1000 g frischen Maulbeeren aus, den wir einkochen lassen, bis er ganz dick ist. Dann fügen wir etwa 300 g Honig hinzu und lassen das Ganze weiterkochen, bis es ein dicker Brei ist. Diesen lassen wir erkalten. Dann nehmen wir je nach Bedarf einen Löffel voll davon, lösen ihn in Wasser auf und trinken den Saft.

Das Feuer senken und die Entzündungen lindern

Etwa 50 g Haferflocken und 30 g Reis werden zusammen zu einem Brei gekocht. Eine solche Portion nehmen wir zweimal pro Tag zu uns. Dies hilft vor allem bei nächtlichen Halsschmerzen.

Schmerzen, Jucken und trockenen Husten mildern, wenn es wenig Auswurf gibt

Wir nehmen etwa 5 g grüne Teeblätter und machen einen Tee, der stärker ist als üblich. Wenn er kalt ist, fügen wir eine entsprechende Menge Honig dazu. Alle halbe Stunde gurgeln wir mit einem Schluck und trinken ihn anschließend. Normalerweise sollte sich die lindernde Wirkung schon am selben Tag zeigen, sonst wird die Behandlung ein paar Tage lang fortgesetzt.

Chronische Halsentzündung bei reichlicher Schleimabsonderung

Wir pressen den Saft aus etwa 100 bis 200 g Mandarinen, 400 g Möhren, 160 g Rettich und 400 g Äpfeln, verdünnen den Saft mit etwas Wasser, süßen ihn mit Honig und trinken ihn in mehreren Portionen auf den Tag verteilt.

Halswirbelbeschwerden

Beschwerden, die von den Halswirbeln her stammen, können den gesamten Körper in Mitleidenschaft ziehen und zu Muskelverspannungen vor allem auch im Schulter- und oberen Rückenbereich führen. Qi-Gong-Übungen sind ein vorzügliches Mittel, um Rückenverspannungen vorzubeugen, besonders für diejenigen von uns, die ihren Beruf im Sitzen ausüben.

Qi Gong

Übungen vom Tai-See

Wir stellen uns hin, die Beine schulterbreit auseinander, die Fußspitzen ganz leicht nach außen gerichtet. Den Kopf halten wir gerade, die Augen halb geschlossen, die Zunge am oberen Gaumen vorne. Wir entspannen den Hals, senken Schultern und Ellbogen ab, ziehen Brust und Unterleib leicht nach innen, entspannen uns im Schritt und um die Hüfte herum. Die Knie sind nicht durchgedrückt. Die Arme hängen locker an den Seiten herab, Handflächen zum Körper. Wir entspannen uns vollständig und sammeln uns innerlich. Unsere Gedanken ruhen konzentriert auf dem EG17-Punkt, der »Brustkorbmitte«. Wir atmen auf unsere gewohnte Weise drei bis fünf Minuten lang, anschließend drei Züge der tiefen Bauchatmung.

Knie beugen: Wir stellen nun die Beine noch ein wenig weiter aus-

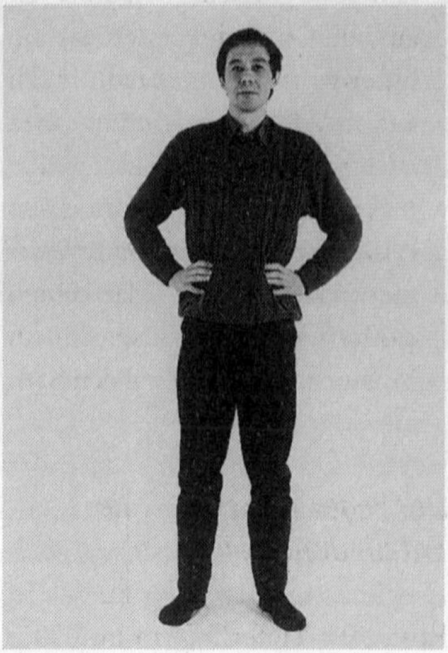

Bild 105

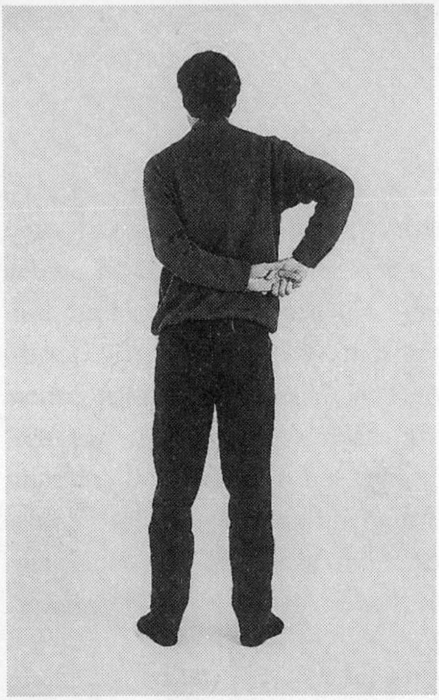

Bild 106

einander, etwas breiter als die Schultern, die Fußspitzen nach außen. Die Hände stemmen wir in die Hüften (Bild 105). Jetzt gehen wir in die Knie und atmen dabei aus. Beim Einatmen stehen wir dann sachte wieder auf und ziehen dabei den Unterleib ein und den After hoch. Bei jedem Ausatmen gehen wir in die Knie und erheben uns mit dem Einatmen wieder. Wir machen das zehn- bis zwanzigmal. Wer alt oder sehr schwach ist, geht nur so weit in die Tiefe, wie er oder sie kann, oder bleibt einfach so stehen und stellt sich nur in Gedanken vor, in die Knie zu gehen und wieder aufzustehen.

Arme ziehen: Wir stehen in der gleichen Haltung wie zuvor, strecken nun aber die Brust ein wenig nach außen und ziehen den Unterleib leicht ein. Hinter dem Rücken packen wir mit der einen Hand die andere, die wir dann, so weit es geht, nach rechts bzw. links ziehen (Bild 106), um sie anschließend in die entgegengesetzte Richtung zu drücken (Bild 107). Dabei atmen wir auf unsere gewohnte Art und Weise. Wir ziehen und drücken einen Arm fünfzehn- bis zwanzigmal, anschließend den anderen Arm gleichfalls fünfzehn-

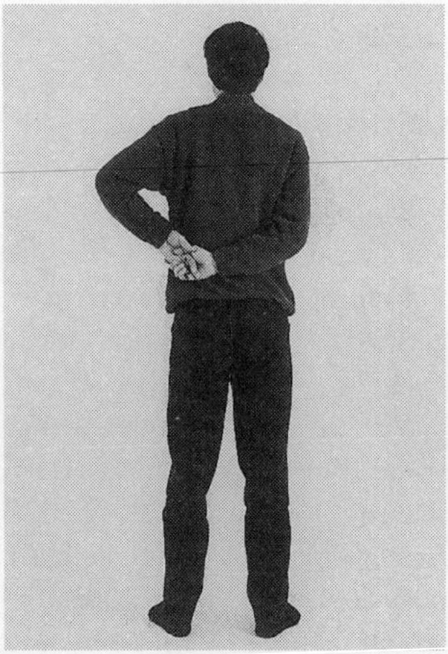

Bild 107

bis zwanzigmal. Insgesamt wechseln wir vier- bis sechsmal die Hände.

Hörbares Ein- und Ausatmen: Die Haltung bleibt die gleiche wie zuvor. Die Handrücken werden jetzt auf unsere B23-Punkte an der Lende gelegt, so daß die Gegenseite des P8-Punktes der Hand jeweils auf diesem »Transportpunkt zur Niere« zu liegen kommt (Bild 108). In Gedanken konzentrieren wir uns auf die »Stempelhalle« (Z1) und setzen den Transport des Qi in Gang. Wir atmen durch die Nase aus und ein, mit jeweils deutlich hörbarem kurzem Schnaufen, etwa sechzigmal in der Minute. Es

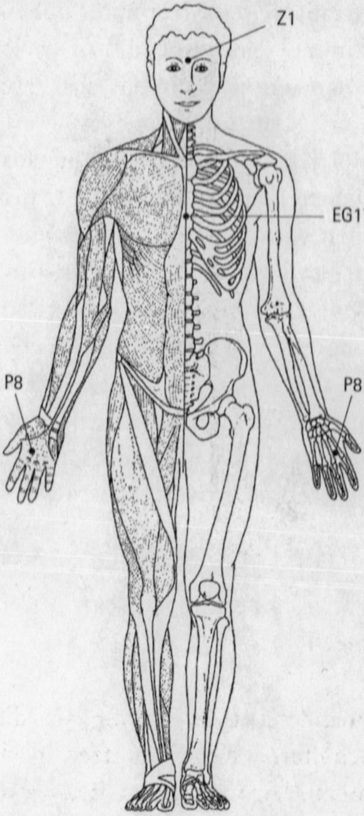

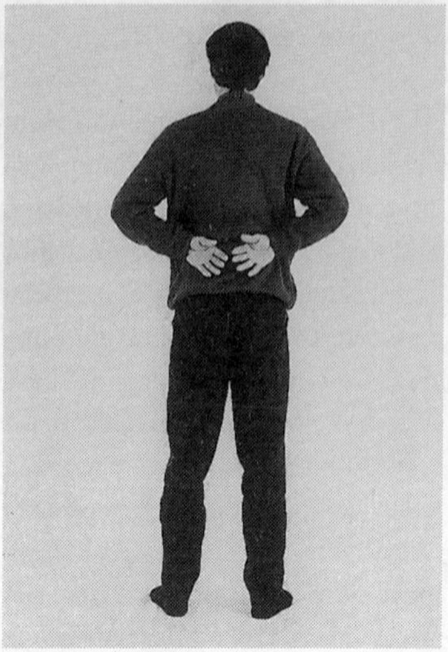

Bild 108

sollte möglich sein, beim Einatmen zu sehen bzw. zu spüren, wie sich außen am Hals die Höhlung unter dem Adamsapfel füllt, während sie sich beim Ausatmen wieder leert. Wir atmen auf diese Weise zwei bis vier Minuten lang.

Schwimmübung: Diese Übung wird im Wasser durchgeführt. Wir liegen auf dem Rücken (»toter Mann«), die Augen halb geschlossen nach oben gerichtet, in Gedanken im weiten Meer unter hohem Himmel schwimmend. Wir atmen zweimal normal ein und aus, dann drei Atemzüge, die wir, wenn möglich, doppelt so lange hinausziehen. Beim dritten Atemzug machen wir einen Rückenschwimmzug mit gleichzeitiger Arm- und Beinbewegung. Wir üben dies, solange es möglich ist, bis zu etwa dreißig Minuten. Das Qi soll zu unserer Brustmitte gelenkt werden, damit sich das wahre Qi durch unseren ganzen Körper bewegt.

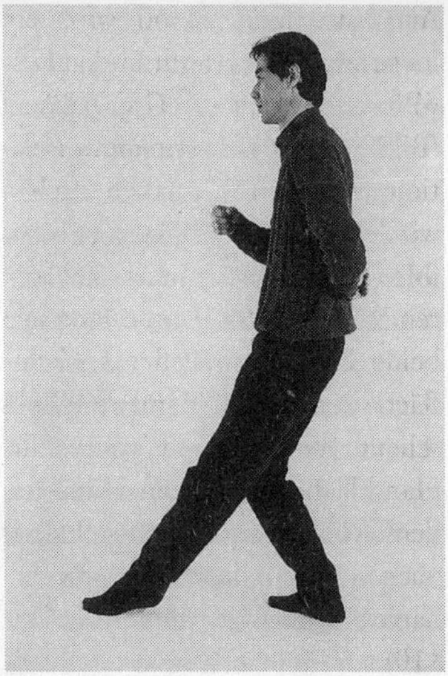

Bild 109

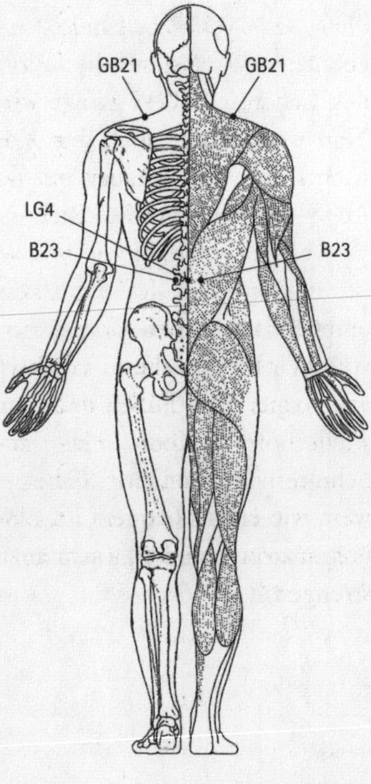

Übung mit Schritten

Wir stellen uns ruhig und entspannt einige Minuten lang hin, um uns innerlich zu sammeln.

Erster Schritt: Der linke Fuß macht einen Schritt nach vorne, das Bein bleibt gestreckt, und nur die Fußspitze berührt den Boden, die Ferse ist leicht gehoben. Das heißt »leerer Schritt«. Wir beugen nun leicht das Knie des rechten Beins, während die rechte Hand, zu einer lockeren Faust geballt, vor die Brust geführt wird, so daß Nase, Faust und Knie eine Linie bilden.

Auch die linke Hand wird zur lockeren Faust geballt und auf die »Pforte des Lebens« (LG4) gelegt (Bild 109). Wenn wir diese Position eingenommen haben, drehen wir den Kopf nach links, die Augen folgen und schauen nach links hinten. In diesem Moment öffnen sich beide Hände, so daß die Handfläche der rechten Hand nach links schaut, Finger nach vorne, die Handfläche der linken Hand auf dem Rücken nach rechts, Finger nach unten. In dieser Haltung verharren wir einige Sekunden (Bild 110).

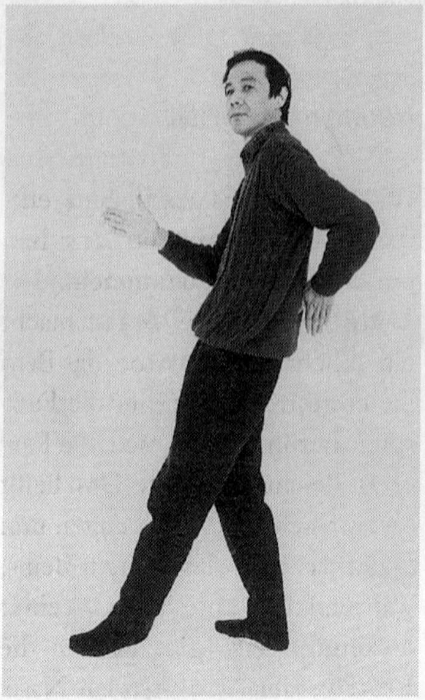

Bild 110

Zweiter Schritt: Der linke Fuß tritt nun voll auf, gleichzeitig schieben wir das linke Knie nach vorne, beugen es also leicht, während das rechte Bein gestreckt wird. Den Kopf wenden wir dabei wieder geradeaus. Das rechte Bein macht nun einen Schritt nach vorne und setzt die Fußspitze zu einem »leeren Schritt« auf die Erde. Gleichzeitig führen wir die linke Hand vom Rücken her in einem Bogen über die Hüfte nach vorne vor die Brust und ballen sie zu einer lockeren Faust, während die rechte Hand im Bogen nach hinten und ebenfalls als Faust auf die »Pforte des Lebens« (LG4) gelegt wird. Nun wenden wir auch den Kopf nach rechts und schauen mit den Augen in die gleiche Richtung nach hinten. Anschließend werden beide Hände wieder aufgefaltet, und wir halten einen Moment lang still. Wir können dieses Wechseln von Armen und Füßen mehrmals wiederholen. Kopf, Hals und Schultern drehen wir dabei so weit, wie es uns bequem ist, ohne uns zu zwingen oder zu sehr anzustrengen.

Kopfmassage

Mit beiden Händen massieren wir die Stirn bis oben zur Kopfmitte (Bild 111). Dann massieren wir den Kopf weiter nach hinten hinab zur Schädelbasis, den Hals und dann beide Schultern (Bild 112). Wenn wir einen Teil massieren, halten wir jeweils kräftig dagegen. Wir wiederholen das drei- bis fünfmal, wobei wir jedesmal etwas mehr Kraft anwenden.

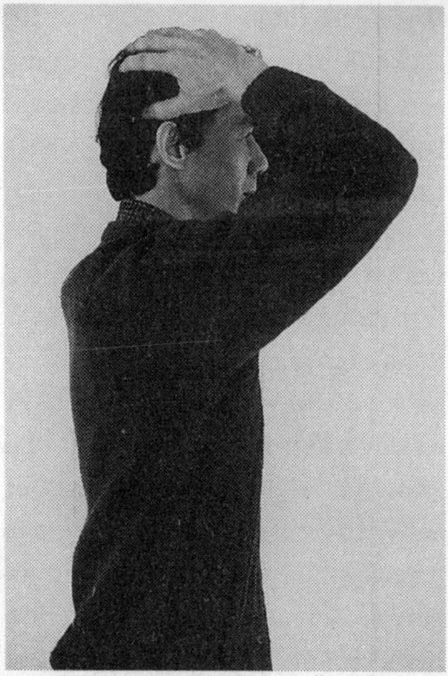

Bild 111

Hals massieren und kneten

Mit der rechten Hand massieren und kneten wir die linke Seite, mit der linken die rechte Seite. Wir wechseln immer wieder ab und massieren den Hals von oben nach unten, drei- bis viermal, und zwar: Zuerst streichen wir über die seitlichen Halsmuskeln mit vier Fingern, dann fassen wir die Muskeln und kneten sie, zuletzt reiben und kneten wir sie noch einmal (Bild 113).

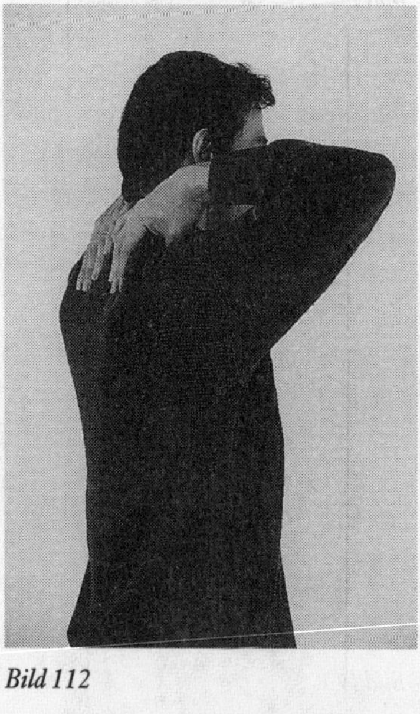

Bild 112

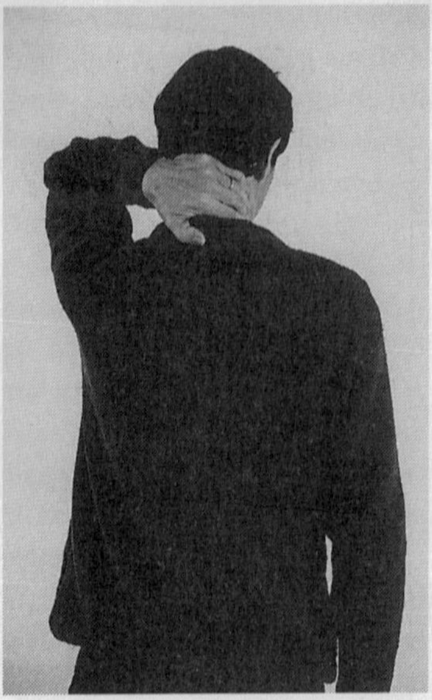

Bild 113

Klopfen

Mit einer leicht geballten Faust klopfen wir uns Hals und Schultern abwechselnd jede Seite, je drei- bis viermal (Bild 114).

Druck und Gegendruck

Die verschränkten Hände legen wir an den Hinterkopf, dorthin, wo wir mit unserem Kopf aufliegen. Jetzt drücken wir den Kopf nach hinten, während wir mit den Händen dagegenhalten. Dies halten wir ungefähr eine Minute lang (Bild 115).

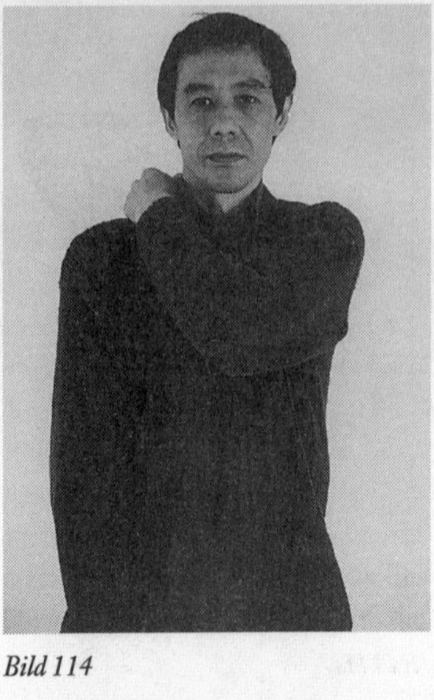

Bild 114

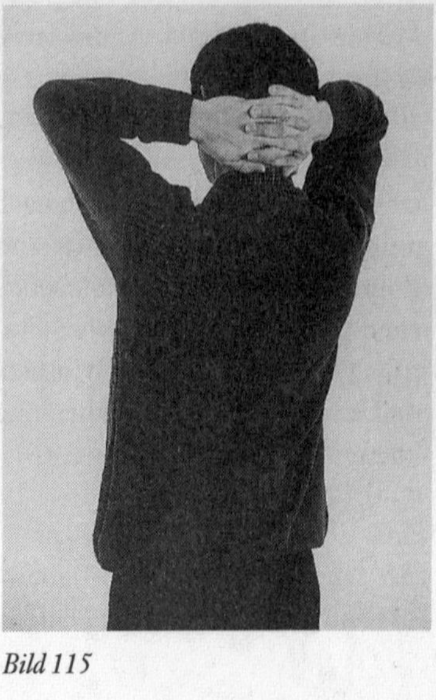

Bild 115

Schulterbrunnen

Wir reiben und massieren jeweils eine halbe Minute lang GB21, »Schulterbrunnen« (Bild 116), und die diesem Problem zugeordneten Sonderpunkte (Bild 117 und 118).

Wir lassen dann die Arme herabhängen, ziehen die Schultern hoch und strecken die Brust ein wenig nach vorn. Dann lassen wir die Schultern kreisen, und zwar zuerst nach hinten, etwa drei- bis fünfmal. Anschließend ziehen wir die Brust ein wenig ein und versetzen die Schultern in eine zuerst nach vorne kreisende Be-

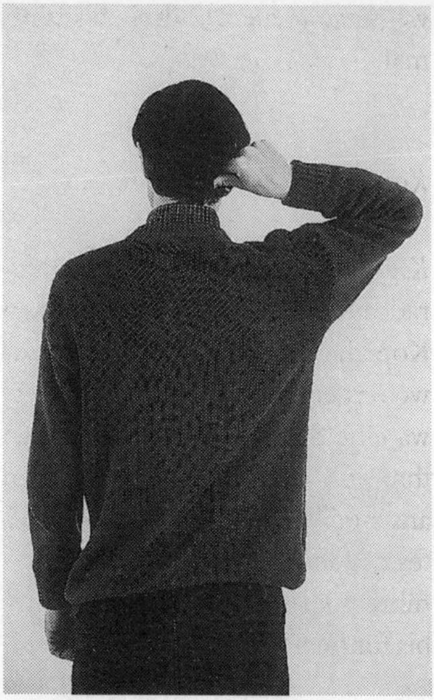

Bild 117

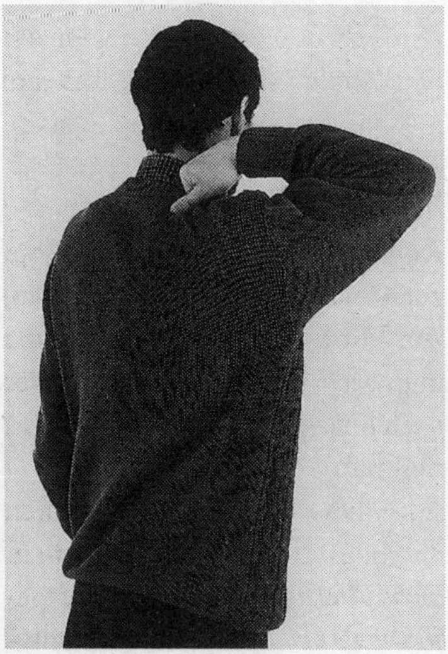

Bild 116

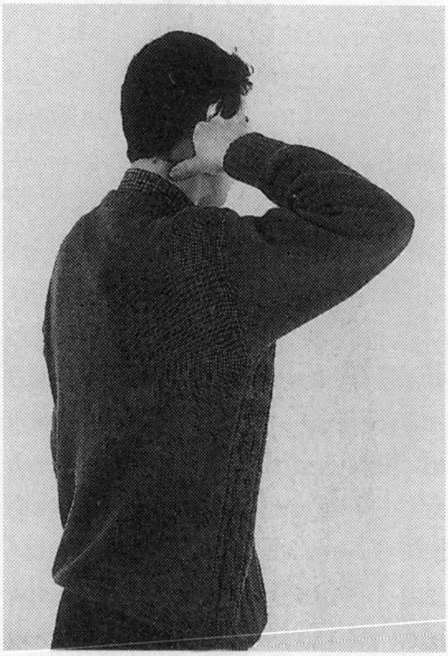

Bild 118

wegung, wiederum drei- bis fünfmal.

Kopfübungen

Kopf drehen: Wir schauen dann geradeaus nach vorne, drehen den Kopf nach rechts, bis es nicht mehr weitergeht, und halten ihn dort etwa eine Sekunde lang fest, führen ihn zur Mitte zurück, um ihn anschließend nach links zu drehen, festzuhalten und wieder zurückzuführen. Dies wiederholen wir vier- bis fünfmal (Bild 119).

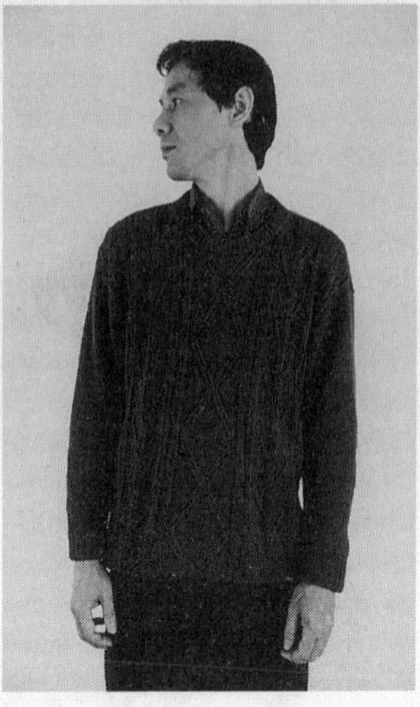

Bild 119

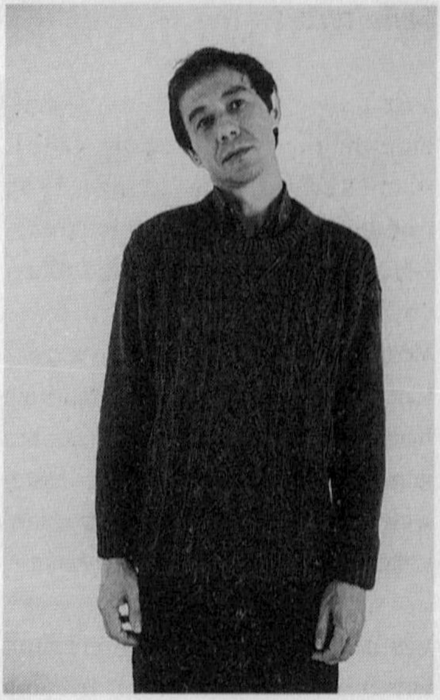

Bild 120

Kopf schräg legen: Hier legen wir den Kopf schräg nach rechts und links abwechselnd, zwischendrin wird der Kopf immer wieder gerade gerichtet (Bild 120).

Kopf kreisen: Wir drehen den Kopf zuerst nach links, dann nach unten, zur Mitte und nach rechts unten und rechts oben, danach weiter nach links usw., insgesamt vier- bis fünfmal.

Alle diese Kopfübungen sollten durchaus mit Entschiedenheit, nicht aber roher Gewalt durchgeführt werden, allerdings sehr langsam, um Schwindel zu vermeiden.

Hämorrhoiden

In der chinesischen Heilkunde werden die folgenden drei Arten von Hämorrhoiden unterschieden. *Stauungen:* Hier erscheinen die ersten Auswüchse, an der Schleimhaut entstehen Blutergüsse, der After juckt unangenehm. Man spürt so etwas wie einen Fremdkörper, manchmal blutet es leicht oder schmerzt.
Feuchtigkeit: Der Darmausgang wölbt sich nach außen, es tritt ein brennender Schmerz auf, beim Stuhlgang blutet es, der Stuhl selbst ist trocken, fest oder auch dünn. Der Harnlaß ist kurz, der Urin rot, der Mund trocken und bitter. Seiten und Spitze der Zunge sind rot, ihr Belag ist gelblich und dick.
Blutschwäche: Beim Stuhlgang kommt häufig auch Blut, den Kranken schwindelt, sie leiden unter Ohrensausen und zu schnellem, aber schwachem Pulsschlag, die Gesichtsfarbe ist blaß, die Zunge hellrot und gelblich dünn belegt. Nach dem Stuhlgang blutet es stark, was unter Umständen zu Blutarmut führen kann.

Qi Gong

Zur Auflösung der Hämorrhoiden

Da das krankmachende Qi die »Pforte des Lebens« (LG4) und den »Yang-Paß der Lende« (LG3) blockiert, muß der Fluß des Qi dort wieder in Gang gebracht werden, um so die Krankheit zu bekämpfen.
Mit dem Yang das krankmachende Qi vertreiben: Wir nutzen das reine Qi der Sonne, um alle durch das schädliche Qi blockierten Punkte wieder zu öffnen. Jeden Morgen um etwa acht, neun Uhr (wenn dies nicht möglich ist, zu einer anderen Tageszeit) stellen wir uns, wenn die Sonne scheint, entspannt mit dem Rücken zu ihr hin (Bild 121), atmen auf unsere gewöhnliche Art und Weise ein und aus. Dabei richten wir unsere Konzentration auf die blockierten Punkte, um dort das reine Qi der Sonne in uns eindringen zu lassen. Unseren Rücken bieten wir so lange der Sonne dar, bis wir im ganzen Kör-

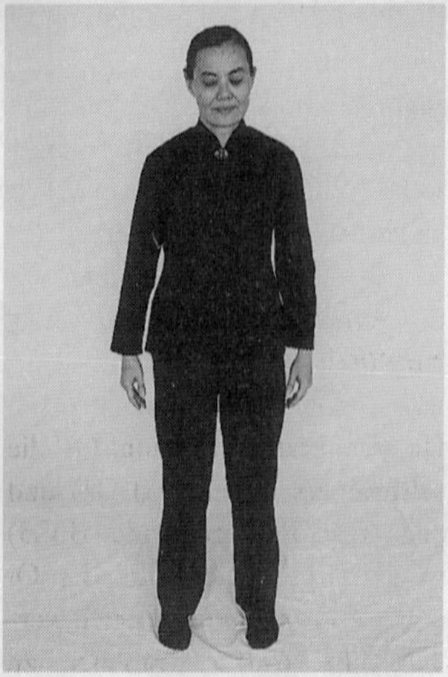

Bild 121

per eine deutliche Wärme spüren und leicht zu schwitzen beginnen.

Durch Klopfen das Qi weiterleiten: Nachdem wir das Qi der Sonne in unseren Körper haben eindringen lassen, heben wir langsam beide Hände bis vor das Dantian (siehe Seite 14), drehen dann beim Einatmen die Handflächen nach oben, wobei wir in Gedanken das Sonnen-Qi vom P8-Punkt »Palast der Arbeit« zu den blockierten Punkten LG4 und LG3 führen. Unser Unterleib wölbt sich beim Einatmen auch leicht nach vorne. Wenn wir Wärme an den blockierten Punkten spüren, führen wir langsam die Hände an die »Pforte des Lebens« LG4 (Bild 122) und klopfen auf diesen Punkt, und zwar zunächst ganz sanft, dann etwas fester. Wir dürfen den Atem nicht anhalten, sondern atmen gleich weiter aus in Richtung Dantian. Die beiden Hände werden zurückgeführt und halten vor dem Dantian einen Moment inne (Bild 123). Dann wiederholen wir diese Übung von vorne. Wir klopfen und leiten das Qi so lange an die »Pforte des Lebens«, bis wir wieder leicht zu schwitzen beginnen. Dabei ist darauf zu achten, daß wir beim Einatmen, das heißt, wenn

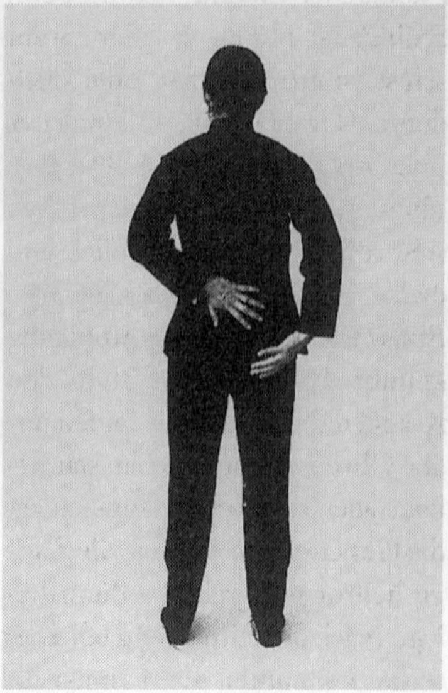

Bild 122

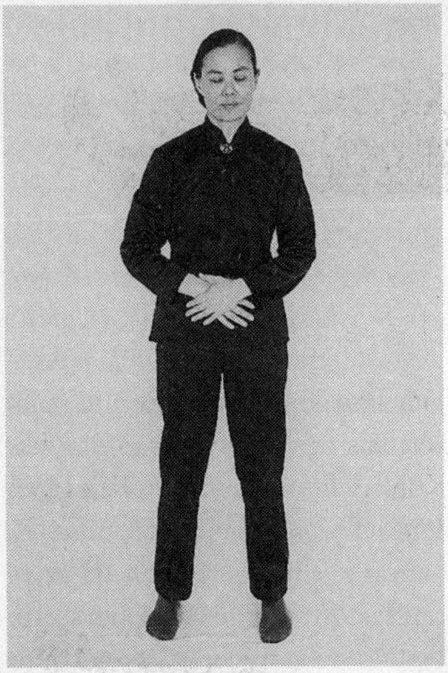

Bild 123

Punkte LG3 und LG1 hinweg bis hinab zum After.

Blutstillende Methode: Während des Stuhlgangs darf keine Kraft angewendet und gedrückt werden. Wir sollen uns zuerst entspannen und innerlich zur Ruhe kommen, bis die Atemzüge ganz gleichmäßig werden. Dann versuchen wir, während eines langsamen und tiefen Einatmens den Stuhl abzuführen. Beim Einatmen richten

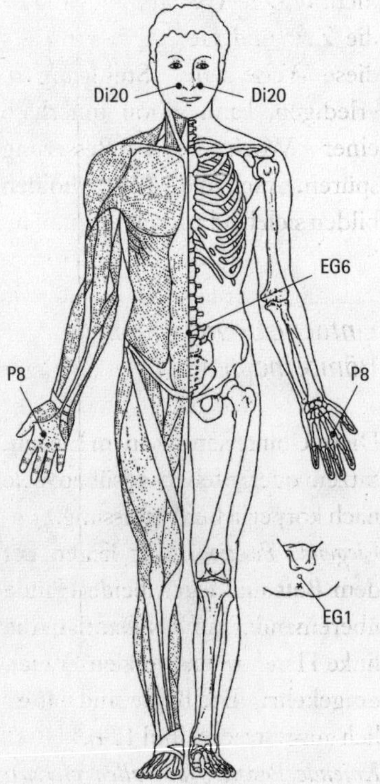

wir das Qi vom P8-Punkt zur »Pforte des Lebens« (LG4) führen, den After leicht ein- bzw. nach oben ziehen. Wir folgen dabei aber nicht mit den Gedanken dem Weg des Qi im Innern unseres Körpers, dies macht der Körper von allein.

Abführmethode: Es ist nicht ratsam, Abführmittel zu nehmen. Viel besser ist es, vor dem Stuhlgang jeweils ein Glas möglichst warmes Wasser zu trinken. Beim Trinken schließen wir die Augen und versuchen, uns zu entspannen. Bei jedem Schluck führen wir das Qi des Wassers im Innern des Körpers die Wirbelsäule entlang über die

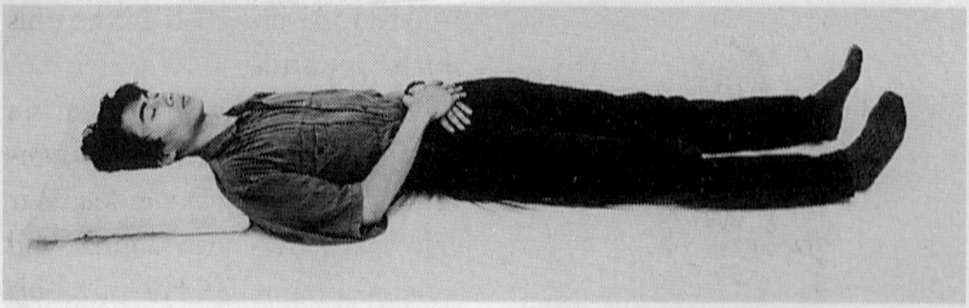

Bild 124

wir unsere Konzentration auf den Afterbereich, der damit durch das Großhirn stimuliert wird. Wenn wir so den Stuhl abführen, wird es nicht bluten. Wer sich regelmäßig die Zeit und Geduld nimmt, auf diese Weise seinen Stuhlgang zu erledigen, kann schon innerhalb einer Woche eine Besserung spüren. Auch die Hämorrhoiden bilden sich bald zurück.

Einfache Übung gegen Hämorrhoiden

Diese Übung kann man im Liegen, Sitzen oder Stehen ausüben – je nach körperlicher Verfassung.

Liegende Position: Wir liegen auf dem Bett und legen beide Hände übereinander auf das Dantian, die linke Hand unten (bei den Frauen umgekehrt). Die Beine sind natürlich ausgestreckt (Bild 124).

Kniende Position (auf allen vieren): Wir knien auf dem Bett und stützen uns mit den Händen ab, den Kopf richten wir nach oben (Bild 125).

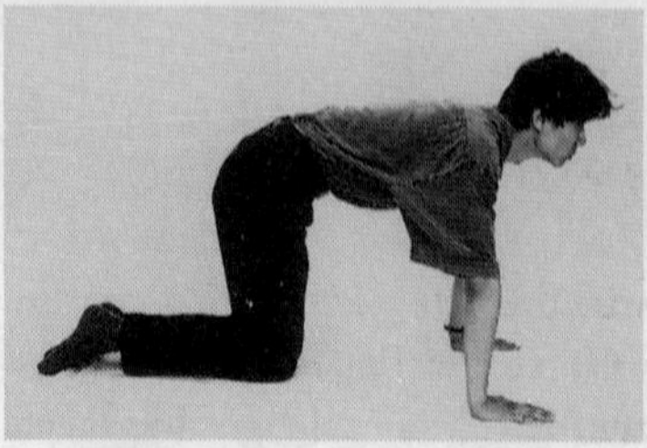

Bild 125

Stehende Position: Wir stehen mit in Schulterbreite gespreizten Beinen und legen beide Hände übereinander auf das Dantian (Bild 126).

Jetzt richten wir als erstes unsere Konzentration auf das »Zusammentreffen des Yin« (EG1) am Damm. Wir atmen langsam ein und aus, wobei wir beim Einatmen den After so lange nach oben ziehen, bis wir nicht mehr weiter einatmen können. Dann halten wir ei-

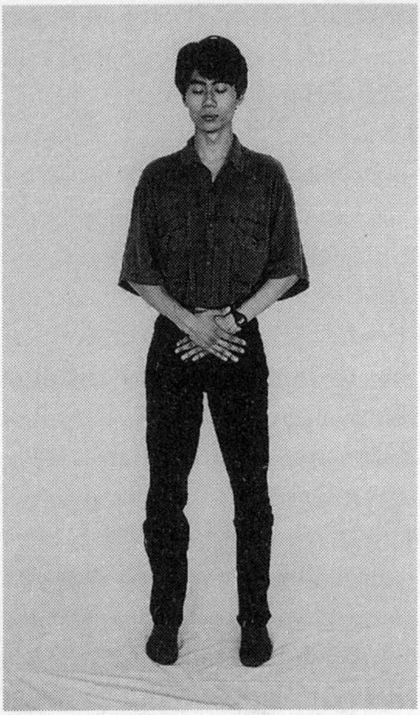

Bild 126

nen Augenblick lang inne, bevor wir langsam wieder ausatmen. Dabei entspannen wir den EG1-Punkt. Dies machen wir zehnmal, später kann man die Zahl der Wiederholungen noch erhöhen. Es ist am besten, diese Übung morgens und abends durchzuführen.

Eigenakupressur

Mit den Zeigefingern beider Hände massieren wir den Punkt Di20, »Den Duft willkommen heißen«, 36mal im und 36mal gegen den Uhrzeigersinn. Dann halten wir diesen Punkt zwei Minuten lang gepreßt.

Wir drücken und massieren LG1 (»Lang und kraftvoll«), LG2 (»Transportpunkt zur Lende«), LG3 (»Yang-Paß der Lende«) und B57 (»Den Berg stützen«).

Mit Zeige- und Mittelfinger beider Hände massieren wir die Gegend rechts und links vom Steiß-

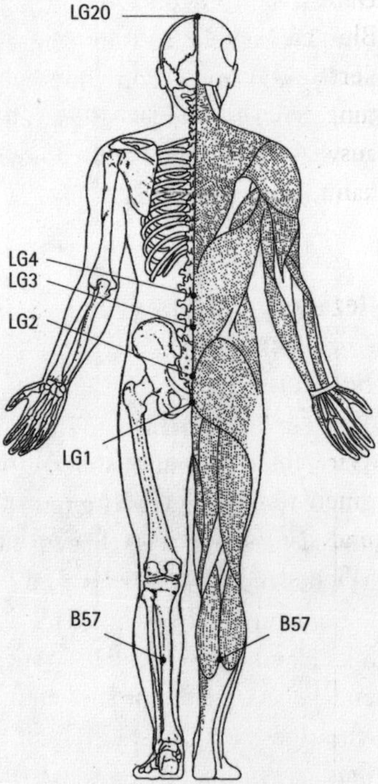

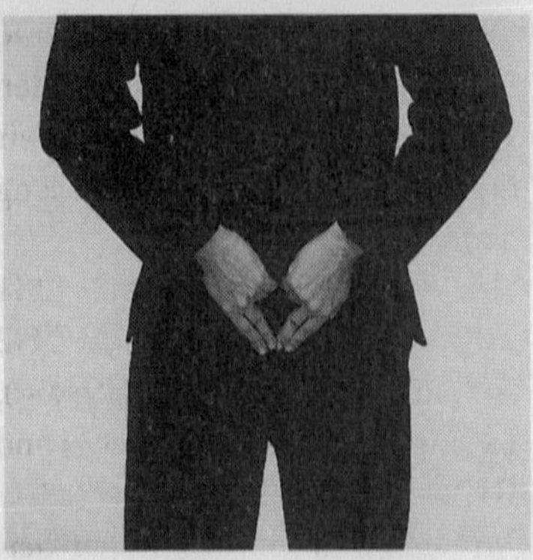

Bild 127

bein, jede Seite 36mal (Bild 127). Damit werden die Nerven und Blutgefäße der Afterregion stimuliert und eine bessere Durchblutung erreicht, was sich wohltuend auswirkt und das Leiden lindern kann.

Rezepte

Bei Stauungen

Wir nehmen ein oder zwei Auberginen, waschen sie, salzen sie leicht und dämpfen sie im Wasserbad. Wir essen sie warm.

Beim feuchten Typ

Etwa 30 g Maulbeeren (beispielsweise in Läden mit griechischen Spezialitäten erhältlich) werden gewaschen und eingeweicht, dann mit ungefähr 100 g Weich- oder Milchreis zu einem Brei gekocht. Etwa 25 g Kandiszucker hinzugeben und noch einmal zum Kochen bringen.
Wir essen den Brei auf leeren Magen in zwei Portionen über den Tag verteilt, fünf bis sieben Tage in Folge, oder bei Bedarf auch über einen längeren Zeitraum alle paar Tage einmal. Man kann sich auch eine größere Portion zubereiten, im Eisschrank aufbewahren und jeweils erwärmen.

Bei Blutschwäche

15 bis 30 g schwarze Mu-Err-Pilze und 20 bis 30 rote Datteln (in »Chinaläden« zu kaufen) werden in Wasser gekocht. Von der Suppe essen wir einmal täglich, mehrere Tage in Folge.

Husten

Es gibt gemäß der chinesischen Medizin folgende Arten von Husten mit ihren Symptomen.

Wind und Kälte: Die Patienten husten, es gibt reichlich Auswurf, der hell und dünnflüssig ist. Die Kranken leiden unter Schüttelfrost und Fieber, haben Kopfschmerzen, schwitzen aber nicht, der Zungenbelag ist weiß.

Wind und Hitze: Die Kranken husten viel mit gelbem Auswurf, sie haben auch Fieber und Schüttelfrost, es kommen Schwindelgefühle oder Kopfschmerzen dazu, oft auch Durst und ein trockener Hals. Der Zungenbelag ist gelb und dünn.

Trockene Hitze: Der Husten ist trocken, es gibt entweder keinen Auswurf oder aber einen blutigen, Mund, Nase und Rachen sind trocken, die Zunge rot, ihr Belag gelb.

Feuchter Schleim: Beim Husten kommt viel Auswurf empor, dieser ist weiß und dick, beim Sprechen klingt die Stimme verändert, meist dunkler, es besteht ein Druck in der Brust, der Appetit ist sehr gering, der Zungenbelag gelb und dick.

Heißer Schleim: Auch hier kommt es zu sehr viel Auswurf beim Husten, dieser ist gelb und dick, die Patienten leiden unter Kurzatmigkeit, haben Fieber und Durst, der Urin ist gelb, die Zunge rot und gelb belegt.

Es mangelt an Yang: Der Husten kommt und geht, der Auswurf ist klar und dünn, es kommt zu Schwindelanfällen und Kopfschmerzen, Herzjagen und Schüttelfrost, die Glieder sind kalt, der Urin hell, die Zunge blaß, und sie hat einen nassen weißen Belag.

Es mangelt an Yin: Der Husten ist

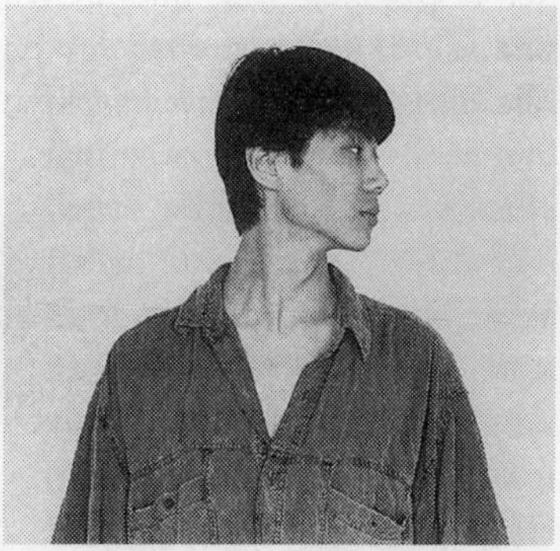

Bild 128

trocken, es gibt entweder keinen Auswurf oder ein wenig klebrigen und dicken Schleim, Mund und Zunge sind trocken, die Zunge ist rot und kaum belegt.

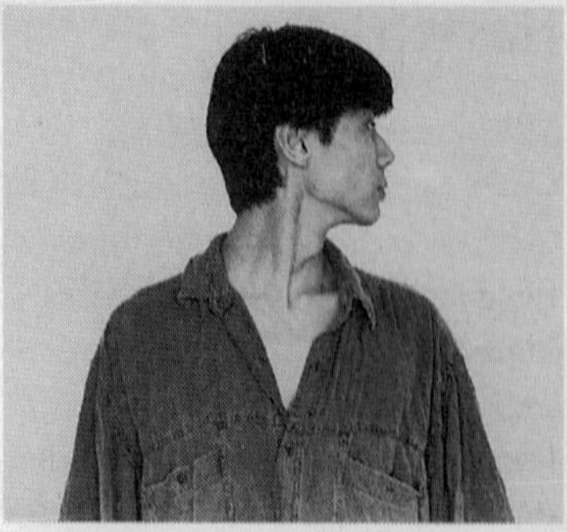

Bild 129

Qi Gong

Sich umschauen und den Atem anhalten

Wir setzen uns gerade hin oder stehen mit leicht gespreizten Beinen da, atmen tief in den Bauch ein, wobei wir ganz sanft und langsam den Kopf nach links drehen (Bild 128). Dann halten wir einen Augenblick lang den Atem an, während wir mit den Augen ebenfalls nach links schauen (Bild 128). Jetzt atmen wir langsam wieder aus, dann wieder ein, wobei wir den Kopf weiter nach links drehen und mit den Augen nach hinten blicken (Bild 129). Erneut halten wir den Atem kurzfristig an, bevor wir langsam ausatmen und den Kopf wieder vorsichtig nach vorne in die ursprüngliche Position drehen. Dann machen wir die gleichen Bewegungen zusammen mit Ein- und Ausatmen, nur zur rechten Seite gewandt. Dies zählt als eine Übungsrunde, die wir siebenmal wiederholen.

Diese Übung hilft, das »rebellische« Qi wieder zur Ordnung zu rufen und damit den Husten zu stoppen.

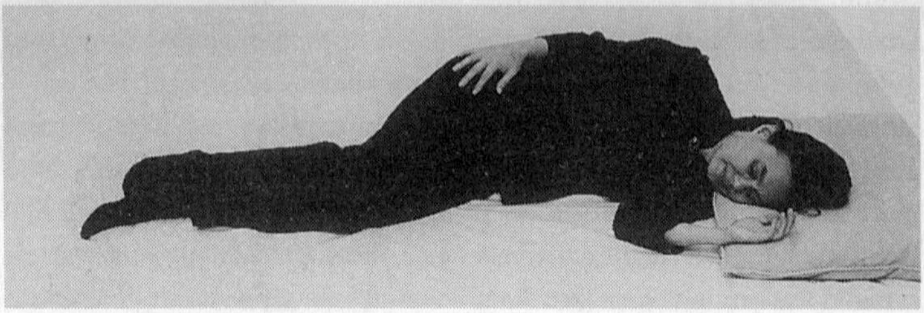

Bild 130

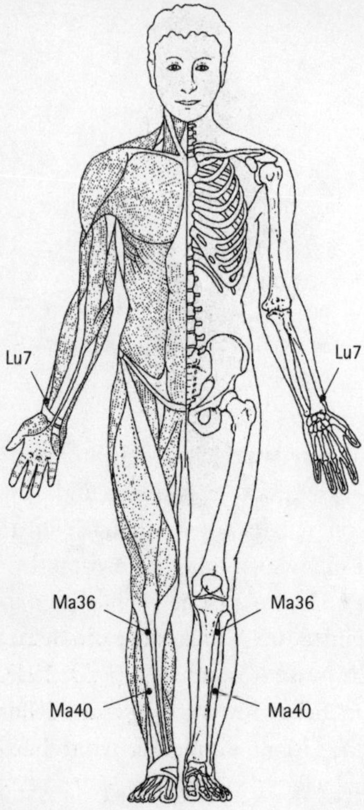

Durch bewußte Leitung des Qi den Auswurf ausscheiden

Bei dieser Übung legen wir uns auf die rechte oder linke Seite, atmen ein, halten kurz den Atem an und atmen wieder aus, was wir zwölfmal wiederholen (Bild 130).
Wenn der Krankheitsherd auf der rechten Seite ist, legen wir uns auch auf unsere rechte Seite, und umgekehrt auf die linke, wenn sich der Herd auf der linken Seite befindet. Wenn nach dieser Übung das Ergebnis unbefriedigend ist, können wir zusätzlich mit unseren konzentrierten Gedanken das kranke Qi aus Brust und Unterleib über die unteren Gliedmaßen durch die Füße, das heißt durch den Punkt »Sprudelnder Quell« (N1; siehe Anhang, Nierenmeridian) hindurch in die Erde leiten. Wir machen in diesem Fall die Übung sowohl auf der rechten wie auch auf der linken Seite, und zwar für jeweils zwölf Atemzüge.
Wenn die Krankheit beispielsweise auf der linken Seite sitzt, dann werden durch das Atemanhalten die Schleusen der links laufenden Meridiane kurzfristig geschlossen, es entsteht so etwas wie ein Stau. Wenn wir weiteratmen, öffnet sich der Lungenmeridian, der den Lungenkreislauf reguliert, damit wird die Schleuse an der linken Seite durch den plötzlich einsetzenden Impuls geöffnet und der Krankheitsherd »gestürmt«.
Wenn wir dazu noch in Gedanken das Qi durch die Bahnen leiten, helfen wir weiter, den innerlich festsitzenden Schleim auszuscheiden. An dieser Stelle soll noch angemerkt werden, daß bei fehlen-

dem Yin die Zahl Drei ins Spiel kommt, das heißt, dann wird eine Übung zum Beispiel dreimal wiederholt. Bei fehlendem Yang ist es die Neun. Wenn beide aus dem Gleichgewicht sind oder man nicht weiß, ob Yin oder Yang fehlen, wählt man die Zahl Sechs oder ein Vielfaches von ihr.

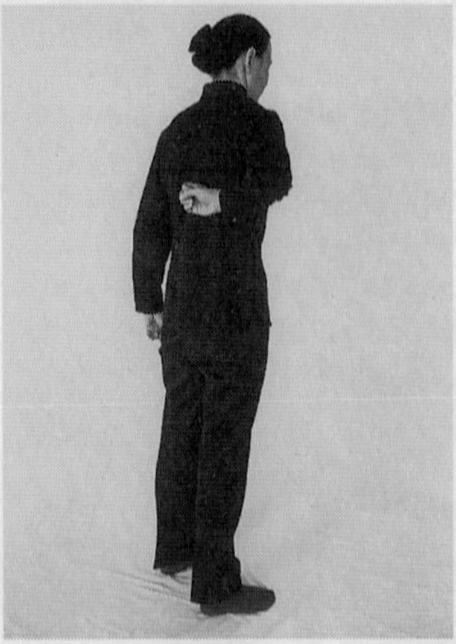

Bild 132

Das Qi durch die Lunge leiten

Wir sitzen gerade auf einem Stuhl oder dem Bettrand, die Hände neben uns aufgestützt. Wir schließen leicht die Augen, atmen in regelmäßigen Zügen, sammeln unsere Sinne. Dann versuchen wir uns, mit den Händen vom Stuhl hochzustemmen, so daß auch das Gesäß

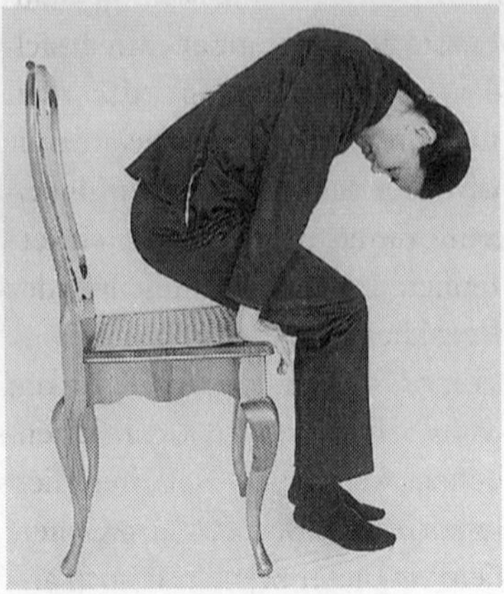

Bild 131

gelüftet wird, nicht aber die Beine, das wäre zu schwer (Bild 131). Dann kehren wir langsam wieder zur ursprünglichen Haltung zurück. Die Übung machen wir dreimal. Sie hilft, die »schädlichen Winde« aus der Lunge zu vertreiben.

Als nächstes ballen wir mit der linken Hand eine lockere Faust und klopfen mit ihrer Rückseite dreimal auf unseren Rücken von oben nach unten, anschließend das gleiche mit der rechten (Bild 132). Dies wiederholen wir mehrmals. Es hilft, den Druck in der Brust zu lindern, und weiter, die »schädlichen Winde« aus der Lunge zu vertreiben.

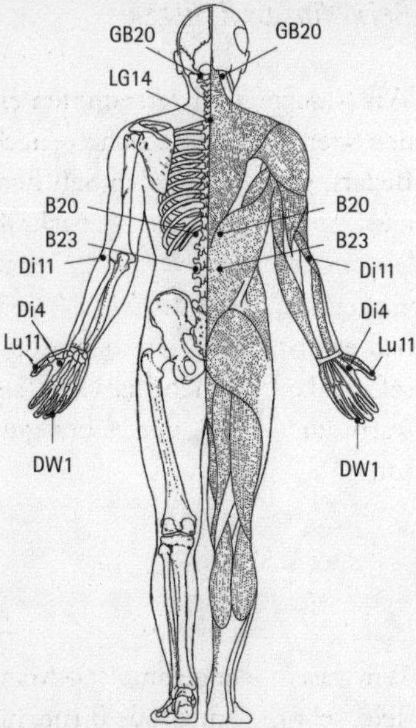

Als letztes bleiben wir noch einen Augenblick ruhig sitzen, die Augen leicht geschlossen, die Sinne still gesammelt, bei regelmäßigen Atemzügen, und »hacken« dann ganz leicht 36mal mit den Zähnen aufeinander. Dadurch sollte sich Speichel im Mund ansammeln, den wir hinunterschlucken und mit unseren Gedanken tief in das Dantian (siehe Seite 14) lenken. Nun öffnen wir langsam die Augen und stehen auf.

Am Rücken sitzen die Punkte der fünf Organe, durch die die Meridiane des Qi ein- und austreten, das heißt, sie stehen in enger Verbindung zu den fünf Organen, vor allem zu Herz und Lunge. Durch das Anheben des Körpers wird Qi und Blut im Rücken zum freien Fluß verholfen. Durch das Klopfen des Rückens können wir die fünf Organpunkte stimulieren, wodurch ebenfalls die Qi-Meridiane geöffnet werden.

Eigenakupressur

Den Schleim auflösen

Das Stimulieren und Massieren der Punkte »Unterbrochene Reihe« (Lu7) und »Talverbindung« (Di4) erzielt eine Auflösung der Schleimabsonderungen, und der Husten hört auf. Die Stimulation der »Talverbindung« vertreibt den Wind.

Diese Punkte zu stimulieren ist bei jeder Art von Husten wirksam. Für die einzelnen Hustenarten kommen noch folgende Punkte hinzu:

- *bei Wind und Kälte:* »Windteich« (GB20),
- *bei Wind und Hitze:* »Großer Wirbel« (LG14), »Gewundener Teich« (Di11),

- *bei trockener Hitze:* »Junger Händler« (Lu11), »Ansturm zum Paß« (DW1),
- *bei Feuchtigkeit:* »Transportpunkt zur Milz« (B20), »Üppig« (Ma40),
- *bei großer Schwäche:* »Drei Meilen am Bein« (Ma36), »Transportpunkt zu den Nieren« (B23).

Auf die Brust schlagen

Zuerst reiben wir unsere Handflächen aneinander, um sie aufzuwärmen, dann reiben oder schlagen wir uns mit unserer rechten Hand auf die linke Brustseite, anschließend mit der linken Hand auf die rechte Brustseite. Dies wiederholen wir mehrmals, wobei wir verschiedene Stellen jeweils von oben nach unten reiben und klopfen.

Rezepte

Bei »Wind und Kälte«

Etwa 10 g Süßholz und 5 bis 10 g getrockneter Ingwer werden zusammen in Wasser gekocht, der Saft dann auf drei Portionen am Tag verteilt getrunken.

Bei »Wind und Hitze«

Wir waschen und zerstampfen einen oder mehrere Rettiche, je nach Bedarf, und pressen den Saft heraus. Auf eine Tasse Rettichsaft kommen etwa 30 bis 50 g Malzzucker, das Ganze wird im Wasserbad erhitzt. Von diesem Hustensaft trinken wir mehrmals am Tag, warm und so viel, wie es uns guttut.

Bei »trockener Hitze«

Wir waschen ungefähr 10 g Mandeln, schälen eine große Birne, fügen etwa 30 bis 50 g weißen Zucker und eine halbe Tasse Wasser hinzu. Dies erhitzen wir in einem Wasserbad, etwa eine Stunde lang. Die Birne wird gegessen, der Sud warm getrunken.

Bei »feuchtem Schleim«

- Mandarinenschalen werden getrocknet und so fein wie möglich zu Pulver zerrieben. Wir nehmen davon jeweils 3 bis 5 g und geben es in einen zuvor gekochten Reisbrei, lassen den Brei dann noch einmal aufkochen. Wir essen täglich zwei bis drei Portionen von diesem Brei und wiederholen das zwei bis drei Tage hintereinander.

- Wir schneiden etwa 250 g frischen Rettich klein und kochen ihn zusammen mit etwa 100 g Reis. Man kann statt dessen auch den ausgepreßten Rettichsaft mit dem Reis kochen. Wir nehmen davon morgens und abends eine Portion warm zu uns.

Bei »heißem Schleim«

Mit gekochtem Wasser brühen wir etwa 5 g Teeblätter auf. 100 g Rettich und etwa 6 g frischer Ingwer werden klein geschnitten und weich gekocht, mit etwas Salz abgeschmeckt und dem Tee hinzugefügt. Wir trinken davon, wann immer wir wollen.
Dieses Rezept hilft, die Schleimabsonderung aufzulösen, wenn der Körper zu heiß ist.

Bei »Mangel an Yang«

Wir brauchen ungefähr 5 g trockenen Ingwer, zwei Stengel Lauch, aber nur den weißen Teil davon, etwa 5 g braunen Zucker und zirka 100 g Weich- oder Milchreis. Zuerst wird der Ingwer ungefähr fünfzehn Minuten lang gekocht, anschließend aus dem Sud genommen, mit dem man dann den Reis zu einem lockeren Brei kocht. Nach dem ersten Aufkochen läßt man den Brei etwa dreißig Minuten lang auf kleiner Flamme weiterköcheln. Anschließend kommt der Lauch hinzu, und das Ganze wird noch einmal etwa dreißig Minuten gekocht. Zuletzt wird der braune Zucker hinzugetan. Wir nehmen davon täglich zwei- bis dreimal eine warme Portion zu uns.

Bei »Mangel an Yin«

Für dieses Rezept brauchen wir ungefähr 30 g Quallen und 15 g Wasserkastanien (chinesische Kastanien). Die Quallen lassen wir zunächst in lauwarmem Wasser weich werden, anschließend waschen und zerkleinern wir sie. Die Wasserkastanien werden geschält. Alles zusammen lassen wir in Wasser auf kleiner Flamme etwa eine Stunde lang kochen.
Man kann die Portion auf einmal zu sich nehmen oder auch verteilt über den Tag.

Ischiasschmerzen

Im Zusammenhang mit Kreuzschmerzen werden bei den folgenden, mit Akupressur kombinierten Qi-Gong-Übungen vor allem drei Dinge bewirkt: Vorbeugung, Linderung von Schmerzen und eine Kräftigung der Eingeweidefunktionen.
Bei akuten Schmerzen muß unbedingt ein Orthopäde oder Neurologe zu Rate gezogen werden, da auch ein Bandscheibenvorfall die Ursache sein kann.

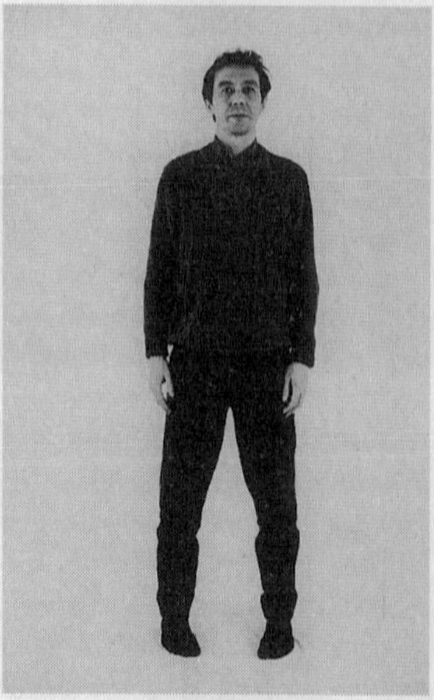

Bild 133

Qi Gong und Eigenakupressur

Das Qi zum Dantian leiten

Wir stehen aufrecht, die Beine in Schulterbreite auseinander, die Knie nicht durchgedrückt, die Fußspitzen ein wenig nach innen gerichtet. Mit den Zehen greifen wir den Boden. Die Zunge liegt am oberen vorderen Gaumen, die Brust wird etwas eingezogen, der Rücken gerade gehalten, die Schultern gesenkt, die Arme hängen am Körper herab. Wir entspannen uns in den Hüften und am Unterleib, ziehen den After nach oben. Die Augen blicken geradeaus in die Ferne oder nach unten auf die Nase (Bild 133). Unsere Konzentration ruht auf dem Dantian (siehe Seite 14).
Wir ballen die Hände zu einer leichten Faust, führen sie nach hinten und legen sie mit den Knöcheln auf die beiden »Trans-

portpunkte zu den Nieren« (B23; Bild 134). Diese Punkte drücken wir mit Kraft, bis wir das Gefühl bekommen, daß sie etwas schmerzen und anschwellen.

Dann beginnen wir, uns in der Hüfte zu drehen, und zwar wenden wir uns erst nach links, beugen uns dann nach unten und drehen uns anschließend unten weiter nach rechts, wo wir uns wieder aufrichten. Dies zählt als ein Kreis im Uhrzeigersinn. Der Radius sollte so weit sein, wie es uns ohne Überanstrengung möglich ist (Bild 135). Wir machen insgesamt achtzig bis hundert dieser Kreise.

Nach einer kurzen Pause, in der wir uns wieder auf das Dantian konzentrieren, vollführen wir erneut achtzig bis hundert Kreise, diesmal in umgekehrter Richtung, also gegen den Uhrzeigersinn. Wir halten dann wiederum inne, konzentrieren uns auf das Dantian und massieren dann mit den Knöcheln die Nierenpunkte (B23) dreißig- bis vierzigmal, durchaus mit Kraft, so daß wir sie warm und dick werden spüren.

Jetzt entfalten wir die Fäuste zu Handflächen (Bild 136) und führen sie über Lenden und Hüften herum vor den Unterleib. Dort legen wir sie so auf, daß die Dau-

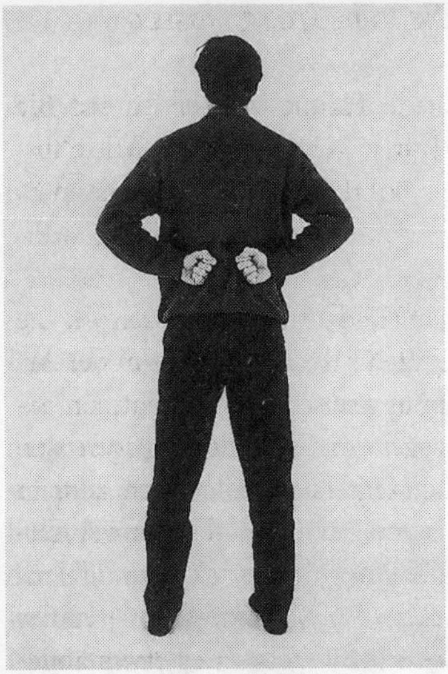

Bild 134

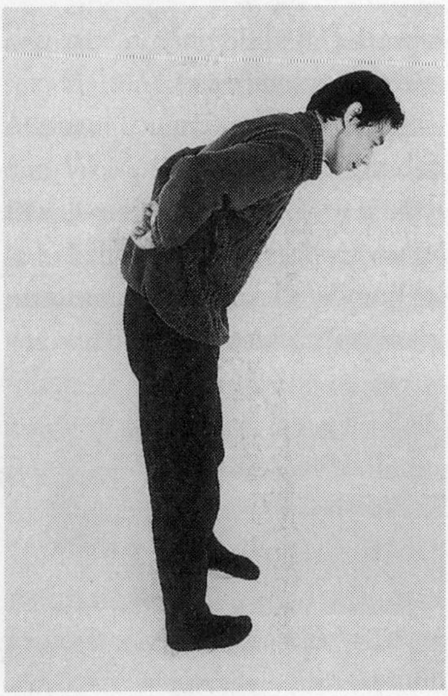

Bild 135

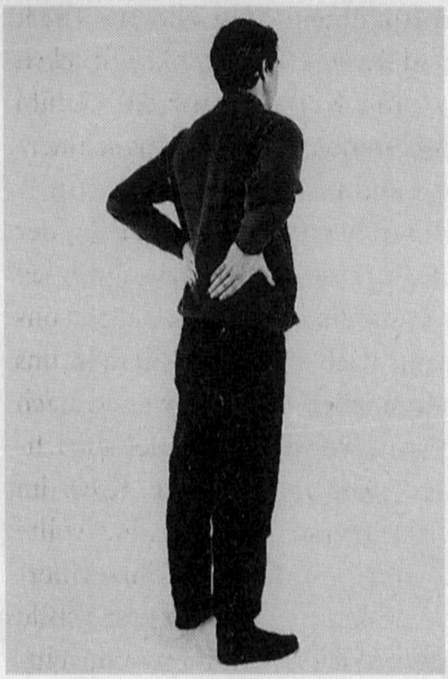

Bild 136

Die Taille kreisen lassen

Beide Hände werden so auf die Hüften gelegt, daß die Mittelfinger auf den »Transportpunkten zu den Nieren« (B23) ruhen, während die Daumen nach vorne zeigen (Bild 138). Jetzt lassen wir die Taille in Koordination mit der Atmung kreisen: Beim Einatmen bewegen wir sie zuerst gegen den Uhrzeigersinn nach rechts, dann nach vorne und links, beim Ausatmen nach hinten links und hinten rechts. Infolge dieser Bewegung wird der Oberkörper etwas abgeknickt.

men fest auf dem oberen Rand des Unterleibs liegen, die übrigen Finger nach unten zeigen und fest den unteren Rand des Unterleibs fassen. Zwischen beiden Händen bleibt ein runder Kreis frei, der über dem Dantian liegen sollte (Bild 137). Jetzt lassen wir die Hände auf und ab vibrieren und versetzen dadurch unseren Unterleib in Bewegung, insgesamt etwa dreißig- bis vierzigmal. Unsere Gedanken bleiben immer auf das Dantian gerichtet, damit das Qi in den Unterleib hinabgesenkt wird und auf keinen Fall hochsteigen kann.

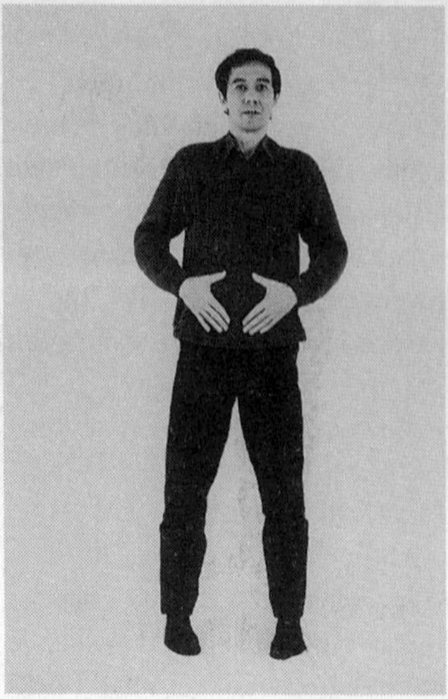

Bild 137

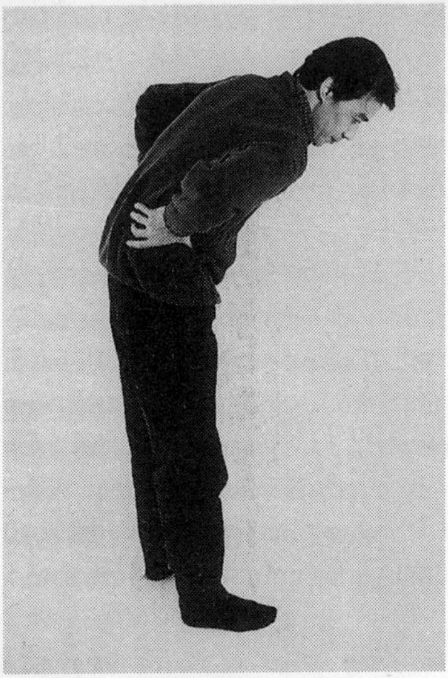

Bild 138

Einmal ein- und ausatmen zählt als ein Kreis. Wir vollführen acht Kreise. Anschließend machen wir nochmals acht Kreise gegen den Uhrzeigersinn, also in umgekehrter Richtung. Wer Schmerzen verspürt, bewegt die Taille nur so weit, wie es problemlos möglich ist.

Das Qi stärken

Wir setzen uns aufs Bett oder auf einen Hocker, lösen beengende Kleidung wie Gürtel oder Rockbund. Die Hände legen wir auf den Rücken, und zwar so, daß die Finger aufeinander zu weisen. Beim Einatmen liegen die Punkte »Großer Hügel« (P7) der Hände beidseitig des ersten Lendenwirbels, wobei die Punkte »Palast der Arbeit« (P8) auf den Nierenpunkten (B23) ruhen. Wenn wir dann ausatmen, reiben wir mit den Händen fest nach unten bis über das Gesäß. Einmal ein- und ausatmen zählt als eine Einheit. Wenn wir mit den

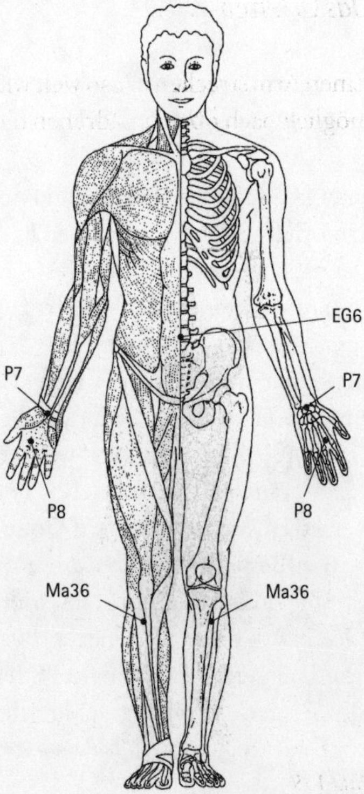

Händen nach unten reiben, ziehen wir den After ein und in Gedanken die Nieren zusammen. Wir vollführen mindestens acht, höchstens 64 Einheiten.
Während der Übung bleiben die Schultern entspannt und nach unten gesenkt, wir wenden auch Kraft an, aber ohne es nun gleich zu übertreiben. Wir atmen auf unsere gewöhnliche Weise.

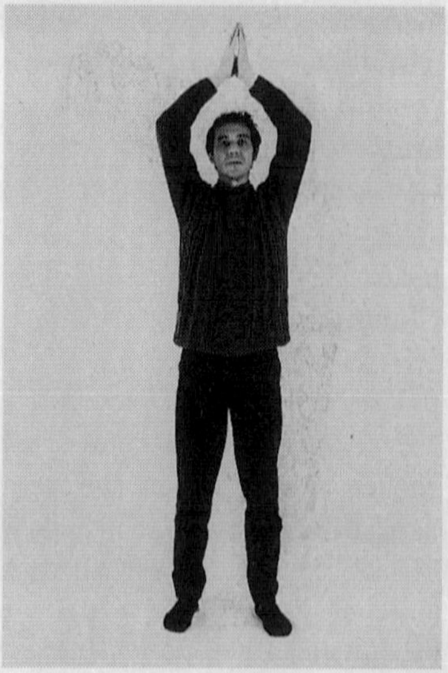

Bild 140

Das Qi leiten

Einen Arm strecken wir so weit wie möglich nach oben und drehen die Hand abgeknickt in alle vier Richtungen. Der andere Arm hängt herab, die Handfläche weist nach unten, und diese drücken wir auch mit Kraft nach unten (Bild 139). Danach heben wir beide Arme vorne etwas über den Kopf, wo wir Handflächen und Finger mit Kraft gegeneinanderdrücken (Bild 140). Dabei beugen wir den Oberkörper leicht nach hinten und schauen auf unsere Hände (Bild 141).
Wir konzentrieren uns darauf, entspannt zu bleiben und nachzufühlen, wie das Qi nach unten sinkt. Jetzt strecken wir wieder einen Arm nach oben und einen

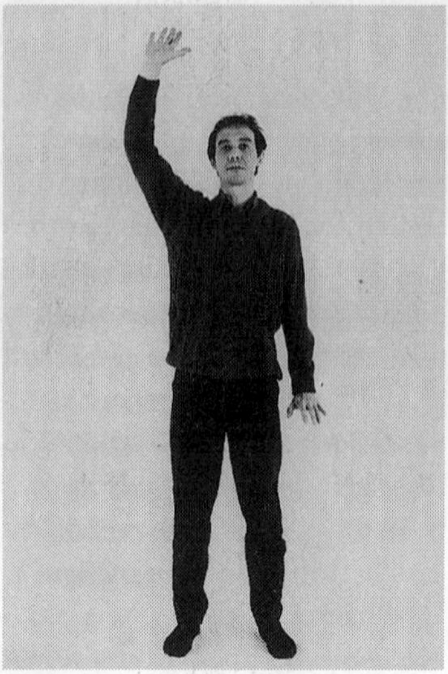

Bild 139

nach unten, bevor wir erneut beide Hände vor dem Kopf gegeneinanderdrücken. Wir wechseln die Arme jeweils ab. Insgesamt kommt jede Hand 28mal nach oben.

Hände und Füße bewegen

Wir stehen, die Beine in Schulterbreite auseinander, aber einen Fuß vor den anderen gesetzt. Die Hände, als faßten sie einen Ball, halten wir seitlich des Körpers vor dem hinteren Bein, den Oberkörper haben wir leicht nach hinten geneigt (Bild 142). Jetzt verlagern wir das Schwergewicht auf den hinteren Fuß und heben die vordere Ferse, so daß nur die Fußspitze aufliegt, gleichzeitig atmen wir ein. Während des folgenden Ausatmens neigen wir den Körper nach vorne, verlagern auch das Schwergewicht auf den vorderen, nun fest aufliegenden Fuß und führen die beiden, den Ball haltenden Hände vor die Körpermitte (Bild 143). Dann bewegen wir uns beim Einatmen wieder zurück, die Hände ebenfalls wieder zur Seite. Das machen wir insgesamt sechzehnmal. Anschließend wechseln wir die Füße und damit auch die

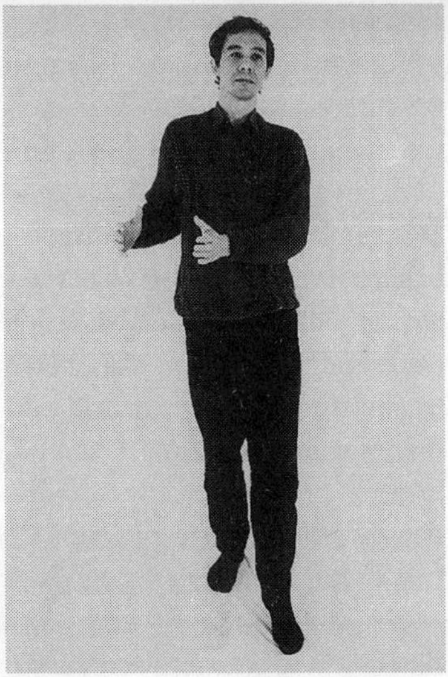

Bild 142

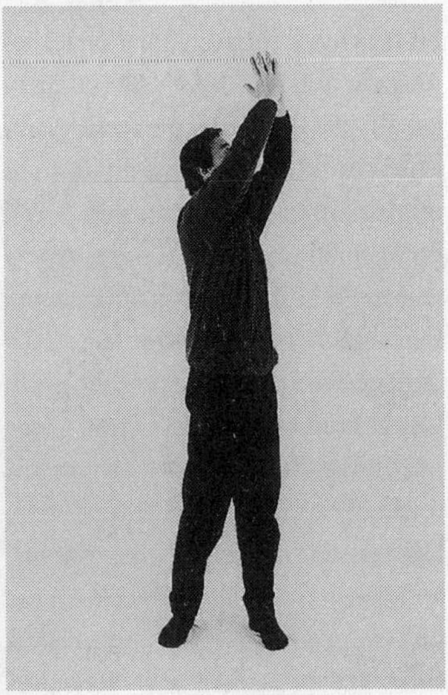

Bild 141

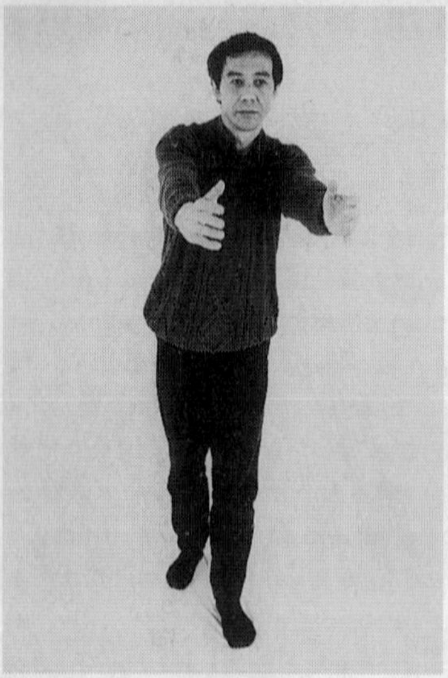

Bild 143

Seite für die Hände und führen die Bewegung wiederum sechzehnmal durch. Dies ist ein Übungsdurchlauf, wir wiederholen ihn zwei- bis viermal.

Flügel ausbreiten

Wir stehen auf einem Bein und legen das andere auf ein Geländer oder einen Hocker. Wir breiten die Arme aus und versuchen dann mit den Händen abwechselnd die Fußspitze zu erreichen. Wir atmen ein, wenn wir die Arme ausbreiten, wir atmen aus, wenn wir die Hand zur Fußspitze führen (Bild 144 bis 146). Wenn wir das fünfzehn- bis

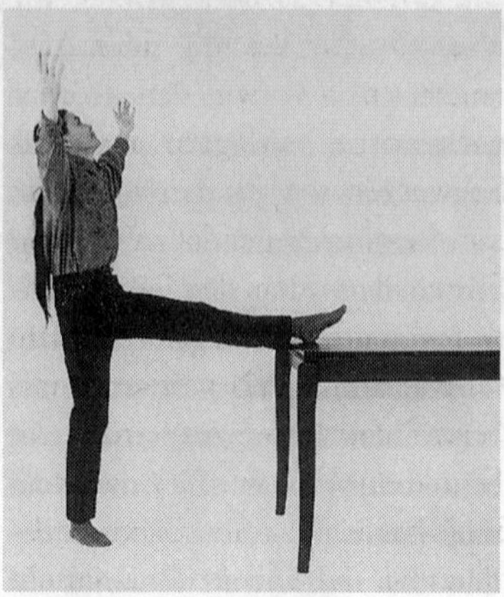

Bild 144

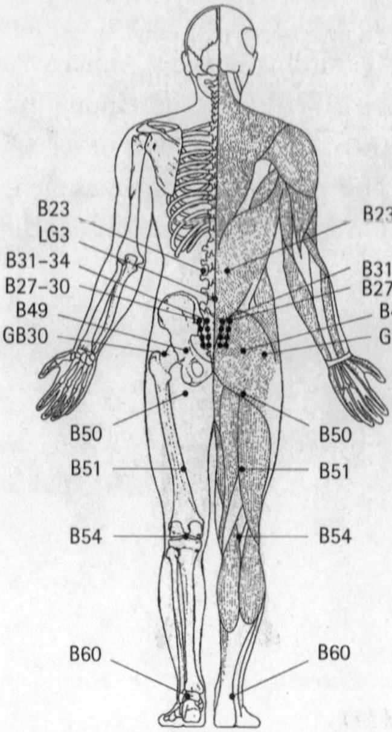

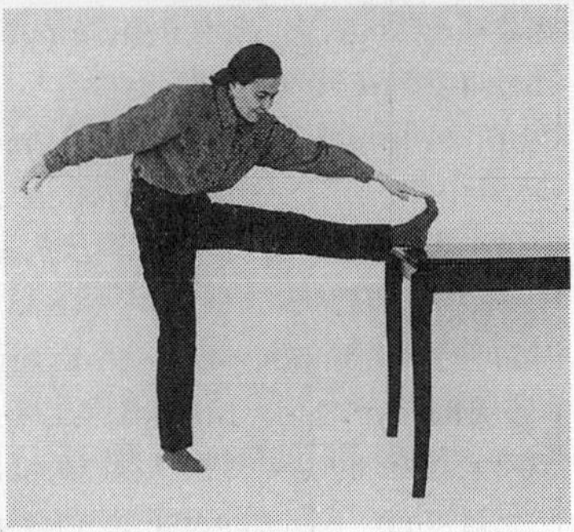

Bild 145

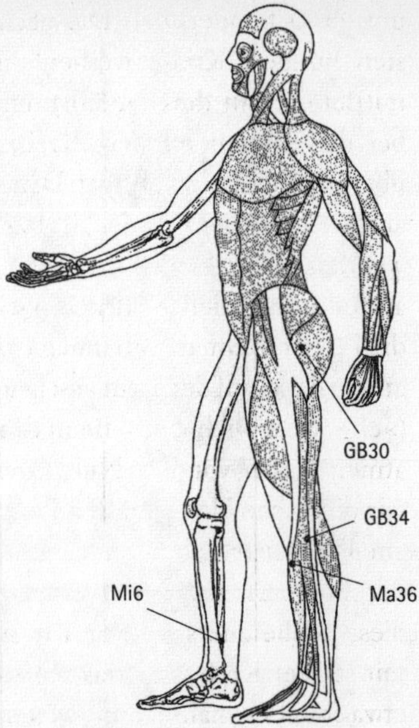

zwanzigmal gemacht haben, wechseln wir das Bein.

Bei dieser Übung ist es am besten, wenn wir zuerst ein wenig die Bewegung der Arme und Hände einüben und dann beginnen, auf die Koordination des Atmens zu achten. Wenn wir die Übung gut können, versuchen wir, unser Qi und unsere Gedanken zusammenzuführen. Zum Beispiel ist es sehr wirkungsvoll, sich in Gedanken das große Himmelszelt und das weite Meer vorzustellen.

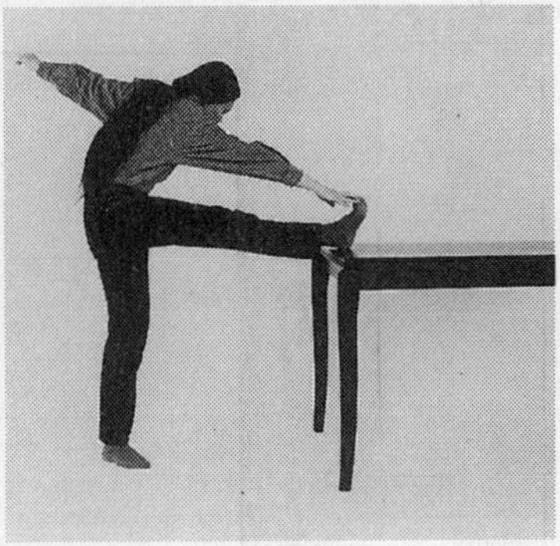

Bild 146

Unser Qi selbst steuern

Wir formen die Hand so, daß Zeige- und Mittelfinger geradeaus zeigen, der Daumen über dem vierten und kleinen Finger in der Handfläche liegt. So legen wir die beiden ausgestreckten Finger auf den Punkt EG6, das »Meer des Qi«, und reiben dort die Haut ohne Kraft, nur leicht im Kreis herum, etwa hundertmal. Die nächsten hundert Kreise werden mit mittlerer Kraft durchgeführt, und bei den letzten hundert Kreisen üben wir durchaus kräftigen Druck aus. Diese Steigerung der Kraftanwendung bewirkt, daß sich das Qi auffüllt. Anschließend drücken wir die Finger dreimal nach innen und atmen dabei auf den Laut »s-ch-ü« (»ch« wie in »ich«) aus. Beim Einatmen lassen wir los. Nun legen wir die flache Hand auf den Punkt am Ischiasnerv oder dorthin, wo der Schmerz sitzt, und drücken diese Stelle zuerst, bevor wir sie mit starker Kraft im Kreis reiben, etwa hundertmal. Dann weitere hundert Mal mit weniger Kraft und zuletzt hundertmal ganz ohne Kraft. Beim Schmerzpunkt beginnen wir mit starkem Druck, um das »verschmutzte« Qi auszutreiben. Zum Abschluß drücken wir dreimal die Finger nach innen und atmen auf »s-ch-ü« aus.

Mit den Fingern der wie oben beschriebenen Handform massieren wir »Drei Meilen am Bein« (Ma36), »Zusammentreffen der drei Yin-Meridiane« (Mi6) und die »Quelle am Yang-Hügel« (GB34). Wir reiben sie 24mal im und 24mal gegen den Uhrzeigersinn, dann drücken wir sie dreimal nach innen und atmen dabei jeweils auf »s-ch-ü« aus. Die Stimulierung dieser Punkte dient auch der allgemeinen Belebung.

Wir massieren mit dem Daumen die Punkte »Im Kreis springen« (GB30), »Yang-Paß der Lende« (LG3), die acht »Kreuzpunkte« (B27–34), »Unterstützung« (B50), »Prächtiges Tor« (B51), »Mitten in der Biegung« (B54), »Unterste Kante« (B49) und »Kunlun-Gebirge« (B60).

Knöchelverstauchung

Bei plötzlichen ruckartigen Drehbewegungen des Fußes oder beim Umknicken können die Bänder am Knöchel verletzt werden, es kommt zu Blutergüssen, der Fuß schwillt an. Wer befürchtet, daß es sich um eine ernsthafte Verletzung handelt, muß natürlich den Arzt aufsuchen. Das ist auch dann der Fall, wenn die im folgenden beschriebene Selbstbehandlung zu keiner spürbaren Besserung führt.

Qi Gong

Wir setzen uns bequem auf einen Stuhl, die Hände ruhen locker auf den Knien. Wir entspannen unseren gesamten Körper. Die Punkte »Hundert Zusammenkünfte« (LG20), »Zusammentreffen des Yin« (EG1), Nabel und Dantian (siehe Seite 14) liegen auf einer Linie. Mund und Augen sind leicht geschlossen. Drei bis fünf Minuten lang bleiben wir so sitzen und konzentrieren unsere Gedanken auf das Dantian. Beim Einatmen folgen wir dem reinen Qi, wie es vom Himmel durch den Punkt »Hundert Zusammenkünfte« (LG20) und über die »Brustkorbmitte« (EG17) durch unseren Körper strömt, bis hinab zum Dantian.

Beim Ausatmen lassen wir dann das unreine Qi an der Rückseite der Beine hinabfließen und durch die Punkte »Sprudelnder Quell«

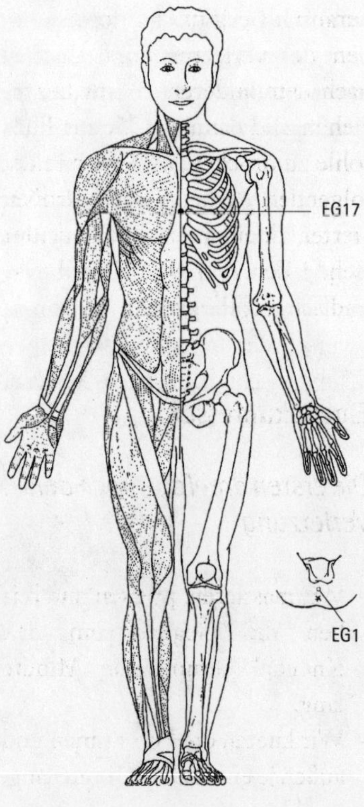

(N1) an der Fußsohle austreten. Dort verweilen wir einen Augenblick lang, bevor wir wieder einzuatmen beginnen.
Jetzt führen wir beim Einatmen das Qi von den beiden Punkten N1 über die vordere Seite der Beine empor bis zum Dantian. Dies machen wir etwa zwanzig Minuten lang, dann ist dieser Teil der Übung zu Ende.
Als nächstes setzen wir uns auf das Bett, ziehen das kranke Bein zu uns heran und beginnen nun, die Zehen des verletzten Fußes einen nach dem anderen zu uns herzuziehen und dann zurück zur Fußsohle zu drücken, und zwar in der folgenden Reihenfolge: »Großer, vierter, kleiner, zweiter, dritter Zeh. Jeder Zeh wird 81mal vor- und zurückgebogen.

Eigenakupressur

Die ersten drei Tage nach der Verletzung

- Wir massieren, pressen und reiben die Gegend um den Knöchel herum eine Minute lang.
- Wir kneten die Ferse innen und außen je eine halbe Minute lang.

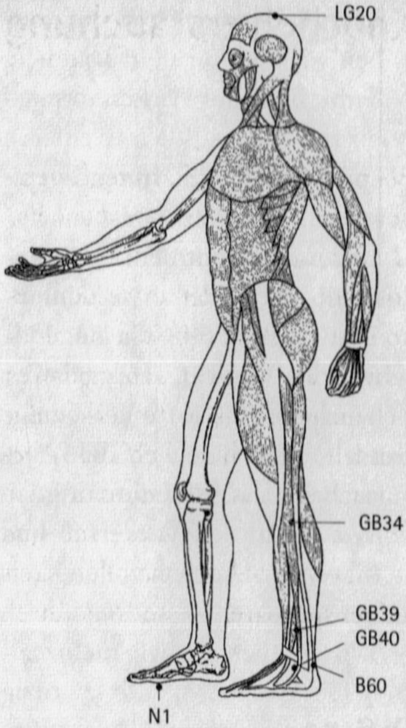

- Wir pressen eine halbe Minute lang die Mitte des Knöchels.
- Wir fassen mit einer Hand das kranke Bein etwas oberhalb des Knöchels, mit der anderen den Vorderfuß und drehen ihn vorsichtig einmal in einem kleinen Kreis.

Ab dem vierten Tag nach der Verletzung

- Wir massieren und drücken die Gegend um den Knöchel herum wie zuvor, nur mit etwas mehr

Kraft. Über die Schwellung reiben wir fest mit dem Daumen, damit Blut und Wasser abtransportiert werden. Wir massieren auch das Bein hinauf, einschließlich des Unterschenkels.

- Wir pressen mit dem Daumennagel die Punkte »Kunlun-Gebirge« (B60), »Hängende Glocke« (GB39), »Hügel in der Wildnis« (GB40) und »Quelle am Yang-Hügel« (GB34) jeweils eine halbe Minute lang.
- Wir fassen den Vorderfuß und führen ihn in einem vollen Kreis herum.
- Wir machen täglich mehrmals heiße Wickel, die wir zwanzig bis dreißig Minuten lang auflegen.

Rezepte

Pflaumenkernsuppe

Wir nehmen zehn bis fünfzehn Pflaumenkerne ohne Schale und kochen sie in Wasser etwa zwanzig bis dreißig Minuten lang. Wir trinken diese Suppe. Sie hilft dem Organismus, das Blut abzutransportieren und die Schwellung zu senken.

Rindfleisch-Dattel-Suppe

Etwa 250 g Rindfleisch wird klein geschnitten und zusammen mit zehn roten Datteln (in »Chinaläden« erhältlich) in Wasser bei kleiner Flamme weich gekocht.
Wir trinken die Suppe. Sie stärkt unser Qi und hilft, die kranke Stelle zu säubern.

Kopfschmerzen

Da die sechs Yang-Meridiane der Hände und Füße, die inneren Äste von Lenkergefäß und Lebermeridian alle zum Kopf führen, wird dieser, und vor allem natürlich das Gehirn, mit dem qualitativ hochwertigen Blut der fünf Hohlorgane und dem reinen Yang-Qi der sechs gefüllten Organe gut versorgt. Wenn unser Gemüt bedrückt ist, kann das zu einem Mangel an Leber- oder Nieren-Yin führen, die Leberfunktionen werden gestört, Wärme staut sich und wird im Extremfall zu Feuer. Wenn das Feuer im Körper emporsteigt, fühlen wir Druck oder Schmerzen im Kopf. Auch infolge von Milzschwäche können wir einen schweren Kopf und Kopfschmerzen bekommen, denn Schleim sondert sich ab und steigt nach oben, der Fluß des reinen Yang wird blockiert, was dem Kopf zu schaffen macht.
Bei häufigen Kopfschmerzen muß die Ursache dafür gesucht werden. Kalte Luft oder Zugluft sind zu vermeiden. Wenn das Wetter kalt ist, soll man den Kopf mit einem Tuch oder einer Mütze schützen, andererseits darf der Kopf auch nicht zu warm werden. Vor einer regelmäßigen Einnahme von Kopfschmerztabletten ist zu warnen, da sie zur Sucht führen können.

Qi Gong

Das krankmachende Qi austreiben

Wir sitzen bequem im Schneidersitz und halten uns mit den Zeigefingern leicht die Ohren zu. Auch schließen wir die Augen, um alles Störende auszublenden. Wir sammeln uns innerlich und kommen zur Ruhe.

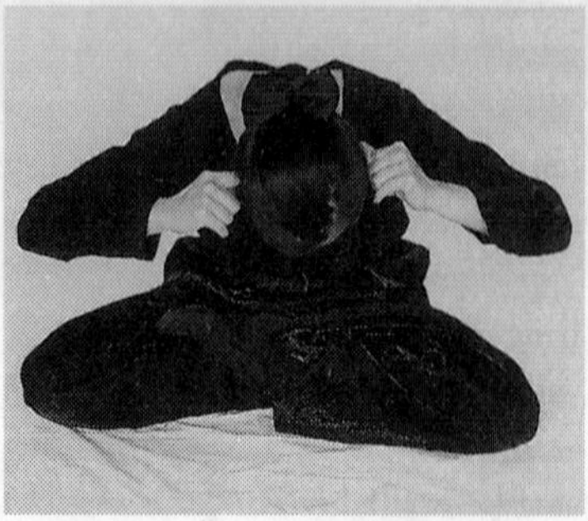

Bild 147

Nun beugen wir den Körper so weit wie möglich nach vorne, um dem wahren Qi zu erlauben, das Lenkergefäß entlang aufzusteigen (Bild 147). Dadurch wird die Krankheit aus dem Gehirn vertrieben.

Wir konzentrieren uns jetzt zuerst auf den Bauchnabel und stellen uns dann in Gedanken eine Linie vom schmerzenden Kopfbereich bis hinunter zur Magengrube vor. Dort visualisieren wir eine Öffnung, aus der das krankmachende Qi ausströmen kann. Als nächstes versetzen wir vor unseren inneren Augen die vitale Energie in eine kreisende, sich drehende Bewegung um den Nabel herum, wobei der Kreis ganz eng beginnt und sich immer weiter vergrößert, bis er den Krankheitsherd mit einschließt. Durch die Kreisbewegung sollen alle geschlossenen Kanäle und Punkte geöffnet werden. Eine vollständige Konzentration ist für diese Übung von größter Bedeutung, auch muß der Bauchnabel als Zentrum der Kreisbewegung immer wieder ins Bewußtsein gehoben werden.

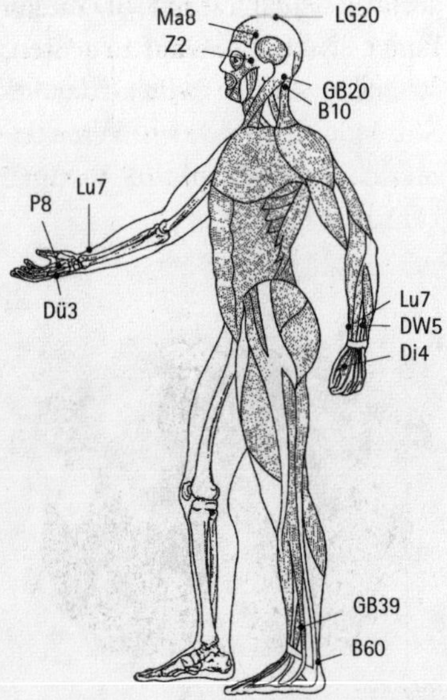

Eigenakupressur

»Kämmen«

Jeden Morgen oder am Abend kurz vor dem Schlafengehen setzen oder stellen wir uns bequem, aber gerade hin, öffnen beide Hände und formen mit den Fingern eine Art Klaue. Mit den Fingerspitzen (Handrücken nach oben) massieren wir dann die Kopfhaut unter den Haaren in einer wie kämmenden Bewegung, und zwar von Stirn und Schläfen aus nach hinten (Bild 148). Wir wiederholen dieses »Kämmen« der Stirn, Schläfen und Kopfhaut mehrmals. Unter der Kopfhaut liegen die

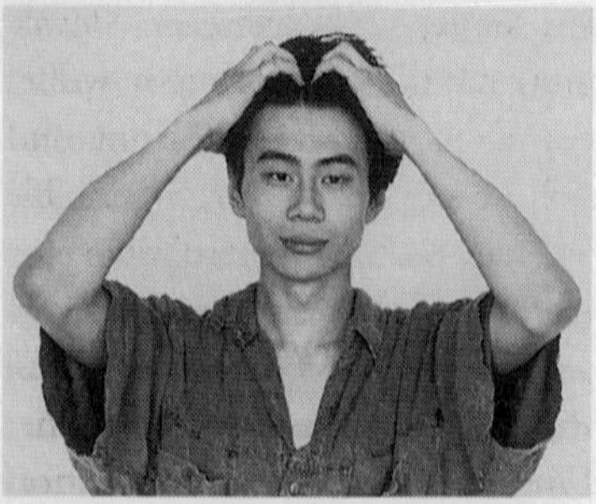

Bild 148

Zentralnerven, deshalb ist die Güte der Haare für chinesisches Verständnis ein Anzeichen für die Qualität des Blutes und auch des Gehirns. Wenn wir auf diese Weise oft unser Haar »kämmen«, werden alle am Kopf liegenden Akupunkturpunkte stimuliert, dadurch kann das reine Yang nach oben steigen, der Blutkreislauf wird reguliert, die Funktionen des Gehirns werden angeregt. Dies trägt dazu bei, Kopfschmerzen der unterschiedlichsten Arten zu beheben.

Massieren der »Hundert Zusammenkünfte« (LG20)

Wir legen Zeige- und Mittelfinger einer Hand auf den LG20-Punkt (Bild 149) und massieren ihn mit einer kreisförmigen Bewegung zuerst achtmal von links nach rechts, dann achtmal von rechts nach links. Die Finger drücken die Kopfhaut im Kreis herum, verlassen aber nicht den Punkt selbst.
Anschließend legen wir beide Hände übereinander und drücken dreimal sehr kräftig auf diesen Punkt. Dabei ist darauf zu achten, daß die P8-Punkte (»Palast der Arbeit«) beider Hände übereinander auf dem LG20-Punkt liegen (Bild 150).

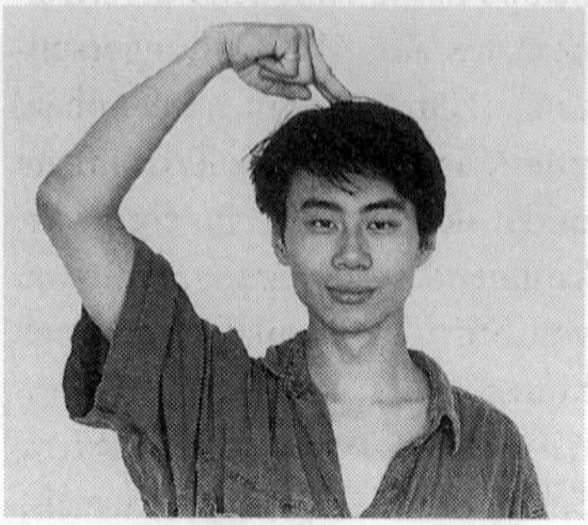

Bild 149

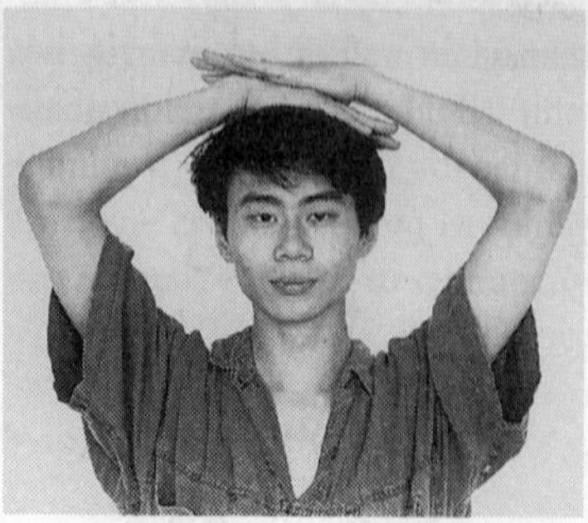

Bild 150

Das Yang-Qi steigt vornehmlich über den LG20-Punkt auf und hilft, die übermäßige Hitze, das Feuer im Kopf zu beseitigen. Die Übung dient dem Gleichgewicht zwischen Yin und Yang, sie nützt bei allen Krankheiten, die in Zusammenhang mit Nervenschwäche stehen, so zum Beispiel Kopfschmerzen, Schwindel, Neurasthenie oder Blutarmut.

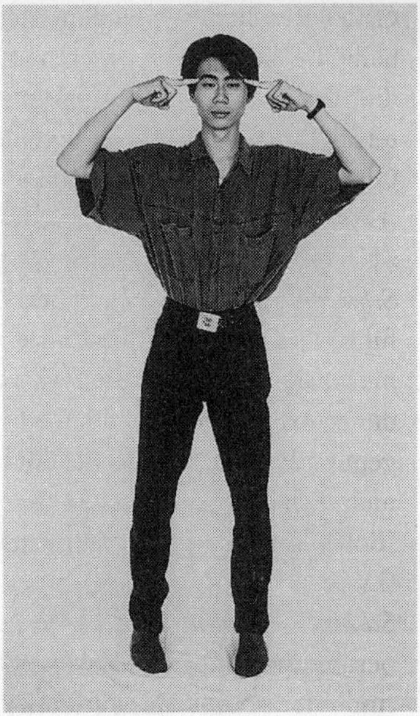

Bild 151

Massieren des Sonnenpunkts (Z2)

Wir legen den Mittelfinger jeder Hand auf den »Sonnenpunkt« an den Schläfen (Bild 151) und massieren diese Stelle mit einer kreisförmigen Bewegung, zuerst achtmal im Uhrzeigersinn, dann achtmal gegen den Uhrzeigersinn. Wir wiederholen dies, bis sich Kopf und Augen frisch und kühl, frei und klar anfühlen.

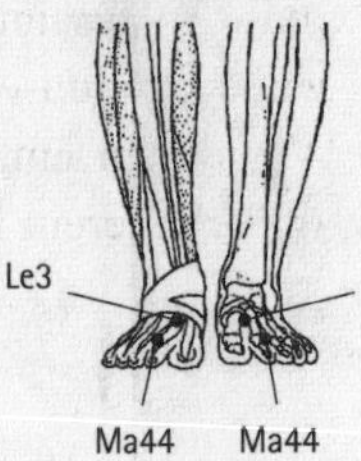

Akupressur bei verschieden gelagerten Kopfschmerzen

Schmerzen am Kopf vorne: Dieser Teil des Kopfes steht in Verbindung zum Yangming-Dickdarm- und Magenmeridian: Wir pressen und massieren die Punkte »Talverbindung« (Di4), »Kopfunterstützung« (Ma8) und »Innenhof« (Ma44).

Schmerzen seitlich am Kopf: Die Seiten des Kopfes sind vor allem mit dem Dreifachen Erwärmer und

Gallenmeridian verbunden, deshalb drücken und massieren wir die folgenden Punkte: »Windteich« (GB20), »Hängende Glocke« (GB39), »Äußerer Paß« (DW5), »Sonnenpunkt« (Z2) und »Unterbrochene Reihe« (Lu7).

Schmerzen am Hinterkopf: Hierher führt der Dünndarm- und Blasenmeridian, daher massieren wir bei dieser Art Kopfschmerzen die folgenden Punkte: »Säule des Himmels« (B10), »Kunlun-Gebirge« (B60) sowie »Hinterer Bach« (Dü3).

Schmerzen oben am Kopf: Der Lebermeridian und das Lenkergefäß sind mit dem oberen Kopfteil verbunden, so daß wir die folgenden Punkte massieren, um uns Linderung zu verschaffen: »Hundert Zusammenkünfte (LG20) und »Höchste Flut« (Le3).

Rezepte

Kälte und Wind

Wer bei Kälte und Wind rasch Kopfschmerzen bekommt, hat das Bedürfnis, seinen Kopf immer gut warm zu halten und zieht gern eine Mütze auf bzw. bindet sich ein Tuch um.

Wir zerstoßen vom Lauch etwa 15 g der Wurzeln (Bart) und des weißen Teils der Stengel zusammen mit etwa 10 g Ingwer, fügen etwa 10 g Salz hinzu und erhitzen das Ganze dann in einer Pfanne oder dem Mikrowellenofen. Wir legen diesen Brei warm auf den Bauchnabel, wobei er möglichst lange dort bleiben sollte. Man kann ihn also mit einem Tuch festbinden oder mit einem Pflaster festkleben, um derweil seinen täglichen Verpflichtungen nachgehen zu können.

»Kopfwind«

Bei Kopfschmerzen des Typs »Kopfwind« sind häufige weitere Begleiterscheinungen Schwindel, Erbrechen, Schwärze vor den Augen, wobei der Kopfschmerz kommt und geht.

Mit einer entsprechenden Menge grüner Bohnen und einem sauberen Geschirrtuch binden wir eine Art Kopfkissen zusammen, auf welches wir nachts unseren Kopf betten. Wir sollten am nächsten Morgen mit frischerem Kopf aufwachen!

Chronische Schmerzen

Manche Menschen leiden chronisch unter Kopfschmerzen, einer Art Migräne, die manchmal nur seitlich an den Schläfen auftritt oder auch in den Augen und am Augenknochen oder wiederum den ganzen Kopf umfaßt und ebenso unvorhersehbar erscheint wie verschwindet.

Als lindernd hat sich erwiesen, mehrmals am Tag einige Tropfen frischgepreßten Rettichsaft in die Nase zu träufeln. Statt Rettich kann man auch Knoblauch nehmen. Falls der Schmerz nur an einer Seite auftritt, sollte man den Saft in das Nasenloch der gleichen Seite einträufeln. Ein weiteres bewährtes Mittel ist, häufig und über längere Zeit hinweg an den Blättern des Beifußes zu riechen.

Lebererkrankungen

Lebererkrankungen, die gefährlich werden können und daher immer den Besuch beim Arzt oder Heilpraktiker erforderlich machen, werden in der traditionellen chinesischen Medizin folgendermaßen unterteilt.

Stauung des Leber-Qi: Der rechte Oberkörper, oft auch die Gegend um die Leber herum schmerzen häufig, manchmal ist auch der Unterleib leicht geschwollen. Es herrschen Erschöpfung und Schwächegefühl, Appetitlosigkeit oder gar Widerwillen gegen Essen. Der Stuhl ist entweder normal oder trocken und fest. Die Zunge ist normal oder rot, ihr Belag dünn und weiß oder auch klebrig und gelb.

In der Milz ist Feuchtigkeit eingeschlossen: Hier sind die Anzeichen Erschöpfung und Kraftlosigkeit, Widerwillen vor fettigem Essen, Schmerzen im Oberkörper, Schwindelanfälle, Gliederschmerzen und Schwäche in den Beinen. Im ganzen Körper herrscht zuviel Feuchtigkeit. Der Unterleib ist geschwollen, in der Magengrube lastet ein Druck. Der Stuhl ist weich. Die Kranken sind appetitlos und schmecken nichts. Die Zunge ist dick und hat Zahnabdrücke, ihr Belag ist klebrig.

Qi und Blut sind gestaut: Die Gesichtsfarbe der Kranken ist blaß und stumpf, die Lippen sind dunkelrot, der Oberkörper schmerzt beidseitig, und der Schmerz ist an einer bestimmten Stelle. Des weiteren treten auf: allgemeine Schwäche, Appetitlosigkeit, Schwellung von Leber und Milz, rote oder auch Leberflecken auf der Hand, Nasen- und Zahnfleischbluten. Die Zunge ist dunkel und rot, sie zeigt rote Punkte, der Belag ist weiß und klebrig.

Yin-Mangel in Leber und Nieren: Hier sind Schwindel, gerötete Augen, Ohrensausen zu verzeichnen; der Mund ist trocken, die Kranken leiden unter Schlaflosigkeit und Alpträumen, sie sind schnell erregt, in der Hüfte schmerzt es, die Beine sind schwach, an beiden Oberkörperseiten oder nur an der rechten fühlt man einen Druck oder Schmerzen, mal mehr, mal

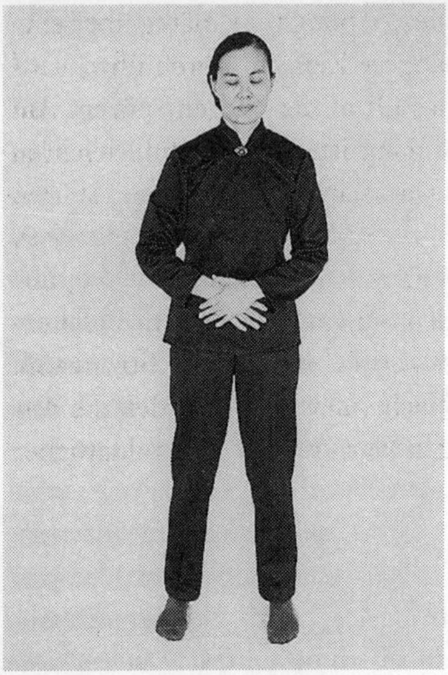

Bild 152

weniger, manchmal ist es auch ein brennender Schmerz. Der Stuhl ist trocken und fest, der Urin kommt dunkelrot und nur kurz. Die Zunge ist rot, wenig oder gar nicht belegt.

Qi Gong

Übung auf den Laut »s-ch-ü«

Wir stellen uns ruhig hin, regulieren unseren Atem und gehen langsam zur tiefen Bauchatmung über. Beide Hände liegen übereinander auf dem Unterleib, die linke unter der rechten, bei Frauen umgekehrt, die beiden Punkte »Palast der Arbeit« (P8) übereinander (Bild 152).

Wenn wir innerlich entspannt sind und tief eingeatmet haben, drücken wir mit dem Daumenballen der unteren Hand auf die Region unterhalb des Bauchnabels und beginnen, dabei auf den deutlich hörbaren Laut »s-ch-ü« auszuatmen (das »ch« wie in »ich«). Im Verlauf des Ausatmens auf »s-ch-ü« verfolgen wir in Gedanken den Weg des Qi und lassen zuletzt unsere Augen ganz groß und rund werden. Außerdem ziehen wir dabei noch den After empor und den Unterleib ein, um die Nieren zusammenzuziehen. Das Schwergewicht unseres Körpers wird leicht nach hinten verschoben, und mit dem großen Zeh klopfen wir auf den Boden. Beim Einatmen entspannen wir uns wieder, wir atmen auf unsere normale Weise ein. Zwischen der eigentlichen Übung, dem Ausatmen auf »s-ch-ü«, können wir, wenn es uns angenehm ist, jeweils eine kleine Pause machen, in der wir einige Atemzüge auf unsere gewohnte Weise atmen. Insgesamt sollten wir sechsmal auf »s-ch-ü« ausatmen.

Bei Leberproblemen ist es wichtig,

das Qi mit den Gedanken durch den Körper zu führen. Daher muß während der gesamten Übung der Weg des Qi über den Lebermeridian mit den Gedanken konzentriert verfolgt werden, wobei es sinnvoll ist, sich vor der Übung den Verlauf des Meridians und die Punkte gut einzuprägen. Der Weg verläuft vom »Großen Dicken« (Le1) innen am großen Zeh entlang des Fußrückens nach oben über die Punkte »Reise dazwischen« (Le2), »Höchste Flut« (Le3) und »Mittlere Hauptstadt« (Le6) bis hin zum Kniegelenk; von dort geht es innen am Oberschenkel weiter hinein in den Unterleib, und zwar in die Leber, dann weiter durch die Galle hindurch zum Zwerchfell. Jetzt breitet sich das Qi hinter den Rippen nach oben hin aus, es läuft hinten am Hals hoch bis in die Augen und ins Gehirn. Ein Nebenzweig des Lebermeridians läuft vom Zwerchfell in die Lunge hinein, und zwar über die Punkte »Mittlere Residenz« (Lu1), »Wolkentor« (Lu2) zum Punkt »Junger Händler« (Lu11) an der Innenseite des Daumens.

Wenn wir den ganzen Weg verfolgen, brauchen wir zum Ausatmen auf »s-ch-ü« relativ lange. Wer diese Übung regelmäßig über eine längere Zeit hin durchführt, wird das Qi in den Augen spüren. Am Anfang ist es ein Gefühl leichten Drucks, manche Menschen spüren ein feines Kribbeln, manchen kommen Tränen, oder sie empfinden am Lu11-Punkt am Daumen so etwas wie einen Stromstoß. Nach einer Weile werden die Augen klar und wir sehen deutlicher

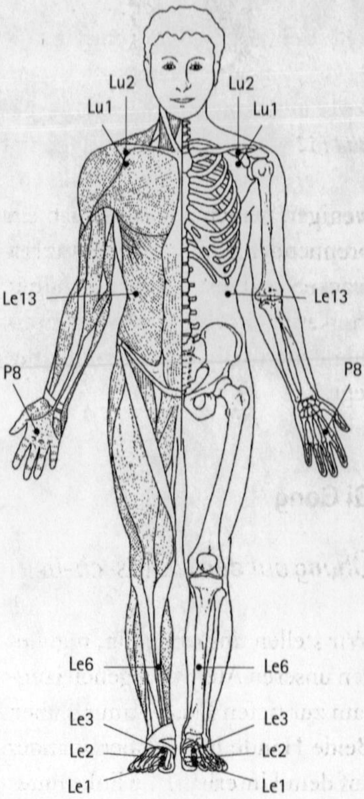

und besser. Daher ist diese Übung auch für Augenleiden sehr gut geeignet. Sie hilft, wenn wir zuviel Feuer in der Leber haben, wenn die Leber schlecht funktioniert, wenn wir appetitlos sind oder nur ungenügend verdauen – und auch bei Schwindelanfällen.

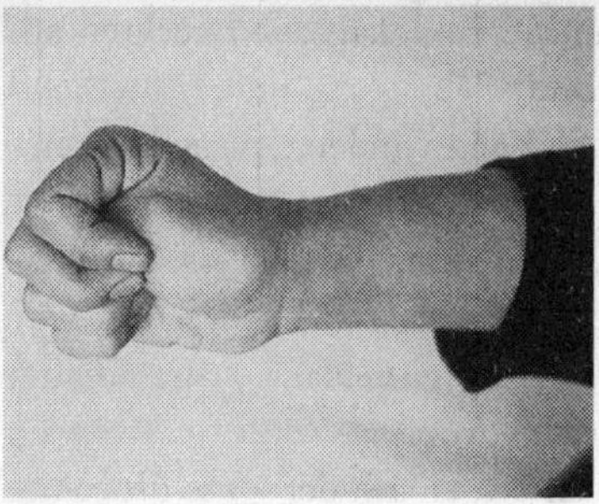

Bild 153

Zur Linderung von Leberstörungen

Diese einfache Übung entfaltet die beste Wirkung, wenn sie morgens zwischen ein und drei Uhr gemacht wird. Hier sollte angefügt werden, daß die traditionelle chinesische Medizin eigentlich jedem Organ auch eine bestimmte Tages- bzw. Nachtzeit zuweist, und zur Leber gehört die Zeit zwischen ein und drei Uhr morgens. Natürlich kann man die Übung auch zu einer anderen Tageszeit durchführen.

Wir setzen uns auf das Bett in Richtung Osten, die Beine natürlich vor uns ausgestreckt oder auch im Schneidersitz. Beide Hände werden zu lockeren Fäusten geballt, wobei wir den Daumen mit den vier Fingern umschließen (Bild 153). Beide Fäuste, die rechte als erste, legen wir nun voreinander auf die Lebergegend rechts oben am Unterleib. Voreinander heißt, die Daumenwurzel der rechten Faust liegt am Leib, die Handkante weist nach außen, entsprechend fügt sich die linke Faust

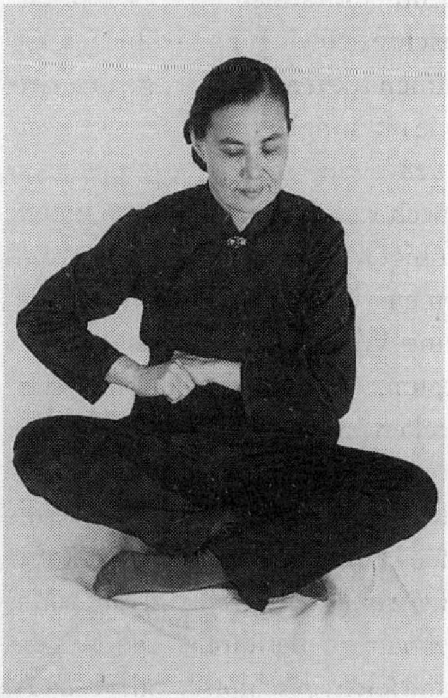

Bild 154

an die Handkante der rechten an (Bild 154).

Die Zähne sind leicht geschlossen, zwischen den Lippen ist nur ein dünner Spalt, die Augen sind ebenfalls fast geschlossen, und wir blicken in Gedanken geradeaus nach vorne.

Wir atmen mit der Nase die reine Luft ein, beim Ausatmen pressen wir die Luft durch den Spalt zwischen Lippen und Zähnen. In Gedanken formen wir den Laut »s-ch-ü«, ohne ihn allerdings wirklich auszusprechen. Die Übung läuft richtig und ist wirksam, wenn wir in der Lebergegend beim Ausatmen auf »s-ch-ü« leichte Schwingungen fühlen. Einatmen sollten wir so lange und tief wie nur möglich.

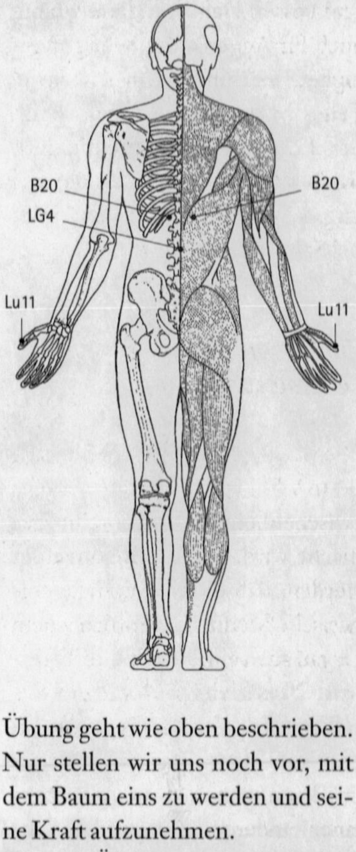

Wenn wir die Übung tagsüber machen, suchen wir uns einen ruhigen Ort, wenn möglich, mit einem Baum. Am besten wäre eine Weide oder ein Magnolienbaum, beides Yin-Bäume. Wir stellen uns vor den Baum, die Beine in Schulterbreite auseinander, und schauen nach Osten. Mit den Händen umfassen wir in Höhe unserer Leber den Baum, ohne ihn jedoch zu berühren. Die Augen sind leicht geschlossen oder schauen auf den Baum. Der Rest der Übung geht wie oben beschrieben. Nur stellen wir uns noch vor, mit dem Baum eins zu werden und seine Kraft aufzunehmen.

Weitere Übungen, die der Leber zugute kommen, sind Hüftdrehungen und Armeschwingen, die gut mehrmals am Tage durchzuführen sind. Alle hier vorgestellten Übungen helfen bei chronischen Leberbeschwerden. Bei regelmäßigem Einsatz sollten sie schon nach sechs Wochen Wirkung zeigen.

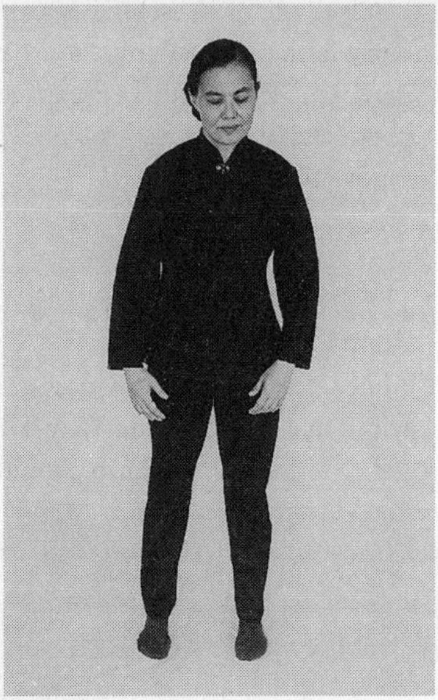

Bild 155

Ein Kreis bis zur »Pforte des Lebens«

Wir stehen aufrecht, die Beine schulterbreit auseinander, den Oberkörper ganz leicht nach vorn gebeugt, die Arme hängen natürlich herab, aber vor den Oberschenkeln, ohne aufzuliegen. Das Kinn ziehen wir ein ganz klein wenig nach unten, die Brust zurück, dabei bleibt der Rücken aber gerade (Bild 155).

Jetzt schließen wir die Augen und verharren drei bis vier Minuten in stiller Ruhe, bevor wir dann beginnen, vom Kopf her unseren Körper bewußt zu entspannen. Wir denken zuerst daran, alle Öffnungen am Kopf zu entspannen, Augen, Nase und Ohren. Dann führen wir unsere gedankliche Entspannung weiter über die Schultern zu den Armen, zur Brust, dem Unterleib, zu Beinen und Füßen. Diese gedankliche Wanderung und Bewußtmachung von oben nach unten führen wir drei- bis viermal durch, bis wir das Gefühl vollständiger Entspannung haben.

Während wir die Entspannungsreise durch den Körper machen, müssen wir sehr regelmäßig atmen. Wer mit dieser Übung beginnt, kann zunächst langsam in seiner gewohnten Weise atmen, sollte aber darauf achten, daß er so lange einatmet, bis sich sein Unterleib wölbt, und daß dieser sich beim Ausatmen wieder senkt. Auf der anderen Seite darf man keine Gewalt anwenden, das heißt sich nicht anstrengen. Wenn wir mit der Übung vertrauter sind, wenden wir eine vollständige Bauchatmung an, wobei die Atemzüge ganz »dünn« und daher sehr langsam vonstatten gehen.

Wir konzentrieren unsere Gedan-

ken auf den Bereich unterhalb des Bauchnabels um das Dantian (siehe Seite 14) herum. Dieser Punkt soll aber nur das Zentrum eines Kreises sein, den wir in Gedanken wie einen Luftballon immer weiter ausdehnen, bis er auch die »Pforte des Lebens« (LG4) einschließt. Dadurch wird das Qi der »Pforte des Lebens« aufgefüllt und kann damit die Funktion der Leber wiederherstellen helfen.
Diese hier vorgestellte Übung wirkt bei Leberverhärtung und Wasser im Bauch, aber sie muß über einen sehr langen Zeitraum hinweg regelmäßig und konsequent durchgeführt werden, und zwar täglich morgens, mittags und abends einmal, jeweils mindestens fünfundzwanzig bis dreißig Minuten lang. Wenn wir schon eine Besserung spüren, können wir uns auf morgens und abends beschränken.

Eigenakupressur

Das »Tor der Ordnung«

Mit den Handballen massieren wir in einer kreisförmigen Bewegung die beidseitigen Punkte »Tor der Ordnung« (Le13) jeweils zwanzig- bis dreißigmal. Anschließend reiben wir über diese Punkte mit Fingern und Handballen schräg von oben nach unten, wieder zwanzig- bis dreißigmal.

Weitere Punkte

Außerdem drücken und massieren wir noch »Quelle am Yang-Hügel« (GB34) und »Transportpunkt zur Milz« (B20).

Rezepte

Bei Stauung des Leber-Qi

Aus etwa 100 bis 150 g frischem Sellerie und 100 g Rettich wird der Saft gepreßt, mit Honig gesüßt, dann aufgekocht und warm getrunken, täglich einmal.

Bei Feuchtigkeit in der Milz

Ungefähr 250 g Rindfleisch, 200 g kleine rote Bohnen (im »Chinaladen« erhältlich), 150 g Erdnußkerne und etwa 100 g Knoblauch werden zusammen in Wasser gar gekocht und verteilt auf zwei Portionen am Tag warm auf leeren

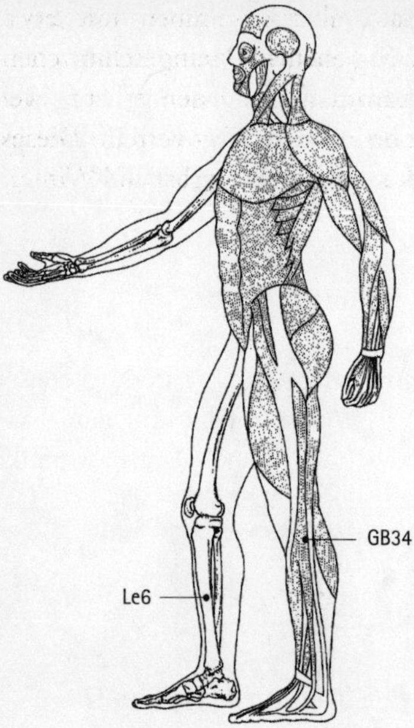

Magen zu sich genommen, und zwar zwanzig bis dreißig Tage in Folge.

Bei Stauung von Qi und Blut

Dieses Rezept hat sich als sehr wirksam erwiesen, allerdings benötigt man dazu einen frischen Süßwasserkarpfen von mindestens 500 g Gewicht, außerdem noch 500 g kleine rote Bohnen und etwa 15 g Rosenblätter.
Dem Fisch entnimmt man die Eingeweide und kocht ihn mit den Bohnen und Rosenblättern zusammen gar. Dann entfernt man die Blätter und ißt den Fisch in zwei bis drei Portionen über den Tag verteilt. Dies sollte man täglich oder jeden zweiten Tag tun, bis man eine deutliche Besserung spürt.

Bei Yin-Schwäche von Leber und Nieren

Wir lassen eine uns passend erscheinende Menge roter Datteln (aus dem »Chinaladen«) mit Kandiszucker in heißem Wasser kochen und trinken anschließend den Sud.

Bei Leberverhärtung und Wasserbauch

Wir brauchen etwa 100 bis 150 g Knoblauch und eine reife Wassermelone. Wir waschen die Melone, schneiden oben mit dem Messer ein Dreieck heraus, legen den Knoblauch in die Öffnung und verschließen diese mit dem herausgeschnittenen Dreieck wieder. Anschließend erwärmen wir die Melone in einem Wasserbad. Den sich in der Melone bildenden Saft trinken wir heiß, in drei Portionen über den Tag verteilt.

Bei chronischen Leberbeschwerden

Wir nehmen etwa 500 g mageres Lammfleisch, schneiden es in Stücke und kochen es gar, ohne Salz, aber zusammen mit etwa 250 g ebenfalls kleingeschnittenen Karotten, und essen es auf zwei Portionen am Tag verteilt. Dieses Rezept gilt für Herbst und Winter.

Magenleiden

Die chinesische Medizin kennt drei unterschiedliche Typen von Magenbeschwerden.

Das Qi von Leber und Magen ist blockiert: Die Patienten leiden unter Magenschmerzen, fühlen sich ständig voll und unwohl, vor allem nach dem Essen. Der Schmerz läßt sich nicht genau lokalisieren. Man stößt häufig und sauer auf und empfindet es als sehr erleichternd, Blähungen abzulassen. Hinzu können Übelkeit und Erbrechen kommen, der Belag auf der Zunge ist weiß und dünn.

Im Magen herrscht Hitze, es mangelt an Yin: Hier leiden die Kranken an anhaltenden Magenschmerzen, sie haben das Gefühl, es brenne in der Magenmitte; die Schmerzen treten häufig auf, aber ohne erkennbare Regelmäßigkeit, nachts oder auch bei leerem Magen oft schlimmer, während sich die Schmerzen nach dem Essen eher beruhigen. Der Mund ist trocken und bitter, die Wangen rot, es kommt auch zu Herzklopfen und aufbrausendem Wesen. Beim Essen sättigt schon eine kleine Portion. Ab und zu treten auch blutiges Erbrechen und schwarzer Stuhl auf. Der Belag auf der Zunge ist gelb und gering, die Zunge rot oder von dunklen Flecken bedeckt.

In Milz und Magen herrschen Mangel und Kälte: Die Patienten leiden unter diffusen Magenbeschwerden, haben es gerne warm und finden es angenehm, auf den Magen zu drücken. Sie mögen weder essen noch trinken und fühlen sich nach dem Essen übersatt. Die Gesichtsfarbe ist blaß und stumpf, die Patienten sind allgemein müde, Hände und Füße werden nicht richtig warm, die Zunge ist blaß und weißlich belegt.

Qi Gong

Drei-Schritte-Übung für den Magen

Erster Schritt: Wir setzen uns auf einen Stuhl vor dem Bett, den Oberkörper nach vorne gebeugt, die Knie locker auseinander, die Ellenbogen auf den Oberschen-

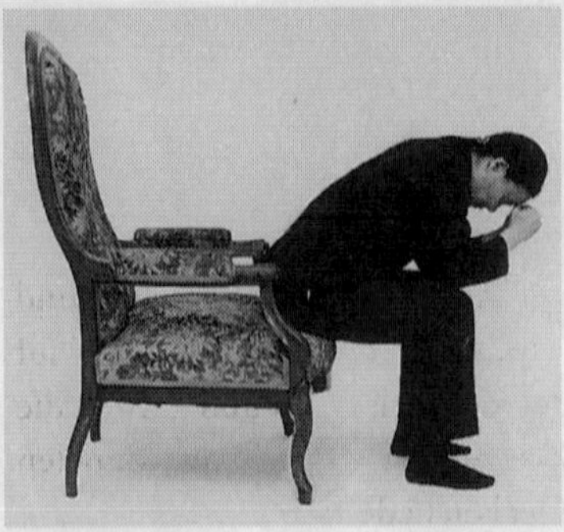

Bild 156

keln. Wir formen nun die Hände zu losen Fäusten und drücken mit dem Rücken der beiden ersten Daumengelenke auf das »dritte Auge«, das sich direkt oberhalb der »Stempelhalle« (Z1) befindet. Dann atmen wir tief in den Unterleib ein, so daß dieser sich hebt und senkt, insgesamt zehn Minuten lang (Bild 156).

Zweiter Schritt: Wir legen uns nun flach auf das Bett, die Beine natürlich auseinandergestreckt. Wir entspannen den gesamten Körper. Die Arme legen wir neben den Körper, die Handflächen nach unten (Bild 157). Dann atmen wir wiederum zehn Minuten lang bewußt tief in den Unterleib, halten dabei die Augen geschlossen und richten unsere Konzentration auf den Punkt »Tor der Ursprungsenergie« (EG4).

Dritter Schritt: Wir bleiben liegen wie soeben beschrieben, stellen aber die Knie auf (Bild 158): In dieser Stellung versuchen wir dann beim Einatmen den Bauch so dick wie möglich zu machen, um ihn mit dem Ausatmen wieder zu entspannen. Wir wiederholen das etwa 200- bis 500mal. Unsere Gedanken bleiben auf den Dantian-Bereich (siehe Seite 14) gerichtet.

Diese Übungen verrichtet man am besten abends vor dem Schlafengehen. Beim Tiefenatmen des ersten Schrittes sollten sich nach einer Weile Hüfte und Lenden dick und warm anfühlen. Bei der Tiefenatmung des zweiten Schrittes

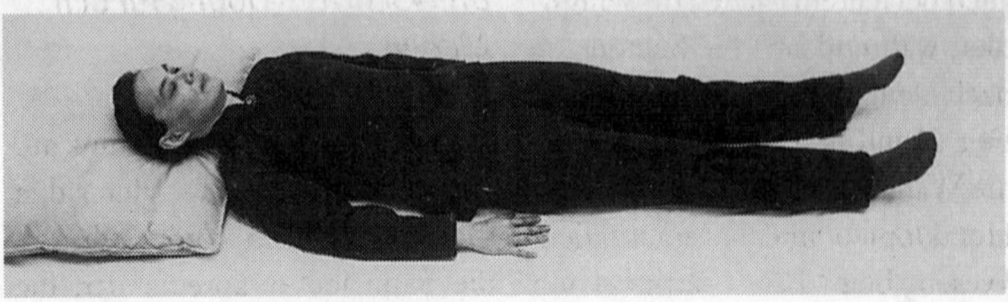

Bild 157

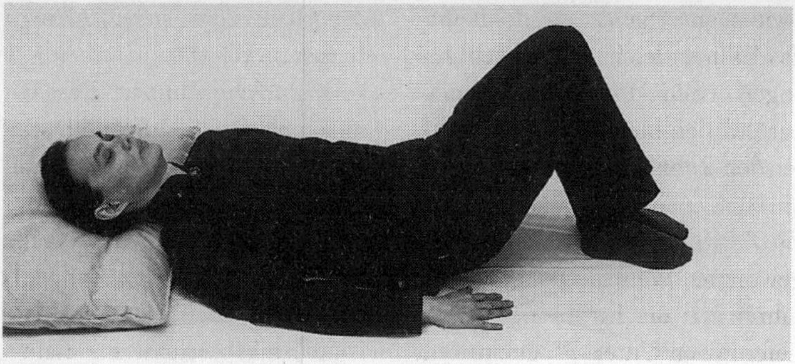

Bild 158

kommt es einem häufig vor, als ob man im Unterleib ein Geräusch hörte. Des weiteren werden Handflächen und das Fußinnere warm und dick und wie taub. Beim dritten Schritt, wenn wir den Bauch ganz dick machen, fühlen wir ein Schwellen innen an den Oberschenkeln, auch der Dammbereich scheint anzuschwellen, warm zu werden und zu schwitzen. Wenn wir diese Übung einen Monat lang täglich durchführen, wird unser Qi im gesamten Körper gestärkt, unser Gemüt hellt sich auf, und die Schmerzen verschwinden.

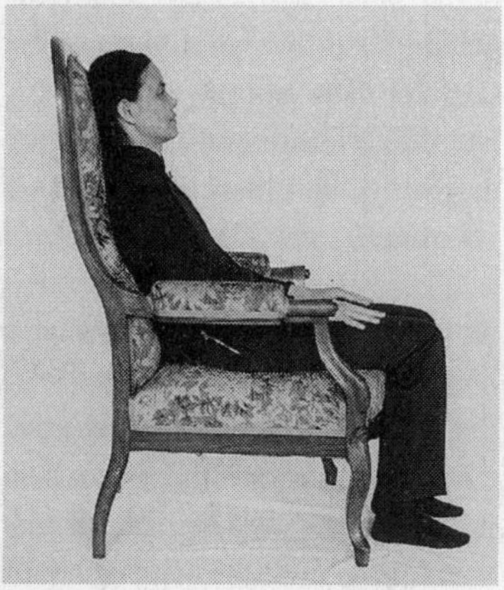

Bild 159

Das innere Qi leiten

Wir sitzen auf einem Stuhl oder Sofa, den Rücken angelehnt, in entspannter, aufrechter Haltung. Augen und Mund sind leicht geschlossen, der Blick ist geradeaus nach vorn gerichtet, die Schultern bleiben locker, die Brust zurück, der Rücken gerade, die Hände liegen auf den Oberschenkeln. Die Knie sind im rechten Winkel gebeugt, die Füße stehen in Schulterbreite auseinander. Der Kopf sitzt

»wie oben aufgehängt«, das heißt, das Kinn ist leicht nach innen gezogen (Bild 159). Die Zunge berührt den oberen Gaumen hinter den Zähnen, wir atmen durch die Nase ein und aus.

Zu Beginn atmen wir auf unsere gewohnte Weise, mit der Zeit führen wir die Luft dann immer tiefer in den Unterleib, entspannt, sanft und langsam. Wir halten nie die Luft an.

Zuerst entspannen und lockern wir unseren gesamten Körper schrittweise von oben nach unten: Kopf, Hals, Schultern, Arme, Rumpf, die Beine und Füße. Diese Entspannungsreise wiederholen wir dreimal. Danach leiten wir in Gedanken konzentriert das innere Qi den folgenden Weg über die Punkte, wobei darauf zu achten ist, daß wir nicht verkrampfen, sondern immer locker bleiben, auch in Gedanken:

- angefangen von »Hundert Zusammenkünfte« (LG20) über die beiden Ohren, »Himmelsvorsprung« (EG22), das beidseitige »Tor des Qi« (Ma13) durch die Brüste, Dantian, »Zusammentreffen des Yin« (EG1) entlang der Innenseite der Oberschenkel zum »Sprudelnden Quell« (N1; siehe Anhang, Nierenmeridian),
- vom Punkt »Hundert Zusammenkünfte« (LG20) durch das Innere des Körpers hin zum »Zusammentreffen des Yin« (EG1) entlang der Innenseite der Oberschenkel zum »Sprudelnden Quell« (N1),
- vom Punkt »Hundert Zusammenkünfte« (LG20) über den Hinterkopf zum »Großen Wir-

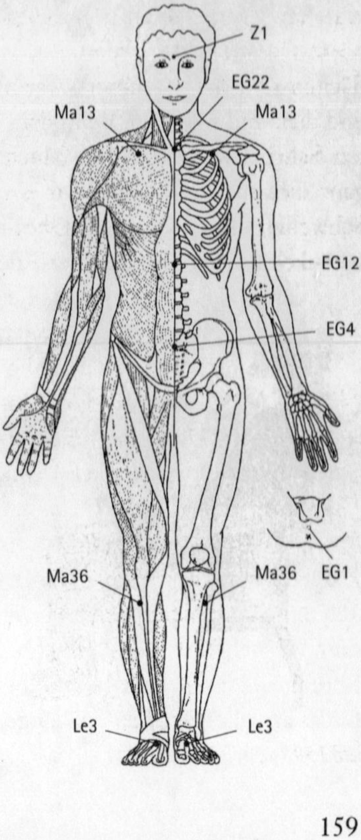

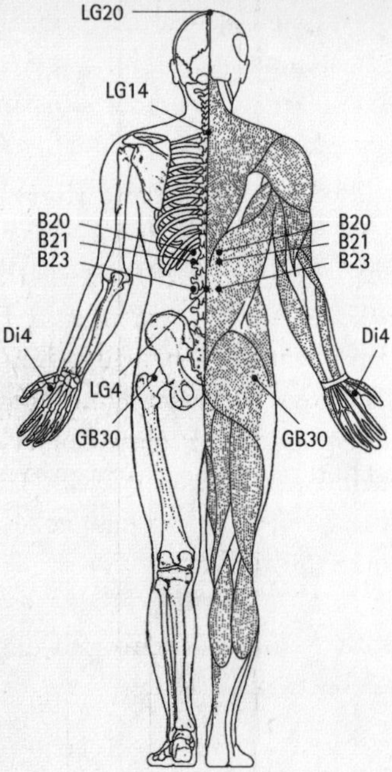

bel« (LG14) die Wirbelsäule entlang zur »Pforte des Lebens« (LG4), den beidseitigen »Transportpunkten zu den Nieren« (B23), »Im Kreis springen« (GB30) über die Außenseite der Oberschenkel zum »Sprudelnden Quell« (N1).

Zuletzt richten wir unsere Gedanken und Sinne wieder auf das Dantian, versuchen, diesen Bereich zu hören und zu sehen, etwa zehn bis fünfzehn Minuten oder so lange, wie es uns angenehm ist.

Wir atmen dreimal tief ein und aus, lassen unsere Konzentration langsam los und öffnen behutsam die Augen. Dann streichen wir uns ein paarmal über das Gesicht.

Qi Gong und Akupressur

Glocken-Qi-Gong

Normalerweise wird diese Übung im Stehen durchgeführt, wer sich aber sehr schwach und müde fühlt, kann sie zunächst auch im Liegen vornehmen.
Wir atmen die ersten zwei bis drei Tage, an denen wir die Übung durchführen, auf unsere gewohnte Weise und gehen dann zur tiefen Bauchatmung über.
Allgemein konzentrieren wir unsere Gedanken während dieser Übung auf die Magengrube oder den Nabelbereich, denn dort liegen Milz und Magen, und unter dem Nabel »treffen sich« das Yin und das Yang der Milz. Wenn wir das Qi in diesen Bereich führen, baut es die Milz auf und stärkt Leber und Nieren. Wenn sich unsere Magengrube dick anfühlt und wir dort Schmerzen haben, richten wir unsere Konzentration auf den Punkt »Drei Meilen am Bein« (Ma36).

Dies hilft, das Qi im Magen zu regulieren, Blähungen zu beseitigen und die Schmerzen zu verringern.

Zusatzübung: Wir bewegen die Zunge 36mal durch unseren Mund nach rechts und links. Danach sollte sich Speichel angesammelt haben, den wir vorläufig nicht hinunterschlucken, sondern mit dem wir 36mal den Mund spülen. Erst anschließend schlucken wir ihn in drei Portionen hinunter, dabei leiten wir in unseren Gedanken den Speichel hinab in das Dantian.

Bauchmassage: Wir pressen und massieren leicht unseren Bauch mit dem Nabel als Zentrum mit unseren Handflächen, die wir zuvor durch Reiben erwärmt haben. Zuerst streichen wir 81mal im und 81mal gegen den Uhrzeigersinn über den gesamten Bauchbereich in einer kreisenden Bewegung, anschließend pressen wir die Punkte »Transportpunkt zum Magen« (B21) und »Drei Meilen am Bein« (Ma36) zu beiden Seiten je 36mal.

Weitere Akupressurpunkte

Die Akupressur folgender Punkte hilft bei Magen- und Darmproblemen:

- »Drei Meilen am Bein« (Ma36); der Punkt liegt auf dem Magenmeridian, ihn zu stimulieren hilft, Schmerzen zu lindern.
- »Talverbindung« (Di4) liegt auf dem Dickdarmmeridian, welcher in enger Beziehung zum Magen steht.
- »Mittlere Magengrube« (EG12) gehört zum Empfängergefäß. Die Stimulierung dieses Punktes reguliert den Fluß des Qi und lindert Magenschmerzen.
- Die »Transportpunkte zur Milz und zum Magen« (B20, B21) zu massieren hilft dem harmonischen Fluß des Qi durch Milz und Magen.
- Die Stimulation des Punktes »Höchste Flut« (Le3) hilft, die Leber zu reinigen, und lindert damit auch Magenschmerzen.

Rezepte

Das Qi von Leber und Magen ist blockiert

Wir kochen Mandarinenschalen kleingehackt zusammen mit Reis zu einem Brei und essen ihn.

Der Magen ist heiß, es mangelt an Yin

Wir waschen Weißkohl und pressen, wenn vorhanden, mit einer Maschine, den Saft heraus, etwa 200 g, und salzen ihn leicht. Zweimal pro Tag trinken wir vor dem Essen von diesem Saft, und zwar mindestens zehn Tage in Folge.

In Milz und Magen herrschen Mangel und Kälte

- Zu diesem Rezept braucht man etwa 15 g frischen kleingeschnittenen Ingwer, 1 kg Reis, 2 l Wasser. Zuerst lassen wir das Wasser mit dem Ingwer um ungefähr ein Viertel einkochen, nehmen dann den Ingwer heraus und kochen anschließend in dem restlichen Wasser den Reis zu einem Brei.
- Benötigt werden ungefähr 100 g Xianggu-Pilze (aus dem »Chinaladen«), 100 g Weich- oder Milchreis, 50 g Rindfleisch. Das abgekochte Rindfleisch wird in dünne Scheiben geschnitten, anschließend zusammen mit Pilzen und Reis in Wasser zu einem Brei verkocht. Den Brei kann man nach Belieben noch mit Ingwer, Salz und Lauch würzen. Von diesem Brei ißt man morgens und abends eine warme Portion.

Bei Magen- und Zwölffingerdarmgeschwür

Kartoffeln werden gewaschen, (geschält) und klein geschnitten, dann wird der Saft herausgepreßt. Vor jeder Mahlzeit nehmen wir nun einen Löffel Kartoffelsaft zu uns.
Kartoffelsaft trocknet die Feuchtigkeit aus, lindert den Schmerz bei Magen- und Zwölffingerdarmgeschwüren, hilft aber auch bei Gallenentzündung.

Allgemeiner Hinweis

Patienten mit Magenproblemen sollten sich keinen übergroßen Gefühlsausbrüchen hingeben, sondern ein möglichst heiteres Gemüt bewahren. Zorn und quälende Sorgen erschweren die Krankheit. Zuviel Essen und Trinken von Alkohol ist schädlich, Schnaps sollte überhaupt nicht angerührt werden.

Menstruationsstörungen

Ausbleiben der Menstruation

Schwerere Störungen im weiblichen Zyklus liegen vor, wenn eine Frau auch nach dem achtzehnten Lebensjahr noch nicht menstruiert, oder, wenn die Menstruation zwar eingesetzt hat, dann aber wieder länger als drei Monate aussetzt. In der chinesischen Medizin werden diese Störungen in folgende Muster aufgeteilt.

Es herrscht Mangel an Qi und Blut: Die Regel hat schon eingesetzt, wird aber dann immer geringer und hört schließlich wieder ganz auf. Die Patientinnen haben ein sehr blasses oder auch leicht gelbliches Gesicht, sie leiden unter Schwindel und Kopfschmerzen, Herzklopfen und Angstzuständen und fühlen sich allgemein sehr schwach. Die Zunge ist blaß, ihr Belag gelb und dünn.

Schwäche der Leber und Nieren: Die Patientin ist schon über achtzehn Jahre alt, menstruiert aber noch nicht; oder die Menstruation hat relativ spät eingesetzt, es kommt nur wenig und helles Blut, und dann bleibt die Regel wieder aus. Auch hier treten Kopfschmerzen und Schwindel auf, Schwäche vom Gürtel abwärts, weiche Knie und allgemeine Erschöpfung. Hand- und Fußinnenflächen sind heiß. Die Zunge ist normal.

Qi und Blut sind blockiert: Die Regel bleibt mehrere Monate oder sogar Jahre lang aus, es kommt zu Depressionen, Ruhelosigkeit und Jähzorn. In der Brustgegend herrscht ein dumpfer Druck, der Unterleib ist gegen Berührungen sehr empfindlich. Die Zunge ist dunkellila und kann auch Punkte aufweisen.

Feuchtigkeit ist im Körper blockiert: Die Menstrution hat zwar eingesetzt, nimmt aber wieder ab und bleibt dann ganz aus. Die Patientinnen sind häufig etwas aufgedunsen und spüren einen Druck in der Brust. Sie sind rasch erschöpft, haben viel Ausfluß und oft auch reichlich Auswurf.

Im Körper steht Kälte, das Blut ist blockiert: Die Menstruation setzt länger aus, dazu kommen rasches Frösteln, kalte Gliedmaßen, häufi-

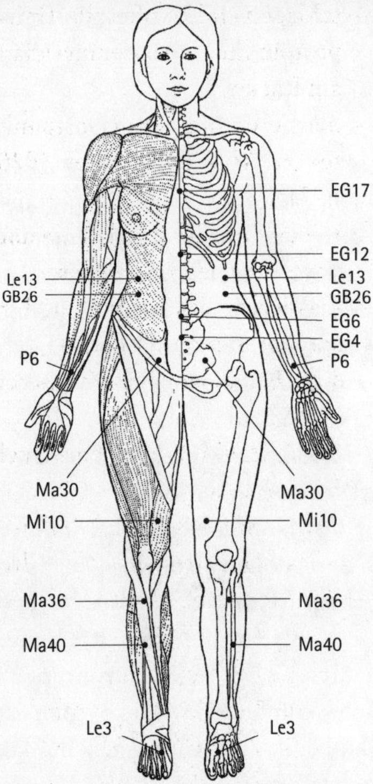

ge Übelkeit, bleiche Gesichtsfarbe, reichlicher weißer Ausfluß. Die Zunge ist dunkel, ihr Belag weiß.

Qi Gong

Stärkende Atemübung

Dies ist eine reine Atemübung, die sich nicht nur für Frauen eignet, die unter Menstruationsstörungen leiden, sondern auch für all jene, die sich besonders geschwächt und erschöpft fühlen. Man kann die Übung im Sitzen und Stehen durchführen, und zwar wo immer man gerade ist und die Gelegenheit hat, sich kurz dieser stärkenden und entspannenden Maßnahme zuzuwenden.

Die Augen sind leicht geschlossen. Wenn wir stehen, halten wir die Arme kreisförmig vor dem Unterleib oder auch in Brusthöhe, als umfaßten wir einen Ball. Ansonsten, und vor allem wenn wir gerade hart und angestrengt gearbeitet haben, verharren wir in einer beliebigen, uns angenehmen Stellung. Es genügt dann, den Atem zu regulieren und unsere Gedanken auf das Dantian (siehe Seite 14) zu richten, um uns vollständig zu entspannen.

Wenn wir mit dieser Übung anfangen oder uns gerade besonders erschöpft fühlen, dann atmen wir so wie immer und überlassen uns unserem eigenen Rhythmus. In dieser Form ist die Atemübung auch für Tuberkulosekranke heilsam. Oder wir wenden Tiefenatmung an.

Tiefenatmung heißt: Wir atmen so ein, daß Bauch und Brust sich fühlbar auffüllen und dicker werden und beim Ausatmen wieder in sich

zurücksinken. Während der Übung ziehen wir die Atemzüge immer tiefer in uns hinein. Sie werden dabei zunehmend ruhiger, »dünner« und gleichmäßiger. Diese Atmung stärkt uns allgemein, sie hilft auch bei Verstopfung und bei Konzentrationsschwierigkeiten. Wir atmen hier immer durch die Nase ein und aus, die Zunge bleibt am oberen Gaumen. Wer eine verstopfte Nase hat, sollte diese Übung allerdings nicht machen. Auch ein gefüllter Magen ist hinderlich.
Wir richten unsere Konzentration während des einfachen Atmens wie auch beim Tiefenatmen auf das Dantian.

Eigenakupressur

Es ist wichtig, das Empfängergefäß und den zusätzlichen Meridian, »Gefäß des kräftigen Aufsteigens« genannt, zu öffnen, um so den Energiefluß wieder in Gang zu bringen:

– Wir drücken und reiben den »Großen Wirbel« (LG14),
– reiben und kneifen den »Schulterbrunnen« (GB21),
– fassen und reiben die »Talverbindung« (Di4),
– schlagen und klopfen alle Transportpunkte (Blasenmeridian) am Rücken,
– massieren die »Transportpunkte« zu Milz und Nieren (B20, B23),
– reiben kräftig mit der Handfläche den unteren Rücken,
– massieren das »Tor der Ursprungsenergie« (EG4),
– streichen diagonal über unseren Unterleib,
– drücken und reiben den »Quell in der Biegung« (Le8),
– reiben und massieren den Punkt »Zusammentreffen der drei Yin-Meridiane« (Mi6).

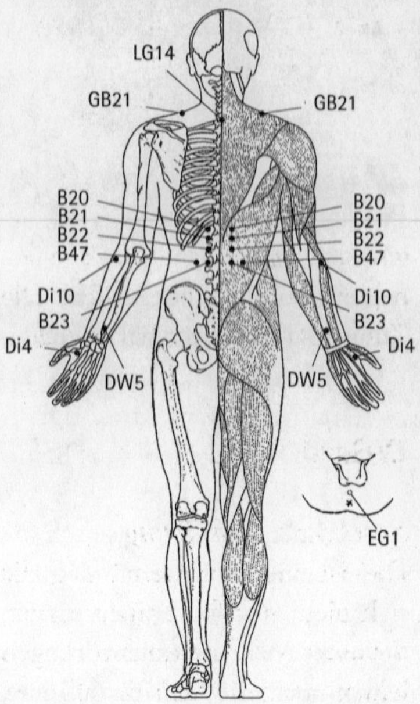

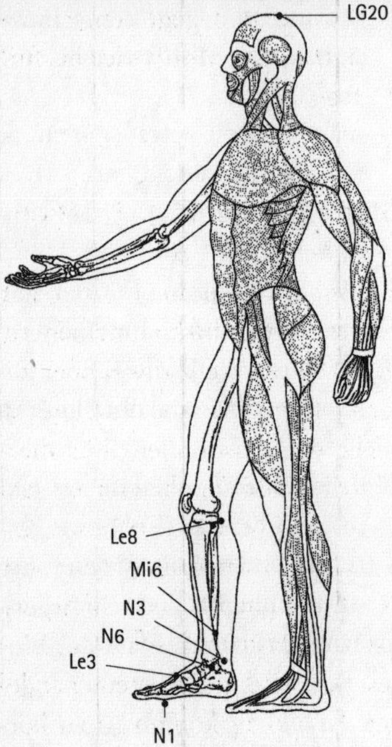

Zusätzlich zu stimulierende Punkte je nach Krankheitsmuster

- Bei Qi- und Blutschwäche reiben und massieren wir noch: die »Mittlere Magengrube« (EG12), »Drei Meilen am Arm« (Di10) und »Drei Meilen am Bein« (Ma36).
- Bei Leber- und Nierenschwäche kommen hinzu: »Großer Bach« (N3), »Sprudelnder Quell« (N1); außerdem drücken wir noch die »Höchste Flut« (Le3) und »Raum des Willens« (B47).
- Bei Blockierung von Qi und Blut massieren wir »Brustkorbmitte« (EG17), »Tor der Ordnung« (Le13), fassen und drücken den »Inneren« und »Äußeren Paß« (P6 und DW5), drücken die »Höchste Flut« (Le3).
- Bei blockierter Feuchtigkeit reiben wir die »Mittlere Magengrube« (EG12), fassen und drücken den »Inneren« und »Äußeren Paß« (P6 und DW5), reiben »Üppig« (Ma40).

Es sei noch darauf hingewiesen, daß sich die beschriebenen Phasen bei ein und derselben Frau abwechseln können. Dementsprechend sind auch Eigenakupressur und Rezepte zu wechseln.

Rezepte

Bei Mangel an Qi und Blut

- Wir nehmen einen Tintenfisch von etwa 200 bis 300 g, dazu etwa 6 g Pfirsichkerne (ohne die harte Schale). Wir waschen den Fisch, schneiden ihn klein und kochen ihn zusammen mit den Kernen in Wasser. Einmal im Monat essen wir fünf bis sechs

Tage in Folge täglich eine solche Portion und trinken die Suppe.

- Wir schneiden etwa 30 bis 50 g frischen Ingwer in kleine Streifen und kochen sie zusammen mit kleingeschnittenem Tintenfisch (Menge wie oben), fügen noch Salz und ein bißchen Öl dazu und braten das Ganze. Auch dieses Gericht nehmen wir an fünf bis sechs Tagen im Monat einmal täglich zu uns.

Bei Leber- und Nierenschwäche

Wir kochen ungefähr 30 g schwarze Bohnen in Wasser auf, fügen dann etwa 30 g braunen Zucker hinzu und verzehren Bohnen wie Suppe möglichst warm.

Bei blockiertem Qi und Blut

- Wir kochen etwa 15 g frischen Ingwer, 100 g rote Datteln (aus dem »Chinaladen«) und 100 g braunen Zucker in einer entsprechenden Menge Wasser. Die Flüssigkeit trinken wir als Tee über den Tag, und zwar über einen so langen Zeitraum hinweg, bis die Menstruation kommt.
- Etwa 15 g Ingwer und 250 g Lammfleisch werden zusammen weich gekocht, dann etwas gewürzt und gegessen, einmal täglich, pro Monat vier bis fünf Tage lang.

Störungen der Menstruation

Folgende Symptome treten auf: Die Menstruation kommt nicht regelmäßig, es fließt zuviel oder zuwenig Blut, die Farbe des Blutes ist nicht wie gewöhnlich. Für diese Unregelmäßigkeiten gibt es sehr viele Ursachen, so kann zum Beispiel das Leber-Qi blockiert sein (vielleicht durch zuviel Ärger), auch stockt der Kreislauf des Blutes. Bei längerer Dauer einer anderen Krankheit kommt es zu körperlicher Schwäche und einem Mangel an Qi und Blut, was dann auch zu Menstruationsproblemen führen kann.

Qi Gong

Das Yin mit Hilfe des Qi stärken

Die Vorbereitung kann im Stehen wie auch im Sitzen vorgenommen werden, wir sollten aber mit dem Gesicht nach Süden schauen und am ganzen Körper entspannt sein. Wir schließen beide Augen halb und legen die Hände auf das Dan-

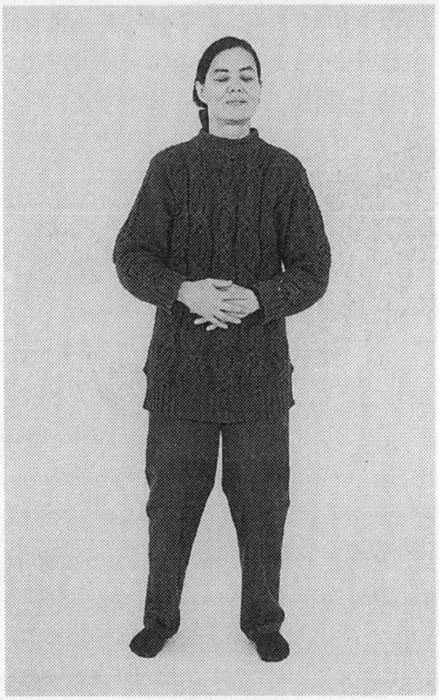

Bild 160

tian, die linke über die rechte, beide Daumen übereinander (Bild 160). In Gedanken konzentrieren wir uns auf das Dantian und atmen langsam durch die Nase ein und aus. Wir leiten nun mit unseren Gedanken das ernährende Qi aus Himmel und Erde in das Dantian. Wenn wir unser Dantian mit Qi gefüllt haben, fahren wir mit der eigentlichen Übung fort.

Wir legen uns mit dem Rücken auf das Bett und entspannen uns am gesamten Körper. Die Beine liegen etwa 30 cm auseinander, während wir die Hände, Finger nach oben, so über dem Dantian halten, als faßten wir einen Ball (Bild 161). Als diesen Ball stellen wir uns den Mond vor. Wir blicken nach innen und konzentrieren unsere Gedanken auf die Gebärmutter. Die Zunge liegt vorn am obe-

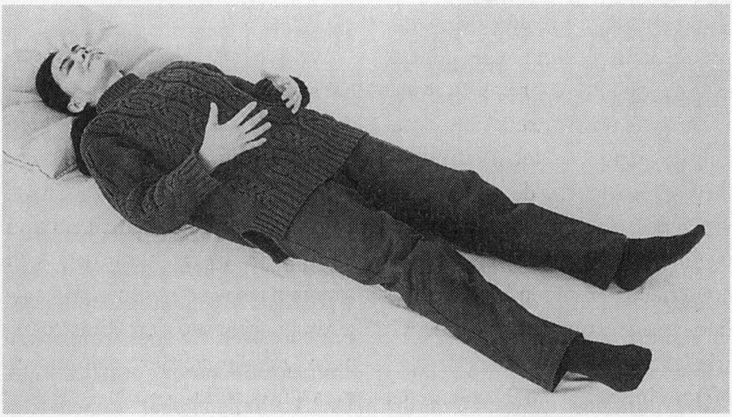

Bild 161

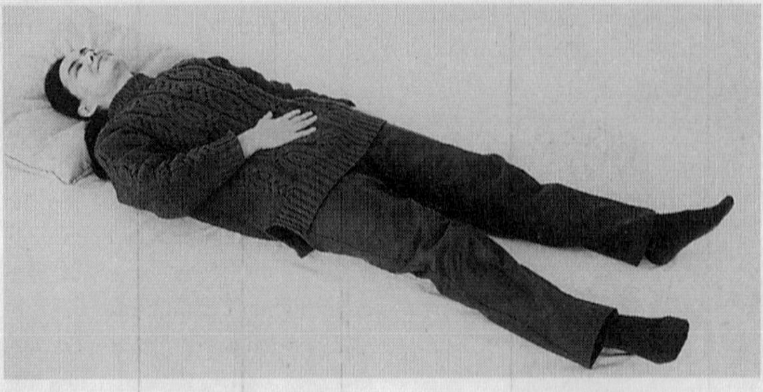

Bild 162

ren Gaumen, wir atmen durch die Nase ein und durch den Mund aus. Wir lassen bewußt das Qi aus dem Dantian in die Gebärmutter und den Gebärmutterhals strömen. Das Qi selbst stellen wir uns wie einen leichten dünnen Nebel vor, den wir in der Gebärmutter und im Gebärmutterhals im Uhrzeigersinn zwischen fünf und sieben Minuten lang kreisen lassen. Anschließend leiten wir das Qi in die Eierstöcke und wickeln sie sozusagen mit dem Qi-Nebel ein. Auch dieses Einwickeln der Eierstöcke verläuft in einer kreisförmigen Bewegung im Uhrzeigersinn, die wir etwa sieben Minuten lang geschehen lassen. Dann ziehen wir das Qi wieder ins Dantian zurück.

Nach einem kurzen Moment der Ruhe legen wir die rechte Hand auf den Unterleib, die linke liegt neben dem Körper, und streichen mit zwölf zunächst großen, dann immer kleiner werdenden Kreisen im Uhrzeigersinn von außen nach innen über den Bauch (Bild 162). Mittelpunkt des Kreises ist das Dantian. Damit ist die Übung beendet.

Übung für das Ursprungs-Yin

Es ist wichtig, darauf zu achten, daß man während der gesamten Übung die »umgekehrte Atmung« anwendet, das heißt, beim Einatmen ziehen wir den Bauch ein und lassen ihn beim Ausatmen sich wieder nach vorne wölben. Wer allerdings während der Menstruation zuviel Blut verliert, soll nur atmen wie gewöhnlich.

Wir stellen uns entspannt hin, die

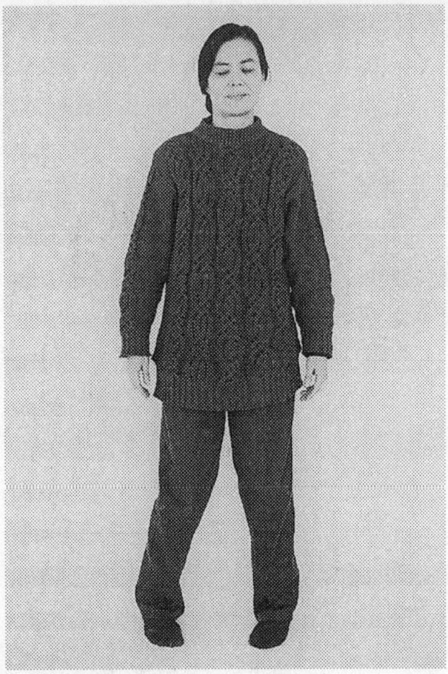

Bild 163

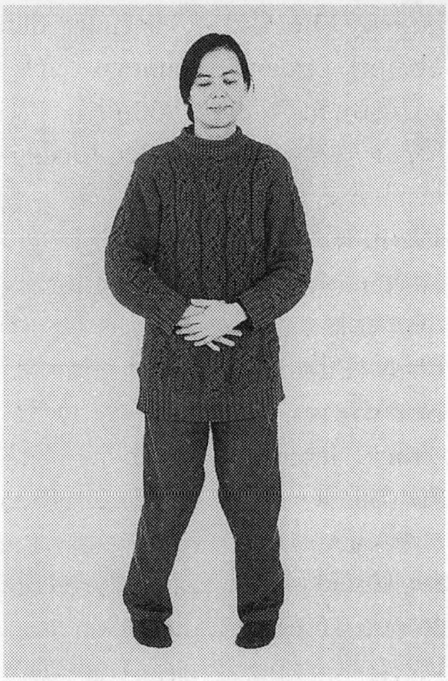

Bild 164

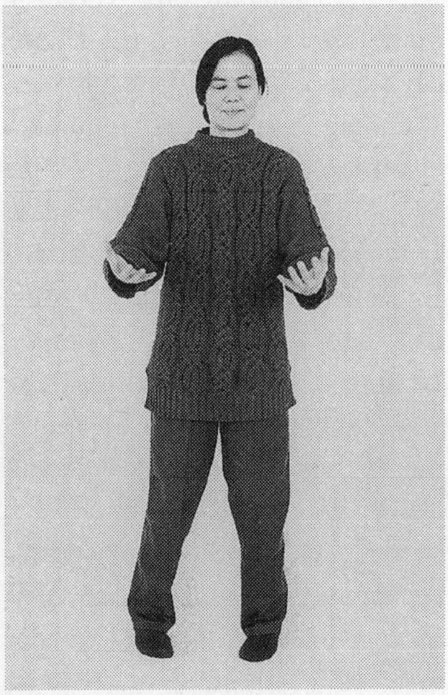

Bild 165

Beine in Schulterbreite auseinander, die Fußspitzen ein wenig nach innen, und schließen halb unsere Augen. Hals und Kopf sind gerade aufgerichtet, das Kinn etwas zurückgezogen. Wir senken die Schultern und lockern die Hüften, die Arme hängen seitlich herab (Bild 163). Jetzt führen wir die Hände vor das Dantian, Handflächen nach innen, die linke über der rechten, doch ohne daß die Hände den Unterleib berühren (Bild 164). Die Punkte »Hundert Zusammenkünfte« (LG20), Dantian und »Zusammentreffen des Yin« (EG1) sollen auf einer Linie liegen. Die Zunge berührt den oberen vorderen Gaumen leicht, wir atmen wie gewöhnlich und versuchen, alle störenden Gedanken hinter uns zu lassen.

Wenn wir innerlich zur Ruhe gekommen sind, öffnen wir langsam die Hände, Handflächen nach oben (Bild 165). Gleichzeitig atmen wir aus. Wenn wir wieder einatmen, nehmen wir auch die Hände von der Seite wieder langsam und sachte herein und halten sie vor dem Dantian wie zuvor. Beim Einatmen und mit dem Zurückführen der Hände leiten wir das Qi von außen herein in den Unterleib und das Dantian. Das Qi wird sich so im Bauch in Bewegung setzen und herumströmen. Diese Bewegung des Öffnens und Schließens beim Aus- und Einatmen wiederholen wir sechzigmal.

Jetzt drehen wir die Hände vor dem Dantian um, so daß sich die Handrücken einander gegenüberstehen, dann führen wir die Hände seitlich nach außen, als wollten wir ein Tor mit zwei Flügeln öffnen (Bild 166). Dabei atmen wir aus. Wenn die Arme seitlich ausgestreckt sind und wir ganz ausgeatmet haben, wenden wir die Hände wieder um, Handflächen nach innen, und führen sie zurück vor das

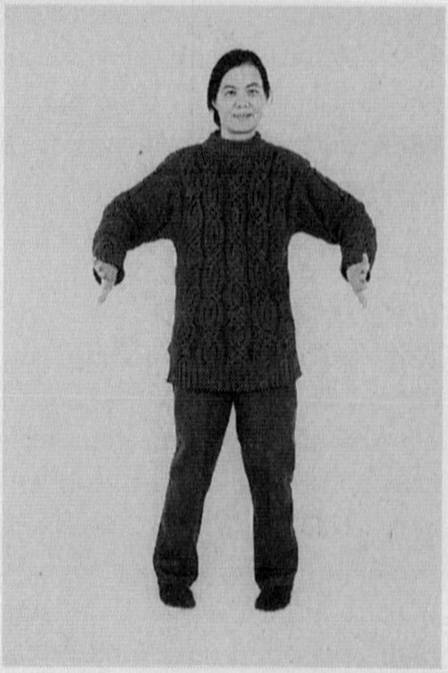

Bild 166

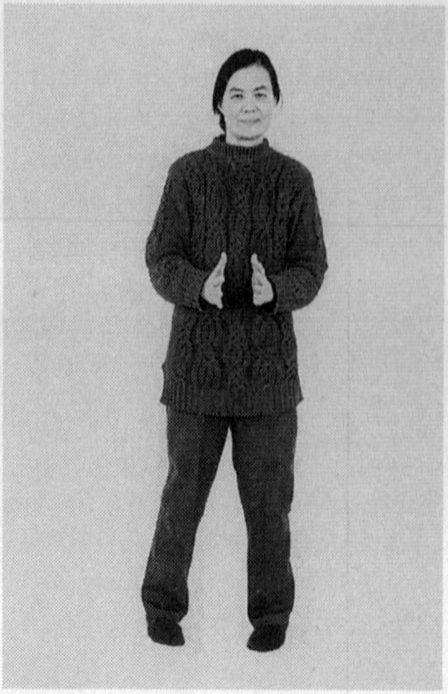

Bild 167

Dantian (Bild 167). Wir atmen auf diese Weise sechzigmal aus und ein. Die Hände sollten etwa eine Handbreit vor dem Dantian zu stehen kommen.

*Übung mit den acht Diagrammen**

Wir legen beide Hände übereinander auf das Dantian und beginnen den Unterleib in einem Kreis, welcher nicht ganz rund ist, sondern eher einem Achteck zwischen Schambein und Nabel gleicht, sanft zu massieren. Die Bewegung muß langsam, sachte und leicht sein und das ganze Achteck nachzeichnen, ohne zu pausieren. Wir zeichnen das Achteck zuerst 36mal im, dann ebenfalls 36mal gegen den Uhrzeigersinn. Die Atmung folgt der »umgekehrten« Methode (siehe oben). Ansonsten wird die Atmung nicht mit der Bewe-

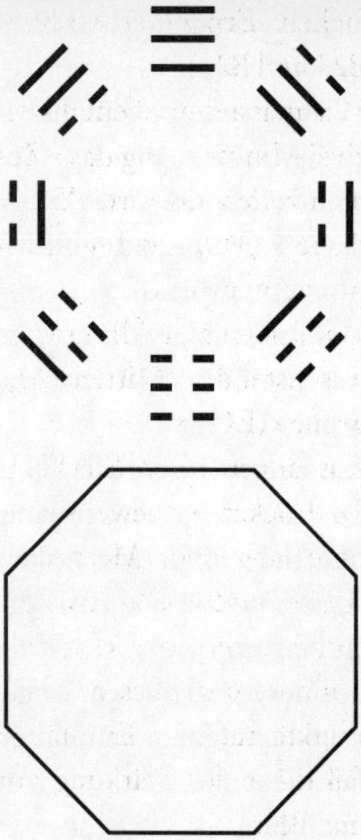

gung koordiniert, sondern sich selbst überlassen. Wichtig ist nur, daß die kreisende Achteckbewegung nicht unterbrochen wird, wie wir auch in Gedanken das Qi in dieser Form ohne Pause bewegen sollen.

* Die Dia- oder Trigramme stammen aus dem chinesischen Weissagungsbuch *I Ging (Das Buch der Wandlungen)*. Zwei Trigramme bilden ein Hexagramm. Diese Strichzeichnungen, welche das Wechselspiel der Yin- und Yang-Energien illustrieren, werden mit Hilfe von Schafgarbenstengeln bzw. Münzen ermittelt und nach dem *I Ging* gedeutet (siehe zum Beispiel Richard Wilhelm [Übers.]: *I Ging*, München 1973).

Eigenakupressur

– Wir drücken und reiben jeweils ein bis zwei Minuten lang die »Transportpunkte« zu Milz, Magen, Nieren und zum Dreifachen Erwärmer (B20, B21, B23 und B22).

- Wir massieren ebenfalls ein bis zwei Minuten lang das »Zusammentreffen der drei Yin-Meridiane« (Mi6) und »Das Meer beleuchten« (N6).
- Wir reiben eine Minute lang etwas fester die »Mittlere Magengrube« (EG12).
- Zur allgemeinen Stärkung des Qi drücken wir jeweils eine Minute lang das »Meer des Qi« (EG6) und das »Tor der Ursprungsenergie« (EG4). Die Stimulierung dieser wichtigen Punkte auf dem Empfängergefäß dient der Stärkung von Qi und Blut.
- Wir reiben und massieren das »Gürtelgefäß« (GB26).
- Wir legen uns und drücken den »Ansturm des Qi« (Ma30). Nach etwa zwei Minuten sollten wir das Gefühl haben, daß warmes Qi nach unten strömt.
- Wir massieren etwa zwei Minuten lang das »Meer des Blutes« (Mi10).

Rezepte

- Wir kochen etwa 100 g schwarze Bohnen. Wenn sie weich sind, fügen wir braunen Zucker nach Geschmack hinzu. Dieses Gericht stärkt Qi und Blut der Nieren.
- Ungefähr 60 g Sellerie werden so lange in zwei Glas Wasser gekocht, bis das Wasser zur Hälfte verkocht ist. Dieses Gericht hilft, wenn die Regel zu früh kommt, das Blut zu hell ist, auch wenn Unruhe und trockener Mund, trockener Stuhl oder Verstopfung auftreten.
- Wir bereiten einen sehr starken schwarzen Tee zu, den wir lange ziehen lassen, süßen ihn mit braunem Zucker und trinken täglich zweimal jeweils eine Tasse. Dies hilft, wenn die Menstruation zu früh einsetzt, das Blut zu dick ist und wir unter Unruhezuständen leiden.

Mittelohrentzündung

Die Mittelohrentzündung ist eine der häufigsten Ohrerkrankungen und kommt vor allem bei Kindern vor. Neben der akuten gibt es auch eine chronische Mittelohrentzündung. Wenn diese Krankheit auftritt, muß auf jeden Fall der Arzt oder Heilpraktiker zu Rate gezogen werden.
Die folgend beschriebene Kombination von Akupressur und Qi-Gong-Übungen unterstützt die Heilung in entscheidendem Maße.

Qi Gong und Eigenakupressur

»Die Ohren pflegen«

Vor der Übung reinigen wir das Ohr mit einem Wattebausch. Die Übung selbst kann im Sitzen wie auch im Stehen durchgeführt werden, wenn der Ort nur Ruhe und Entspannung ermöglicht.
Wir legen nun beide Hände über die Ohren (Bild 168) und massieren mit kreisförmigen Bewegungen im Uhrzeigersinn die Ohren etwa hundertmal. Die Ohren sollten uns bald warm werden, wenn nicht, müssen wir etwas stärker reiben. Dann legen wir die Handflächen über die Ohrausgänge, aber nicht zu fest, damit kein Unterdruck entsteht.
Anschließend klappen wir mit den Handballen die Ohrmuscheln nach vorne über die Ohrausgänge und halten sie so, während wir mit den Zeigefingern über die Mittelfinger schnipsen und auf diese Weise auf den Hinterkopf klopfen, und zwar auf beiden Seiten gleichzeitig (Bild 169).

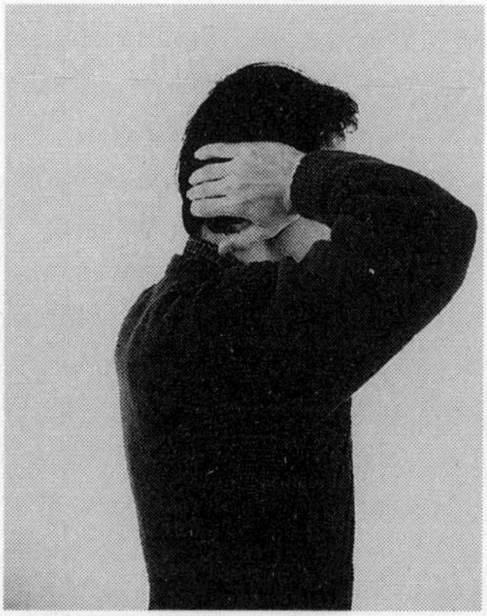

Bild 168

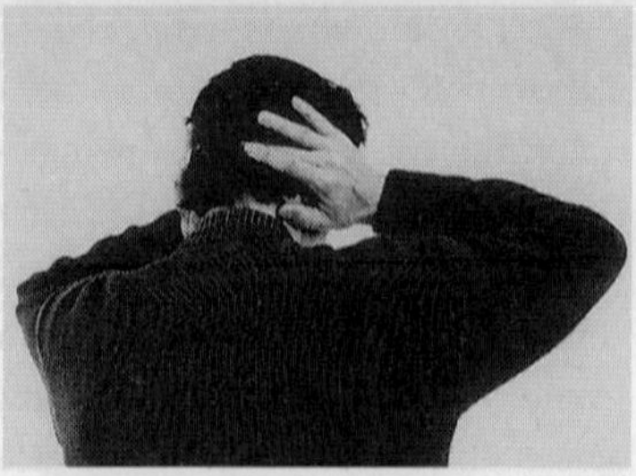

Bild 169

Diese Übung entfaltet ihre Wirkung am besten morgens. Nach einer Woche sollte schon eine Besserung eingetreten sein. Um einen Rückfall zu verhindern, kann man die Übung auch über einen längeren Zeitraum hinweg durchführen.

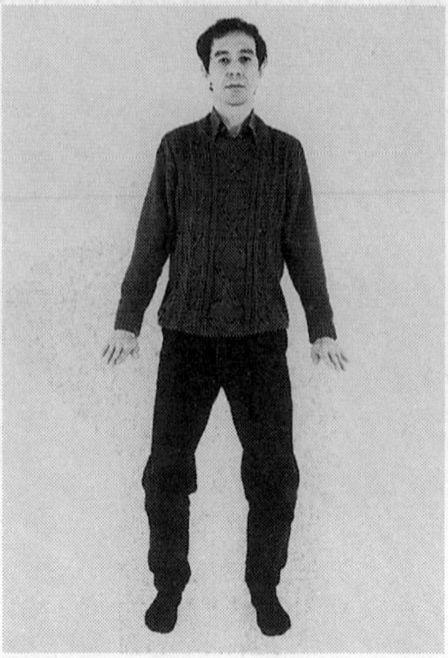

Bild 170

»Reines« Qi zum Ohr führen

Wir stellen uns locker hin, die Beine etwas breiter als die Schultern auseinander, die Knie nicht durchgedrückt, die Fersen tragen nicht das Hauptgewicht, die Zehen fassen den Boden. Wir halten die Arme so, als lägen sie auf einer Lehne, die Handflächen zeigen nach unten. Die Brust ziehen wir ein

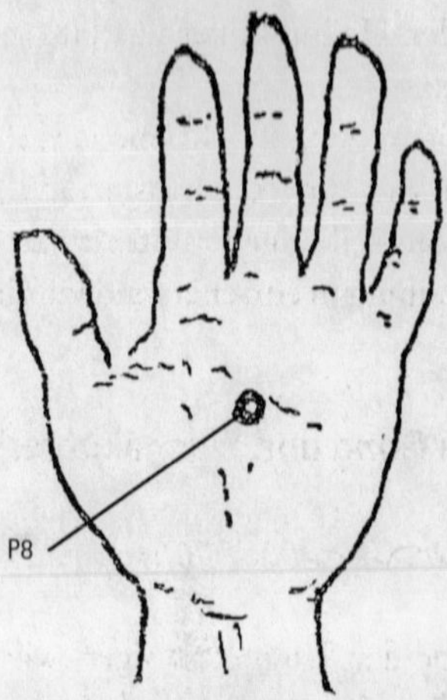

klein wenig ein, der Rücken ist gerade, den After ziehen wir ein, die Schultern bleiben gesenkt, das untere Kinn wird ein bißchen zurückgezogen. Wir drücken die Hände nach unten (Bild 170).

Beim Einatmen konzentrieren wir uns jetzt auf das Dantian (siehe

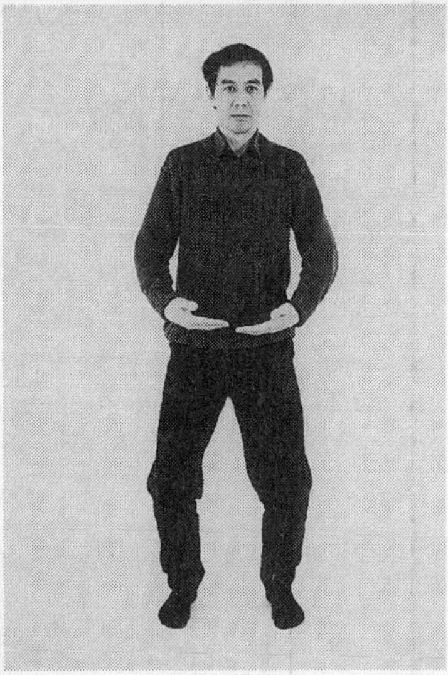

Bild 171

Seite 14) und drehen die Hände um, so daß die Handflächen nach oben und die Finger gegeneinander zeigen (Bild 171). So führen wir die Hände ganz langsam während des Einatmens nach oben bis auf Brusthöhe (Bild 172). Beim anschließenden Ausatmen werden die Handflächen wieder nach unten gedreht und die Arme langsam nach unten gesenkt (Bild 173). Dabei lassen wir in Gedanken das Qi vom Dantian in die beiden Hände strömen. Die Hände sollten am Ende des Ausatmens vor dem Unterleib angekommen sein. Beim folgenden Einatmen werden sie

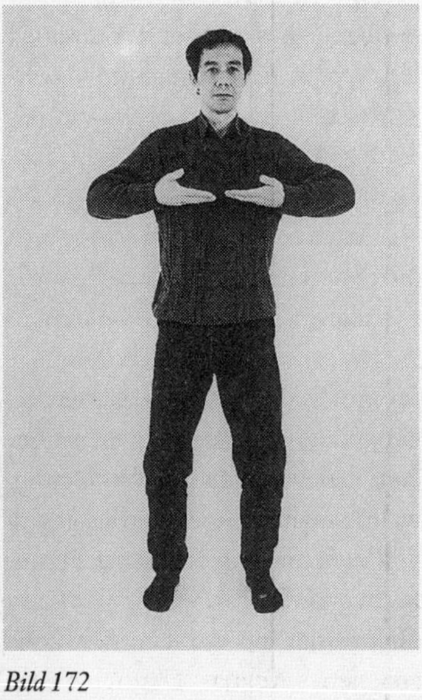

Bild 172

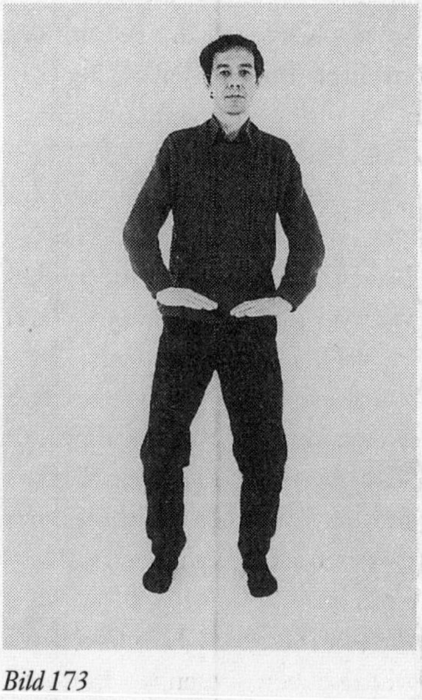

Bild 173

wieder gedreht und nach oben geführt.
Die Finger der beiden Hände weisen während der ganzen Übung aufeinander. Die Handflächen schauen in die Bewegungsrichtung.
Am Ende der Übung, also nach bis zu fünfzehn Minuten, lassen wir die Arme wieder seitlich am Körper herabhängen.

Das Qi in Bewegung setzen

Zuerst atmen wir ganz langsam aus und konzentrieren uns dabei auf das Dantian. Dabei drehen wir die Arme nach außen und führen sie im Ellenbogen angewinkelt seitlich am Körper nach oben, bis der jeweilige Punkt »Palast der Arbeit« (P8) der Handinnenfläche dem Ohr gegenübersteht (Bild 174). In Gedanken führen wir das Qi vom Dantian zu den Handflächen. Dies geschieht alles während des Ausatmens. Wenn wir wieder einatmen, konzentrieren wir uns auf das Dantian und senken langsam die Arme bis zur Seite des Körpers herab. Diesen Teil der Übung wiederholen wir zwischen acht und fünfzehn Minuten lang.
Wenn wir jetzt die Hände vor den Ohren haben, halten wir inne und

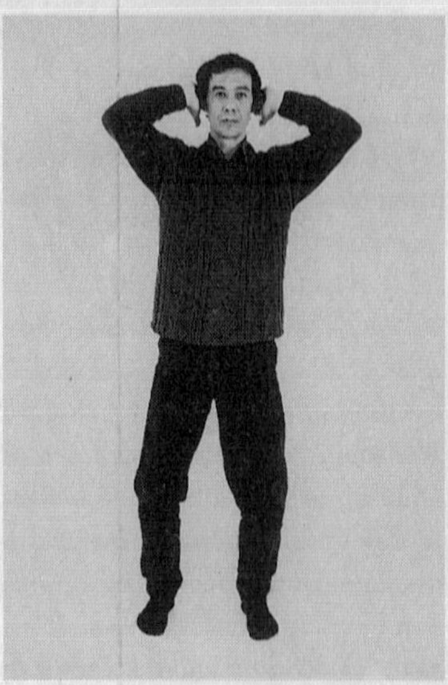

Bild 174

bewegen diesmal beim Einatmen die Arme nicht nach unten, konzentrieren uns dennoch auf das Dantian. Dann atmen wir ganz sachte und langsam aus, führen das Qi auch wieder vom Dantian aus in die Handflächen. Dies machen wir zwischen fünf und acht Minuten lang.
Die beiden Punkte »Palast der Arbeit« (P8) der Hände liegen über dem jeweiligen Ohrausgang, während die Finger kräftig gegen den unteren Hinterkopf drücken. Beim Drücken atmen wir langsam ein, immer auf das Dantian konzentriert. Wenn wir dann wieder

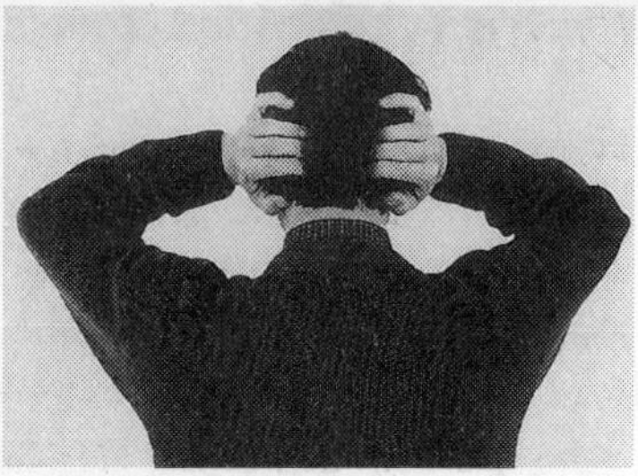

Bild 175

ausatmen, führen wir das Qi vom Dantian zu den Händen, wobei wir mit den drei mittleren Fingern jeder Hand mehrmals leicht gegen den Hinterkopf klopfen (Bild 175). Wir drücken die Hände mit ihren P8-Punkten direkt auf das Ohr und mit den Fingern fest gegen den Hinterkopf. Dabei atmen wir langsam ein, während die Konzentration immer auf dem Dantian ruht. Dann atmen wir langsam wieder aus und führen das Qi vom Dantian wie bei den vorigen

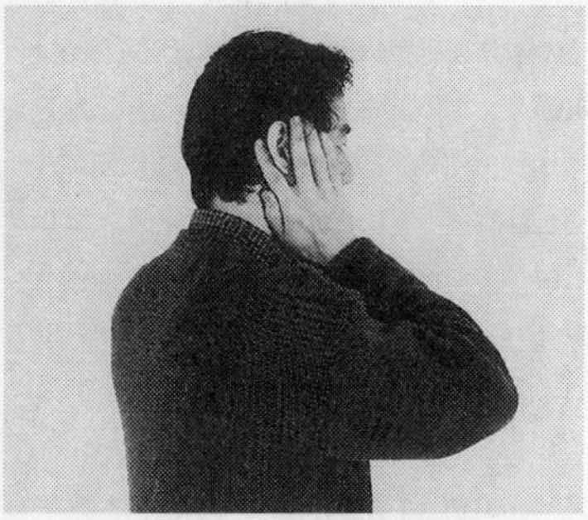

Bild 176

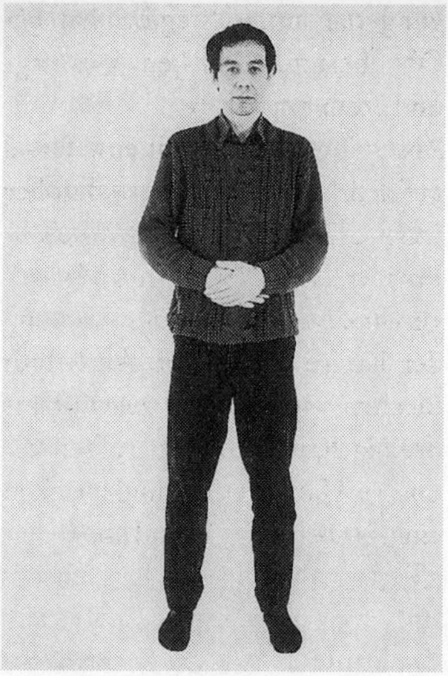

Bild 177

Übungen zu den Handflächen. Dann allerdings nehmen wir die Hände ganz plötzlich von den Ohren weg. Anschließend klopfen wir mit den Händen ganz sanft auf die Ohren.

Abschlußübung

Wir klemmen uns nun die Ohrmuschel zwischen die Finger, also der dritte, der vierte und der kleine Finger liegen vor dem Ohr, der Daumen und der Zeigefinger dahinter (Bild 176). Dann reiben wir in einer Auf-und-abwärts-Bewe-

gung die untere Region um das Ohr herum, zwischen zwanzig- und dreißigmal.
Anschließend legen wir eine Hand auf den Nabel, die andere darüber (Bild 177) und reiben mit beiden Händen kreisförmig im Uhrzeigersinn, wobei sich der Umfang der Kreise vergrößert. Auch hier machen wir zwischen zwanzig bis dreißig Kreise. Zuletzt reiben wir unsere Hände warm und machen ein paar Schritte auf und ab.

Hinweis

Wer mit diesen Übungen anfängt, sollte sich zuerst auf das »Ruhige Stehen« der zweiten Übung konzentrieren und es nicht weniger als acht Minuten lang üben. Erst wenn wir ein deutliches Gefühl vom Qi spüren, beginnen wir damit, das Qi in Bewegung zu setzen. Täglich sollte zwei- bis dreimal geübt werden, jedesmal nicht kürzer als eine Viertelstunde.

Mundfäule

Bei »Mundfäule« handelt es sich um einzelne oder mehrere Pusteln und Geschwüre an der Schleimhaut in der Mundhöhle, am Gaumen, an der Zunge oder auch innen an den Lippen. Oft entstehen kleine, rot umrandete Einbuchtungen, die einen brennenden Schmerz verursachen. Häufig sind hier Feuer und Schleim verbunden, hervorgerufen durch Schwächen sowohl der Milz wie auch der Nieren, verursacht auch durch Störungen der Verdauung oder der Schleimbildung im Mund, durch Allergien, lokale Reizungen oder Hautverletzungen.

Qi Gong

In die Knie gehen und die Arme heben

Wir stehen aufrecht, die Beine schulterbreit auseinander, die Fußspitzen leicht nach innen gedreht, die Arme an den Seiten locker herabhängend, die Handflächen nach innen, die Finger nach unten gerichtet. Wir ziehen das Kinn ein wenig nach unten, den Kopf halten wir gerade. Die Augen sind weit geöffnet, die Brauen hochgezogen, wir schauen geradeaus (Bild 178). Das Qi wird zum Dantian (siehe Seite 14) hinabgesenkt. Wir atmen tief in den Bauch durch die Nase ein und aus, die Konzentration ruht auf dem Dantian.

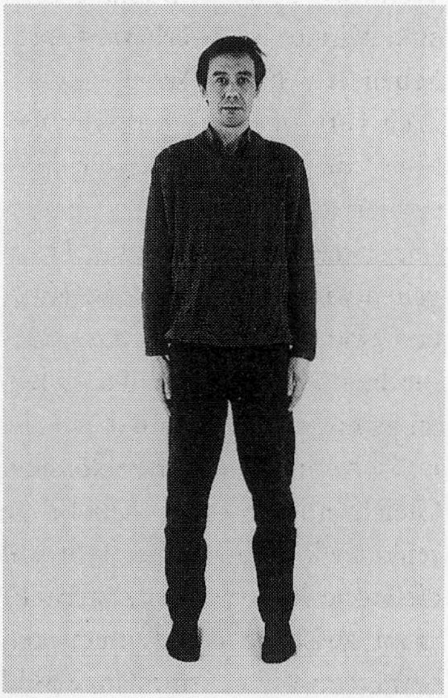

Bild 178

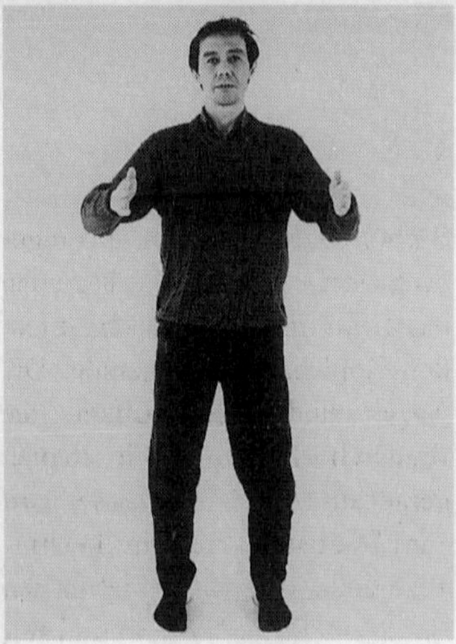

Bild 179

Wenn wir in dieser Stellung etwa eine Minute lang verharrt haben, heben wir beide Arme langsam nach vorn oben bis zur Schulterhöhe, die Handflächen einander gegenüber, die Finger locker geöffnet nach vorne zeigend. Dann gehen wir ganz leicht in die Knie, und zwar so weit, wie es unser Gesundheitszustand erlaubt, allerdings nicht zu tief, so daß wir die Fußspitzen immer sehen können. Gleichzeitig mit der Kniebeuge senken wir die Arme herab bis auf die Höhe der Brust, der Zwischenraum zwischen den Unterarmen beträgt etwa eine Armeslänge (Bild 179). Die Ellenbogen werden nach hinten gezogen und stehen etwa zwei Faustbreit vom Körper ab. Die Finger bleiben locker und offen und zeigen nach vorne, die Handflächen stehen nach wie vor einander gegenüber. Den Oberkörper halten wir gerade und ziehen das Gesäß ein wenig ein. Das Schwergewicht steht über der Mitte zwischen den beiden Punkten »Sprudelnder Quell« (N1) an den Füßen. Wir entspannen Muskeln und Gelenke und atmen auf unsere gewohnte Weise, langsam und gleichmäßig.

In dieser Haltung bleiben wir zwischen fünfzehn und sechzig Minu-

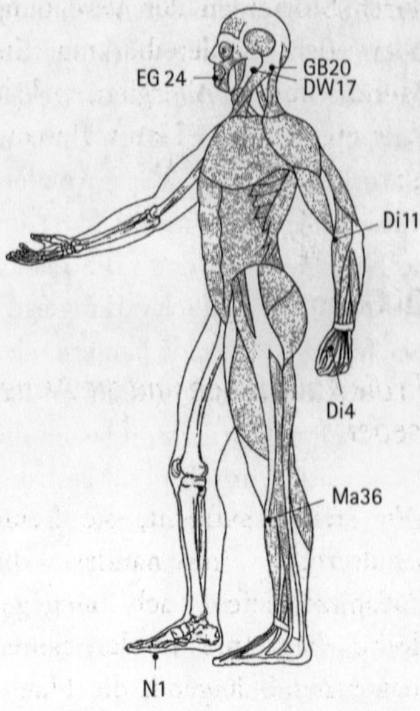

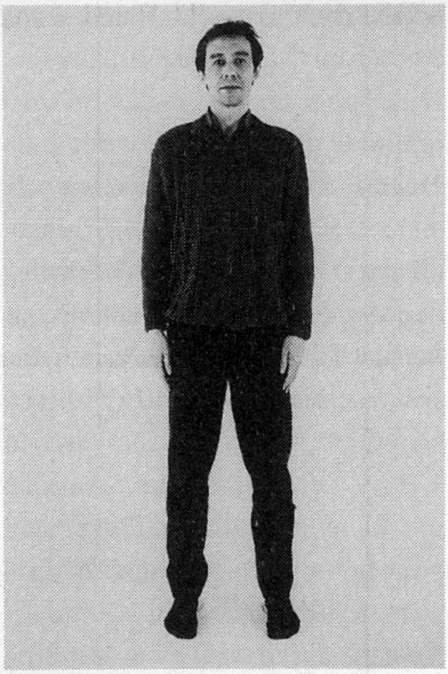

Bild 180

ten lang stehen. Dies mag sehr lang erscheinen, aber die Wirkung dieser Übung steigt mit der Länge der Zeit, die wir so verharren können. Natürlich werden wir normalerweise mit einer kleineren Zeitspanne beginnen und dann die Dauer der Übung allmählich verlängern.
Nachdem wir so eine längere oder kürzere Weile lang gestanden haben, stehen wir auf und lassen die Arme seitlich am Körper herabsinken (Bild 180). Nach etwa einer weiteren Minute reiben wir uns die Handflächen warm und streichen uns damit ungefähr zwanzigmal über das Gesicht.

Mundspülung mit Speichel

Wir liegen auf dem Bett und entspannen unseren Körper Abschnitt für Abschnitt, dabei atmen wir auf unsere gewohnte Art und Weise. Nachdem wir innerlich zur Ruhe gekommen sind, bewegen wir die Zunge so lange im Mund, bis er voller Speichel ist. Wenn der Speichel die erkrankten Stellen bedeckt, halten wir ihn dort einen Moment lang fest und konzentrieren auch unsere Gedanken darauf. Anschließend schlucken wir den Speichel hinunter. Das wiederholen wir oftmals.
Auch die Wirkung dieser Übung steigert sich mit zunehmender Länge. Sie kann bis zu einer Stunde lang ausgedehnt werden.
Wenn die Munderkrankung am nächsten Tag nicht vollständig geheilt ist, wird die Behandlung mit Speichel noch einmal durchgeführt.

Eigenakupressur

Mit Zeige- und Mittelfinger drücken und reiben wir den hinteren Hals und die Partien hinter und unter den Ohren, beidseitig je zwanzig- bis dreißigmal.

Mit den Daumen drücken wir den Punkt »Windschild« (DW17), bis wir an der Wange und im Mund einen Druck bzw. ein Schwellen spüren.
Folgende Punkte werden jeweils eine Minute lang gedrückt und massiert: »Windteich« (GB20), »Speichelaufnahme« (EG24), »Gewundener Teich« (Di11), »Talverbindung« (Di4) und »Drei Meilen am Bein« (Ma36).

Rezept

Es hilft, häufig rohe schwarze Sesamkerne (im »Chinaladen« erhältlich) im Mund zu zerkauen und den Saft lange im Mund zu halten.

Nervenschwäche

Die Ursachen für Nervenschwäche, oder Neurasthenie, liegen oft bei länger andauernden Störungen des emotionalen Gleichgewichts, bei geistiger Überanstrengung oder allgemeiner Schwäche nach einer Krankheit. Häufig liegen keine organischen krankhaften Veränderungen zugrunde. Die Muster gemäß der chinesischen Heilkunde sind die folgenden.

Das Leber-Qi ist gestaut: Die Kranken unterdrücken ihre Emotionen, machen sich übermäßige Sorgen, es treten Schwindel auf und Augenflimmern, Schlaflosigkeit und allgemeine Schwäche. In der Brust und unter den Rippen lastet ein dumpfer Druck, oder es kommt zu Schmerzen, die beim Atmen in wechselnd verschiedenen Richtungen hin ausstrahlen. Bei Frauen treten auch Störungen der Menstruation oder Schmerzen und Schwellungen in den Brüsten auf. Die Zunge ist hellrot.

In Leber und Niere fehlt es an Yin: Hier leiden die Patienten unter Schwindel und Kopfschmerzen, Herzklopfen und Schlaflosigkeit, Unruhezuständen und Jähzorn. Hüften und Knie sind schwach, die Zunge ist rot und gelb belegt.

Herz und Milz sind schwach: Die Kranken träumen viel, wachen nachts leicht auf und können anschließend nicht mehr einschlafen, sie verspüren oft Herzklopfen und leiden unter Vergeßlichkeit. Sie sind körperlich und geistig schwach, haben eine stumpfe Gesichtsfarbe, das Essen schmeckt ihnen nicht. Die Zunge ist blaß, der Zungenbelag dünn.

Es fehlt an Yin, das Feuer ist zu stark: Bei dieser Form kommt es zu Herzklopfen und Schlaflosigkeit, der Mund ist trocken und hat zuwenig Speichel, Fuß- und Handinnenflächen sind heiß. In der Mundhöhle und an der Zunge kommt es zu Pusteln. Die Zunge ist rot, ihr Belag gelb.

Es fehlt an Nieren-Yang: Männer leiden hier an unwillkürlichem oder frühzeitigem Samenerguß oder auch an Impotenz. Ansonsten tritt Schwindel und Augenflimmern auf, die Kranken sind kraftlos und geistig nicht voll da, die Gedächtnisleistung geht zurück. Die Gliedmaßen sind kalt und schwach, man fröstelt schnell. Die Zunge ist blaß.

Qi Gong

Bewegung und Stille, um den Geist zu stärken

Diese Übung arbeitet mit einer natürlichen und gleichmäßigen leisen Erschütterung oder Vibration des Körpers, um zu einer umfassenden Entspannung zu gelangen und um die Überflutung des Großhirns durch Außenreize zu mindern. Dies wirkt sich sehr günstig für den von Nervenschwäche geplagten Menschen aus.
Wir stehen aufrecht, die Beine in Schulterbreite, die Knie nicht durchgedrückt, den Bauch leicht eingezogen. Den Kopf halten wir gerade, als müßten wir eine Schüssel tragen, während die Brust ein wenig nach innen gezogen wird. In der Hüfte bleiben wir locker, die Schultern sind gesenkt, die Arme hängen herab, während wir die Finger leicht spreizen. Wir senken die Augenlider ein wenig, die Zunge liegt am oberen vorderen Gaumen. Unser Schwergewicht ruht auf den Fersen, wir atmen auf die uns übliche Art, wobei die Atemzüge zunehmend gleichmäßiger und tiefer werden. Damit beruhigt sich auch der Herzschlag. Es ist unbedingt notwendig, am gesamten Körper entspannt und locker zu sein.
Vibrieren: Das Vibrieren des Körpers beginnen wir mit einer wippenden Bewegung aus den Knien heraus. Wir schütteln sozusagen den Körper und unsere Gliedmaßen von der Hüfte ausgehend nach oben und unten hin durch, wobei es sich nur um feine Wellen handelt und nicht etwa um kraftbetontes Erschüttern. Dieses Wippen setzt sich bis zu den Fersen hin fort, auf denen der Druck unseres Gewichts entsprechend zu- und abnimmt. Die Geschwindigkeit ist richtig, wenn man ungefähr 120mal in der Minute wippt. Erinnert sei noch einmal daran, daß der Körper sich locker diesem Vibrieren überlassen soll.
Arme schwenken: Wir können nun beim Vibrieren auch noch die Arme abwechselnd einen nach vorne und den anderen nach hinten schwenken, dabei sollte der Schwenk zunächst klein, dann immer größer ausfallen. Wenn der ei-

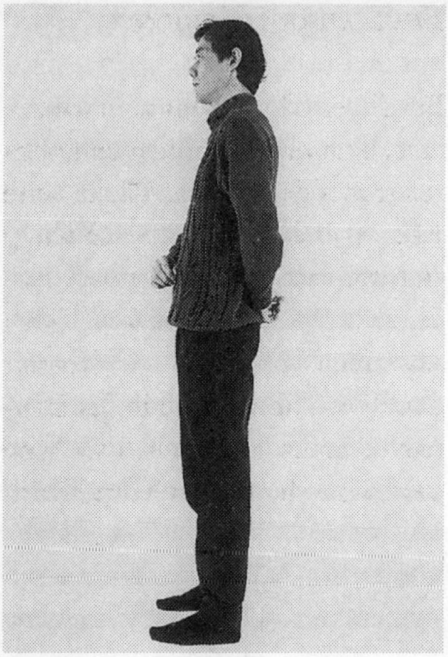

Bild 181

ne Arm nach vorne kommt, schlägt die Hand ganz sachte auf den Bauch, während sie beim Schwenk auf die Rückseite leicht auf den unteren Rücken, etwa beim letzten Wirbel, klopft. In dem Maße, wie die Bewegungen an Heftigkeit zunehmen, klopfen und schlagen wir Bauch und Rücken auch mit immer weiter ausholenden Armbewegungen (Bild 181 bis 184).

Umfassende Entspannung: Wir lassen nun die Bewegung der Arme allmählich auslaufen und hören auch zu wippen auf, damit kehren wir zu unserer ursprünglichen

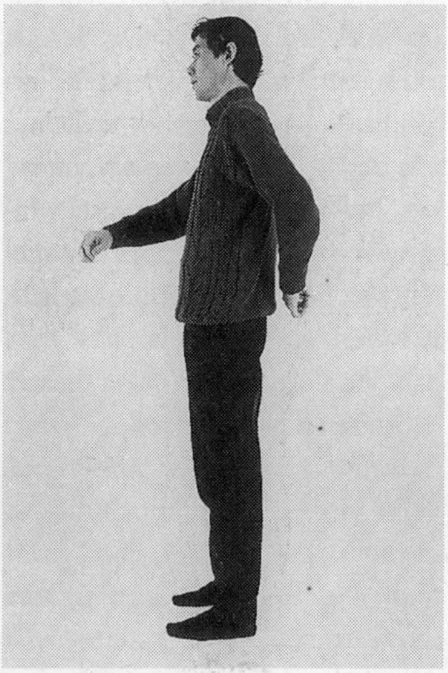

Bild 182

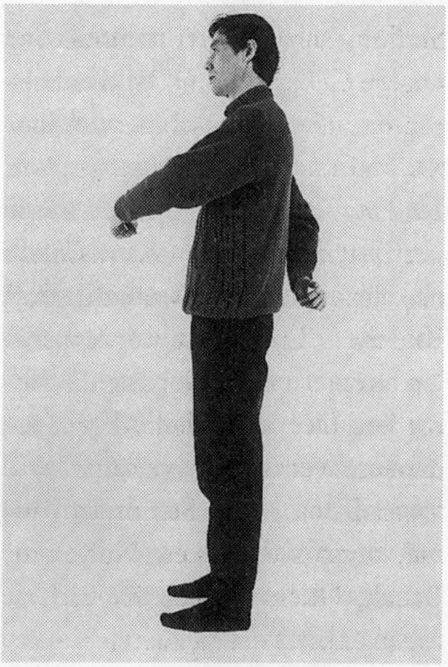

Bild 183

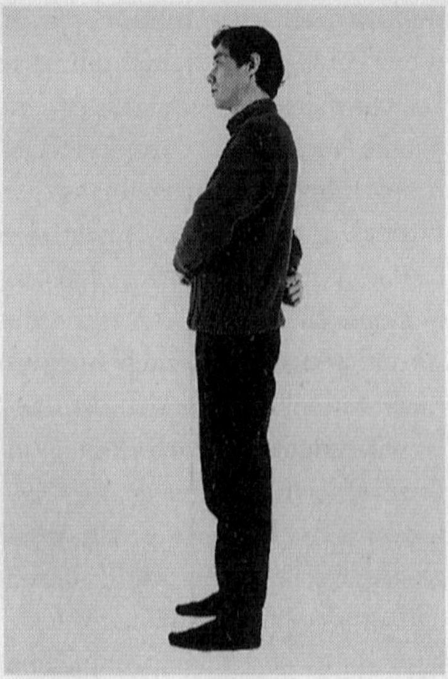

Bild 184

Stellung zurück. Jetzt sammeln wir unsere Gedanken und konzentrieren sie auf eine fortschreitende bewußte Entspannung der einzelnen Bereiche unseres Körpers. Im Innern entspannen wir unsere Organe, äußerlich die Muskeln und Knochen: Entspannt werden sollen Körper und Geist gleichermaßen. Der Weg, den wir in Gedanken verfolgen, verläuft wie folgt: Kopf, Hals, Schultern, Arme, Brust und Rücken, Hüfte und Bauch, Oberschenkel, Knie, Unterschenkel, Fersen, Zehen.

Das Dantian-Qi stärken

Bei dieser Übung sammeln wir zuerst all unsere Gedanken und richten sie auf das Dantian (siehe Seite 14), dabei atmen wir gleichmäßig ein und aus. Beim Einatmen denken wir das Wort »Ruhe«, beim Ausatmen versuchen wir, bewußt das Qi von oben hinab in das Dantian strömen zu lassen. Der Fluß des Qi durch unseren Körper wird

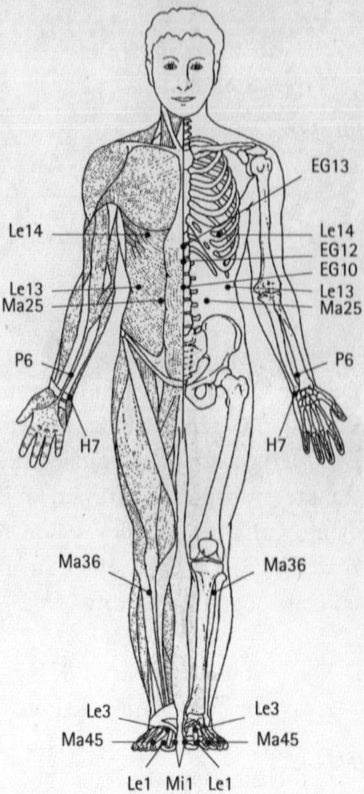

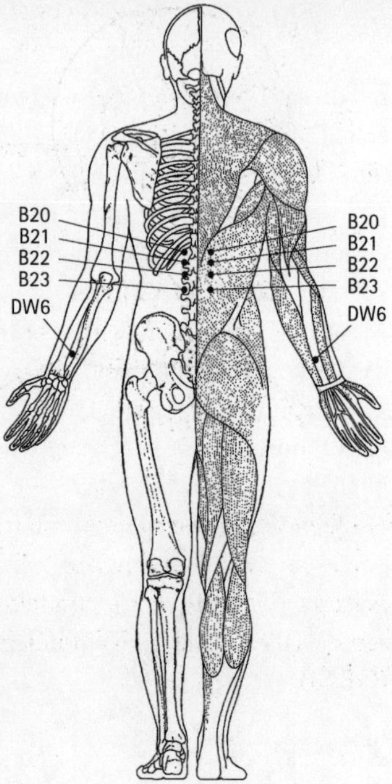

somit beim Ein- und Ausatmen reguliert. Dabei gilt es, bestimmte Punkte in Gedanken anzusteuern. Bei Nervenschwäche sind es die Punkte am unteren Körper, weil damit verhindert werden soll, daß zuviel Yang-Qi nach oben steigt und Störungen hervorruft:

- Bei gestautem Leber-Qi konzentrieren wir uns auf die Punkte »Großer Dicker« (Le1) und »Höchste Flut« (Le3),
- wenn es Leber und Nieren an Yin mangelt, sind es die Punkte »Großer Bach« (N3) und »Zusammentreffen der drei Yin-Meridiane« (Mi6),
- bei Milzschwäche eignet sich der Punkt »Drei Meilen am Bein« (Ma36),
- und wenn Herz- und Nieren-Qi nicht in Ordnung sind, der »Sprudelnde Quell« am Fuß (N1).

Gurgeln

Wir konzentrieren uns auf die Unterseite der Zunge, die wir leicht im Mund hin und her bewegen, so daß sich Speichel sammelt. Diesen führen wir in mehreren Schlucken hinab ins Dantian.

Trommeln

Wir heben die Hände, die Finger leicht gekrümmt, und trommeln sachte mit den Mittelfingern, unterstützt von Zeige- und Ringfingern, auf die entsprechenden Punkte am Kopf. Die Bewegung des Klopfens oder Trommelns geht vom Handgelenk aus, der Rhythmus ist etwa 120- bis 140mal pro Minute. Die Reihenfolge der Punkte, die wir so bearbeiten, ist:

- »Horntrieb« (DW20) oberhalb des Ohrs,
- »Palast des Hörens« (Dü19) vor dem Ohr,
- »Sonnenpunkt« (Z2) an den Schläfen,
- »Anhäufung von Bambus« (B2) an der Stirn und
- »Klares Auge« (B1).

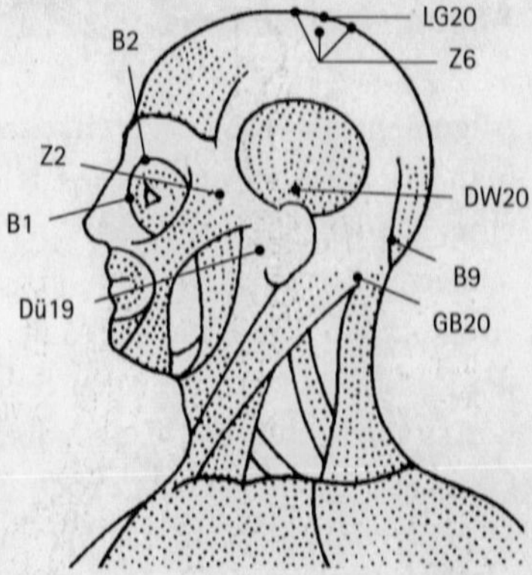

Dann bewegen wir uns trommelnd nach hinten zu den Punkten »Vier geistige Weisen« (Z6), »Jadekissen« (B9) und »Windteich« (GB20).

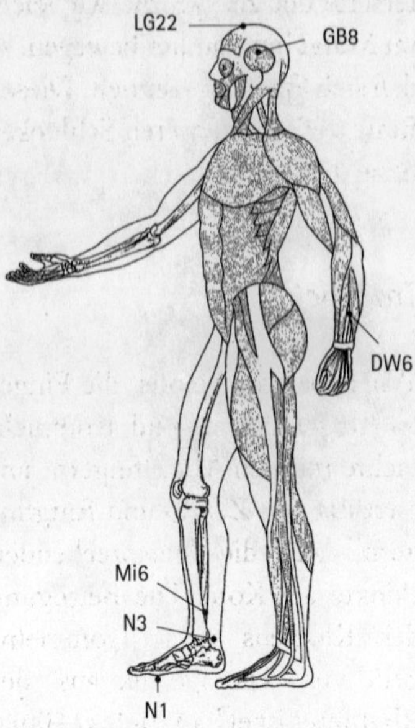

Gesichtwaschen

Wir reiben die Handflächen aneinander warm und »waschen« damit unser Gesicht etwa zehnmal.

Abschluß

Wenn wir alle oder nur einige der aufgeführten Übungen absolviert haben, machen wir noch ein paar Schritte auf und ab, öffnen dabei langsam die Augen und lösen die Zunge vom oberen Gaumen.

Allgemeiner Hinweis

Allgemein ist zu beachten, daß man vor Beginn des Übens alle einengenden Kleidungsstücke lockert oder ablegt, wie Gürtel, Kragen, Uhr und Brille. Außerdem sollte man zur Toilette gehen und sich erleichtern und ein halbes Glas leicht gesalzenes abgekochtes Wasser trinken, wenn das Wetter heiß ist. Wer unter einer verstopften Nase leidet, sollte diese Übungen allerdings nicht durchführen. Ebenso behindern uns sowohl Hunger- wie auch Völlegefühl. Überhaupt sollten alle, die unter Nervenschwäche leiden, besonders auf eine regelmäßige und ausgewogene Ernährung achten, die weder zu fett noch zu scharf ist.

Eigenakupressur

Im Sitzen

Wir reiben um die folgenden »Transportpunkte« herum: zur Milz (B20), zum Magen (B21), zum Dreifachen Erwärmer (B22) und zu den Nieren (B23).

Im Liegen

Wir ziehen die Knie an und streichen dann mit beiden Händen abwechselnd etwa fünfzehn- bis zwanzigmal unseren Unterleib von oben nach unten. Dabei verstärken wir langsam und sachte den Druck unserer Hände (Bild 185 und 186).
Anschließend streichen wir mit

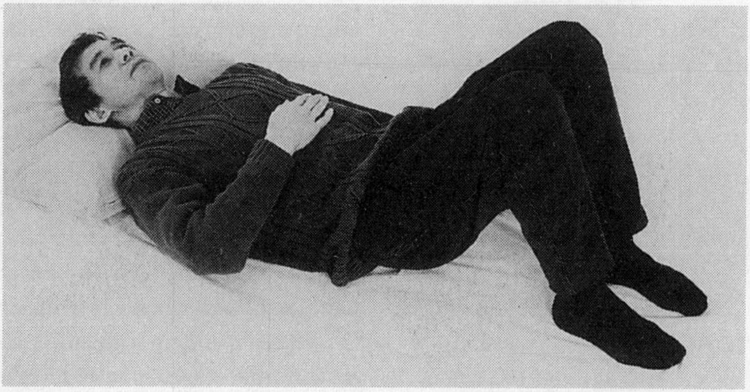

Bild 185

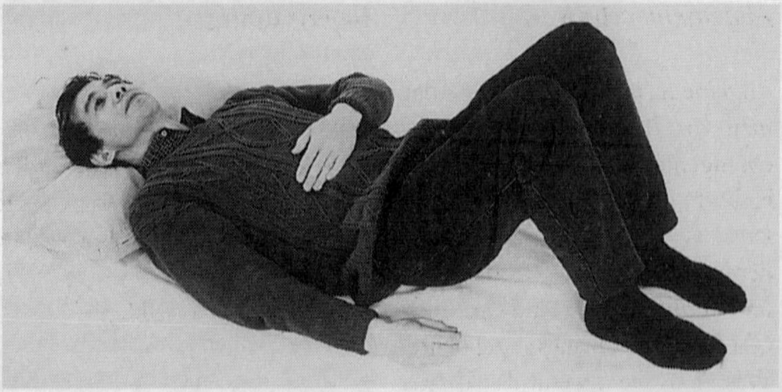

Bild 186

der rechten Handfläche von der rechten unteren Unterleibsseite nach oben über den Nabelbereich und dann nach links unten im Uhrzeigersinn einen Kreis um den Nabel herum (Bild 187), dabei wechselt der Druck, den wir ausüben, einmal leicht, dann fester und wieder leicht. Insgesamt tun wir dies zwanzig- bis dreißigmal.

Massieren der drei Yin-Meridiane am Oberarm

Zuerst streichen wir massierend mit der rechten Hand die Innen-

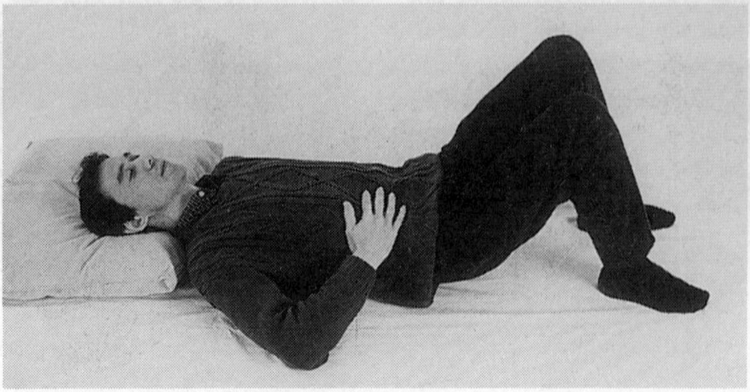

Bild 187

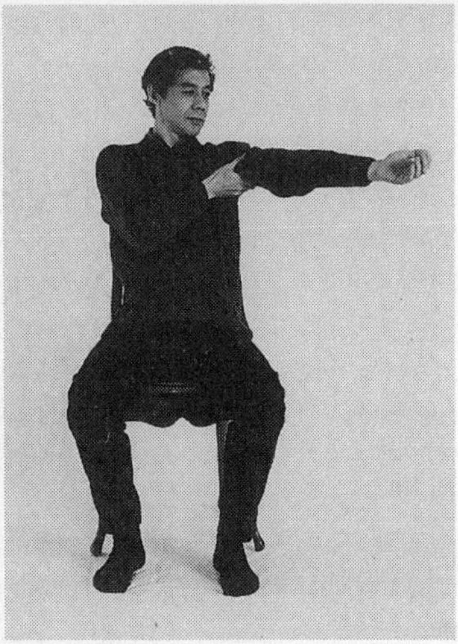

Bild 188

seite des linken Arms, unter der Achsel angefangen nach unten bis zur Handfläche (Bild 188 und 189). Dann machen wir das gleiche mit der linken Hand am rechten inneren Arm. Wir wiederholen diese Übung je fünf- bis siebenmal.

Weitere Punkte

- Wir drücken und kneifen den »Inneren Paß« (P6) und das »Tor des Geistes« (H7),
- bei Kopfschmerzen die beiden »Sonnenpunkte« an den Schläfen (Z2) oder die »Hundert Zusammenkünfte« (LG20),
- bei seitlichen Kopfschmerzen »Ins Tal führen« (GB8).
- Bei Schwindelanfällen drücken und reiben wir »Zusammentreffen an der Fontanelle« (LG22).
- Bei übermäßigem Träumen bzw. Alpträumen kneifen wir den »Scharfen Wechsel« (Ma45), »Verborgenes Weiß« (Mi1) und den »Großen Dicken« (Le1).
- Bei Gedächtnisschwäche reiben wir ebenfalls LG20.
- Bei Verstopfung kneifen wir DW6, die »Abzweigung aus der Rinne«.
- Bei Durchfall drücken wir den »Himmlischen Drehpunkt« (Ma25),

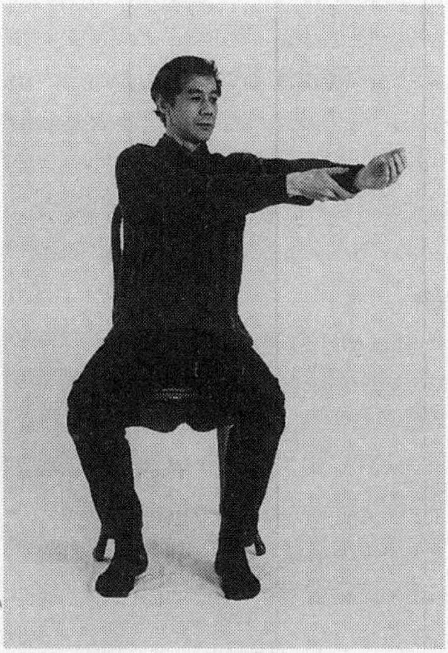

Bild 189

- bei Herzklopfen den »Inneren Paß« (P6).
- Bei Verdauungsbeschwerden drücken wir die Punkte »Obere«, »Mittlere« und »Untere Magengrube« (EG13, 12, 10).
- Bei Unruhe und Jähzorn drücken wir »Tor der Ordnung« (Le13) und »Tor der Hoffnung« (Le14).

Rezepte

Bei gestautem Leber-Qi

Wir nehmen etwa 50 g schwarze Sesamkörner, 50 g Walnußkerne und 20 g Kumquat. Wir zerstoßen alles zu einer Masse, von der wir zweimal täglich etwa 10 g essen.

Bei Yin-Mangel in Leber und Nieren

- Sesamkörner werden schwach geröstet und erkaltet in einem Glas aufbewahrt. Wir essen täglich zwei Suppenlöffel davon.
- Ungefähr 60 g frische, sehr reife Maulbeeren werden in zwei Glas Wasser gekocht, bis die Flüssigkeit auf die Hälfte verkocht ist. Wir süßen den Saft mit etwas Zucker oder Kandiszucker und trinken ihn.

Bei Herz- und Milzschwäche

- Wir nehmen zwanzig rote Datteln (aus dem »Chinaladen«), sieben Stengel des Lauchs (nur das Weiße) mit Bart (Wurzeln). Die Datteln werden gewaschen und etwa zwanzig Minuten lang in Wasser gekocht, danach kommt der ebenfalls gewaschene Lauch hinzu, und dann lassen wir das Ganze noch einmal zehn Minuten weiterkochen. Wir trinken den Saft und essen die Datteln einmal am Tag und wiederholen das mehrere Tage in Folge.
- Ungefähr 100 g geschälte Weizenkörner, etwa 18 g Süßholz und fünfzehn rote Datteln werden in Wasser weich gekocht. Wir essen eine solche Portion morgens und abends mehrere Tage hintereinander.
- Wir waschen und schneiden ein Lammherz klein, nehmen zehn bis fünfzehn rote Datteln und kochen mit entsprechend viel Wasser eine Suppe daraus. Wir essen das Ganze mit etwas Salz abgeschmeckt.

Bei mangelndem Yin und zu starkem Feuer

– Wir brauchen etwa 1000 g frische Maulbeeren, die wir waschen und dann in Wasser etwa dreißig Minuten lang kochen lassen. Wir schütten das Wasser in ein separates Gefäß, geben den Maulbeeren neues Wasser zu und lassen das Ganze auf kleiner Flamme kochen, bis es dick wird, dann kommen etwa 300 g Honig dazu, und der Brei wird noch einmal kurz aufgekocht. Wir lassen den Brei abkühlen. Zweimal täglich nehmen wir einen Suppenlöffel von diesem Brei zu uns und trinken ein wenig von dem zuerst abgeschütteten Wasser, alles sechs bis sieben Tage lang.
– Etwa 60 g Mungbohnen werden in Wasser gekocht. Wenn das Wasser trüb geworden ist, nehmen wir das Ganze vom Feuer, lassen es etwas abkühlen, bevor wir die Flüssigkeit trinken und die Bohnen essen.

Bei fehlendem Nieren-Yang

Ungefähr 250 g schwarze Sesamkörner, 250 g Walnußkerne, 500 g brauner Zucker werden benötigt.
Zunächst lassen wir den Zucker in Wasser so lange kochen, bis die Flüssigkeit leicht klebrig wird. Dann fügen wir die kurz gerösteten Sesamkörner und Walnußkerne dazu und lassen alles zusammen aufkochen. Das Ganze schütten wir anschließend auf einen leicht mit Sesamöl eingefetteten Teller und warten, bis die Paste hart wird. Dann können wir sie zerschneiden und je nach Belieben ein Stück davon essen.

Nierenentzündung

Hauptsächliche Symptome dieser Krankheit sind Wasseransammlung, Müdigkeit sowie Hüft- und Lendenschmerzen. In der chinesischen Medizin werden folgende Muster unterschieden.

Milz und Yang sind schwach, es kommt zu Wasser- und Feuchtigkeitsansammlung: Das Gesicht der Patienten, die an dieser Krankheit leiden, ist matt und stumpf, sie frösteln leicht, sind schwach und kraftlos und leicht aufgedunsen. Sie haben keinen Appetit, der Puls rast, Übelkeit und Durchfall treten auf. Die Zunge ist blaß, der Belag dünn und klebrig.

Milz, Niere und Yang sind schwach, überall im Körper sammeln sich Wasser und Feuchtigkeit: Das Gesicht der Patienten ist blaß, sie fühlen sich äußert matt und kraftlos, frieren stark und haben kalte Glieder, sind am ganzen Körper sehr aufgedunsen, auch in der Lunge und im Unterleib kann sich Wasser ansammeln. Die Kranken leiden unter Blähungen, essen nur wenig, es kommt zu Übelkeit und Erbrechen, Hustenanfällen mit Atemnot, und es wird ihnen unmöglich, sich auf den Rücken zu legen. Die Zunge ist dünn und weiß oder klebrig belegt.

Milz und Nieren sind schwach, es herrscht Mangel an Qi und Blut: Das Gesicht der Kranken ist dünn und blaß, die Glieder haben keine Kraft, die Patienten klagen über allgemeine Mattigkeit, häufige Schwindelanfälle und Ohrensausen, auch Schlaflosigkeit. Die Beine sind ihnen weich, sie haben keinen Appetit, der Körper ist gar nicht oder nur leicht aufgedunsen, der Zungenbelag dünn.

Milz- und Nieren-Yang sind schwach, im Körper ist zuviel »verschmutztes« Yin-Qi: Das Gesicht ist stumpf und aufgedunsen, die Kranken sind allgemein müde und lustlos, abgemagert, sie verspüren einen Druck in der Brust, haben Blähungen und wollen nicht essen, leiden unter Übelkeit und Erbrechen, der Harn fließt entweder nur kurz oder klar und reichlich. Es gibt dünnen Stuhl oder Durchfall, aber auch Verstopfung, einen raschen Herzschlag und Unruhezustände. Auch können Krämpfe und Ohnmachtsanfälle auftreten. Die Zunge ist blaß, weiß oder gelb und klebrig belegt.

Qi Gong

Mit Luftanhalten zur Ruhe kommen

Die beste Zeit für nierenstärkendes Qi Gong ist morgens zwischen drei und vier Uhr. Natürlich kann man die Übung auch zu einer anderen Tageszeit durchführen, nur entfaltet sie hier ihre größte Wirkung. Ein zweiter Punkt ist, daß es sich um eine sehr lange dauernde Übung handelt, denn Nierenstörungen sind sehr schwer zu behandeln. Täglich ein bis zwei Stunden wären das Optimum. Man verfährt hier am besten nach dem Grundsatz »Je länger, desto besser«.
Wir stehen frühmorgens auf, trinken ein Glas möglichst warmes Wasser und gehen zur Toilette. Wir suchen uns dann, wenn möglich, einen ruhigen Ort draußen oder vor dem geöffneten Fenster, wo wir uns mit dem Gesicht nach Süden gerichtet hinstellen. Die Hände ballen wir zu halben Fäusten, das Faustinnere zum Körper (Bild 190). Wir entspannen uns ganz, von oben nach unten, und schalten alle störenden Gedanken soweit wie möglich aus. Wir blicken nach vorn, aber ohne zu sehen, wir nehmen Geräusche nicht mehr auf.
Jetzt atmen wir durch die Nase ein, wobei wir den Unterleib einziehen und die Brust nach vorne strecken, den After nach oben und die Nieren zusammenziehen. Die Zungenspitze liegt leicht am oberen Gaumen. In unseren Gedanken versammeln wir jetzt das Qi im Punkt »Hundert Zusammenkünfte« (LG20).

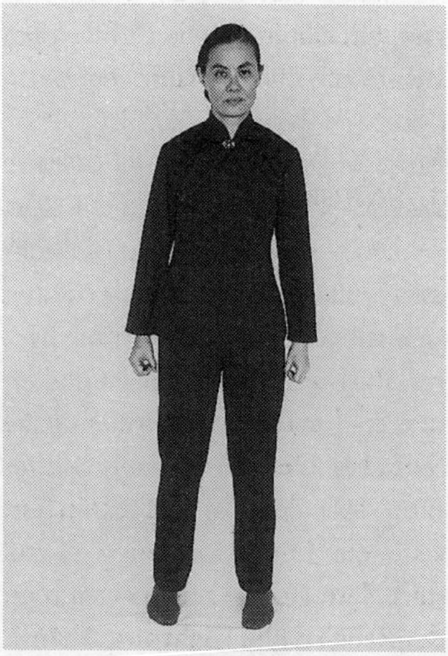

Bild 190

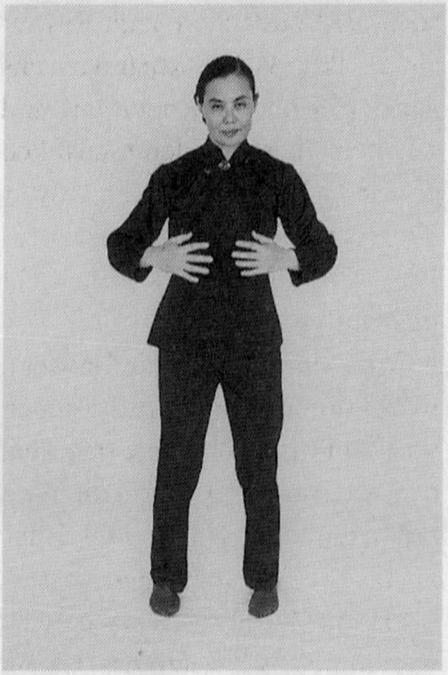

Bild 191

Wenn wir mit dem Einatmen fertig sind, halten wir die Luft an. Dabei sollte sich sehr viel Speichel in der Mundhöhle sammeln. Wenn das Anhalten der Luft beendet ist und wir auszuatmen beginnen, senken wir die Zungenspitze langsam und sachte nach unten und schlucken den Speichel in mehreren Portionen hinunter, in Gedanken bis hinab zum Dantian (siehe Seite 14). Der Körper sollte insgesamt sehr locker und entspannt sein, die Luft wird durch Mund und Nase gleichzeitig ausgeatmet, der Bauch dabei leicht vorgewölbt. Unsere Konzentration ruht auf dem Dantian. Dies wiederholen wir siebenmal.

Nach einer Pause, in der wir wie sonst ein- und ausatmen, führen wir die Übung erneut siebenmal durch. Wir üben, solange es uns möglich ist; wie gesagt wären ein bis zwei Stunden ideal. Während der Übung wenden wir keine Kraft an, wir atmen zwar bis zum Ende ein und aus, aber keinesfalls mit Anstrengung.

Übung auf den Laut »tsch-u-e-i«

Wir stellen uns entspannt auf, die Beine schulterbreit auseinander, und krallen uns mit den Zehen am Boden fest. Dann heben wir Arme und Hände und führen sie, als hielten sie einen Ball, vor die Magengrube (Bild 191). Wir gehen leicht in die Hocke und beginnen gleichzeitig auszuatmen, wobei wir laut »tsch-u-e-i« aussprechen. (Die Vokale sind u-e-i, ineinandergezogen, aber nicht zu »ai«, wie sonst beim deutschen »ei«.) Wir drücken fest mit den Fersen auf den Boden, während das Fußinnere eher locker aufliegt, so als stünden wir im Schlamm.

Beim Ausatmen führen wir nun das

Qi vom »Sprudelnden Quell« (N1) am Fuß nach oben: in den Unterleib hinein, aus dem wir dann die Luft, das Qi, wieder hinauspressen. Gleichzeitig mit dem Ausatmen ziehen wir den After ein, die Nieren in Gedanken zusammen. Auch der Kopf wird mit Kraft nach oben gestreckt. Auf diese Weise steigt das Nieren-Qi nach oben.

Nachdem wir fertig ausgeatmet haben, stehen wir aus der leichten Hocke auf und atmen gleichzeitig wieder ein (Bild 192). Dies wiederholen wir neun- bis achtzehnmal.

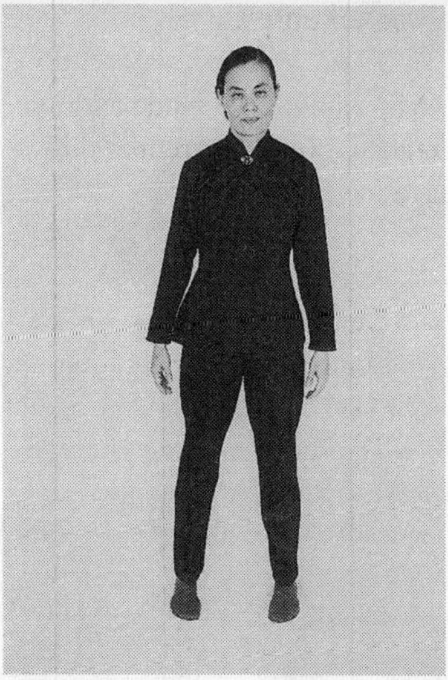

Bild 192

Die Übung mit der Acht

Diese Übung kann im Stehen oder Liegen ausgeführt werden. Zunächst entspannen wir den gesamten Körper. Dann konzentrieren wir uns auf unsere Nieren, die zum Zentrum, dem Mittelpunkt der Achterübung, werden, während Kopf und Füße die Endpunkte der Acht sind.

Wir lassen nun in Gedanken das Qi auf dieser Achterlinie kreisen, und zwar vom Kopf über den vorderen Oberkörper nach unten durch das Dantian zu den Nieren. Das Qi durchquert die beiden Nieren und tritt an den beiden Gesäßbacken hinten aus, läuft die Beine hinten hinab bis zu den Fußsohlen, wo es umkehrt und wieder nach oben wandert, über die Vorderseite der Beine hin zum Dantian und in die Nieren hinein, anschließend die Wirbelsäule entlang hinauf zum Kopf.

Wir wiederholen diesen Kreislauf so lange, bis wir in den Nieren eine deutliche Wärme spüren und uns insgesamt wohlig und warm fühlen. Es wäre gut, die Übung täglich zwei bis dreimal durchzuführen.

Eigenakupressur

Wir stimulieren und massieren täglich zwei- bis dreimal die folgenden Punkte:

- »Talverbindung« (Di4),
- »Gewundener Teich« (Di11),
- »Tor der Ursprungsenergie« (EG4),
- »Transportpunkt zu den Nieren« (B23),

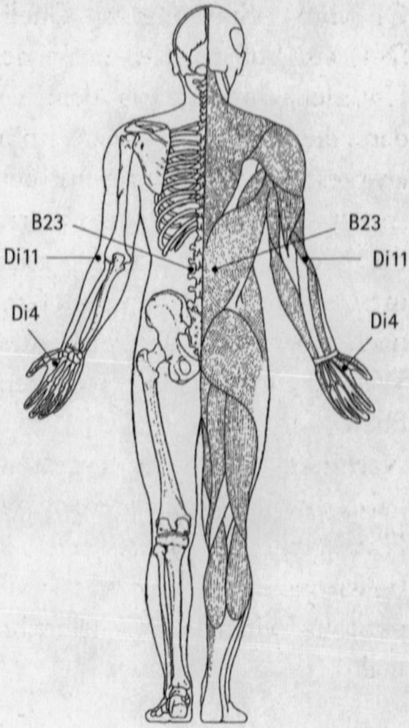

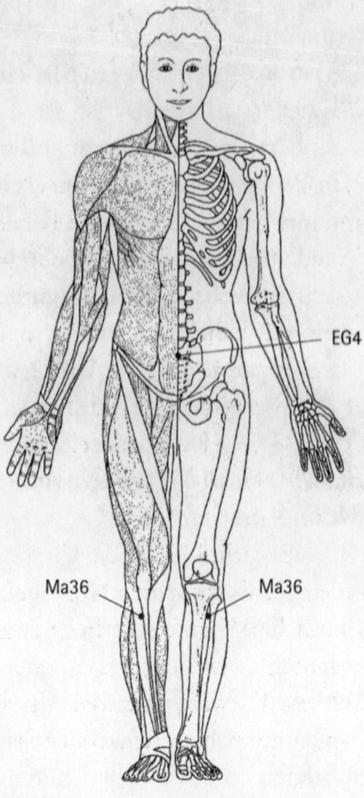

- »Quelle am Yang-Hügel« (GB34) und
- »Drei Meilen am Bein« (Ma36).

Außerdem reiben und massieren wir noch die Lenden und die Gegend um das Steißbein.

Rezepte

Bei Milz- und Yang-Schwäche

- Wir kochen einen gesäuberten und ausgenommenen Karpfen zusammen mit etwa 50 g Soja-

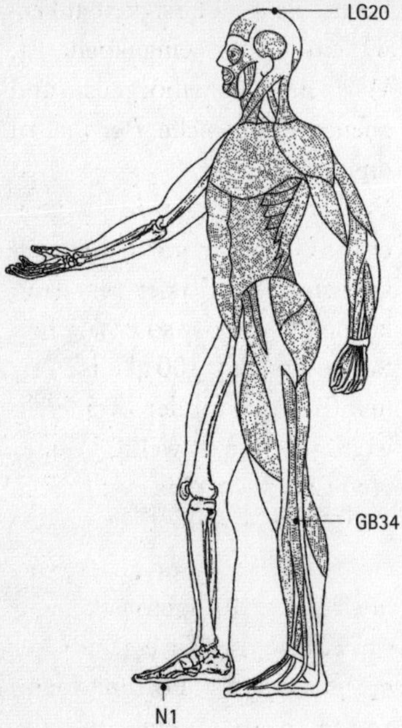

bohnen, 200 g Wachskürbis (außen grün, innen weiß) und etwas Lauch (nur den weißen Teil), salzen dann je nach Geschmack und essen das Ganze. Das Gericht ißt man täglich, am besten mittags und fünfzehn bis zwanzig Tage in Folge.

- Man wäscht etwa 50 g kleine rote Bohnen und 150 bis 200 g Reis und läßt sie mit entsprechend viel Wasser auf kleiner Flamme zu einem Brei kochen, salzt diesen dann leicht und fügt noch ein paar Tropfen Suppenwürze, zum Beispiel Maggi, hinzu. Der Brei wird warm gegessen.

Bei Milz- Nieren- und Yang-Schwäche

- Etwa 150 g dicke Bohnen und 150 g kleingeschnittenes Rindfleisch werden zusammen weich gekocht, dann leicht gesalzen und gegessen, am besten abends.
- Man kocht ein bis zwei frische Karpfen, nachdem man sie gesäubert und ausgenommen hat, in Wasser und etwas Salz. Dann nimmt man den Fisch heraus und kocht in der Suppe etwa 100 g Weich- oder Milchreis. Man ißt den Fisch wie auch die Reissuppe.

Bei Milz- und Nierenschwäche, Mangel an Qi und Blut

- Etwa 100 g schwarze Bohnen und 500 g mageres Schweinefleisch werden zusammen in Wasser gekocht und dann ein wenig gesalzen. Man ißt dieses Gericht auf zwei Portionen am

Tag verteilt fünfzehn bis zwanzig Tage in Folge.

- Eine Handvoll schwarzer Sesamkörner werden in einer Pfanne erwärmt und danach zerkleinert. Mit etwas Zucker kochen wir den Sesam in Wasser und trinken das Ganze. Dieses Rezept eignet sich besonders für Winterzeiten.

Bei Schwäche von Milz- und Nieren-Yang und zuviel »verschmutztem« Yin-Qi

- Etwa 50 g kleine schwarze Bohnen, das Fleisch von fünfzehn Longanfrüchten und fünfzehn rote Datteln werden in etwa drei großen Bechern Wasser gekocht, bis die Flüssigkeit auf etwa ein Drittel eingekocht ist. Wir nehmen morgens und abends eine solche Portion zu uns.
- Wir waschen und zerkleinern etwa 1000 g Lammknochen und kochen sie in Wasser aus, dann kochen wir in der so erhaltenen Suppe ungefähr 100 g Reis zu einem Brei. Wenn der Brei fertig ist, fügen wir ein wenig Weißes vom Lauch, drei bis fünf Stücke frischen Ingwer und ein bißchen Salz hinzu und lassen es noch einen Augenblick lang weiterkochen. Wir essen davon morgens eine Portion, eine zweite abends, ein Behandlungszyklus sollte zehn Tage lang dauern.

Prostatabeschwerden

Bei etwa fünfzig bis sechzig Prozent aller Männer tritt ab dem Alter von fünfzig Jahren eine Vorsteherdrüsenvergrößerung auf, wahrscheinlich aufgrund einer hormonellen Umstellung. Dabei kommt es nicht zur Vergrößerung des eigentlichen Prostatagewebes, sondern der ursprünglich weiblich angelegten sogenannten periurethralen Drüsen.

Da es keine Frühzeichen für Prostatakrebs gibt, ist eine Früherkennung nur durch regelmäßige ärztliche Untersuchung möglich. Männer jenseits des 45. Lebensjahres sollten sich die Prostata deshalb einmal im Jahr rektal abtasten lassen.

Vergrößerung der Prostata

Qi Gong

Übung in fünf Schritten
Wir stehen aufrecht, die Beine schulterbreit auseinander, wir sammeln uns innerlich und kommen zur Ruhe. Nun führen wir die Hände vor das Schambein, die Handflächen zeigen nach oben, die Mittelfinger stehen einander gegenüber, so als hielten wir auf flachen Händen einen Gegenstand vor dem Leib (Bild 193). Als Auftakt zur eigentlichen Übung atmen wir einmal auf unsere gewohnte Weise ein und legen dabei die Zunge an den vorderen oberen Gaumen.

Erster Schritt: Die eigentliche Übung beginnt mit einem langsa-

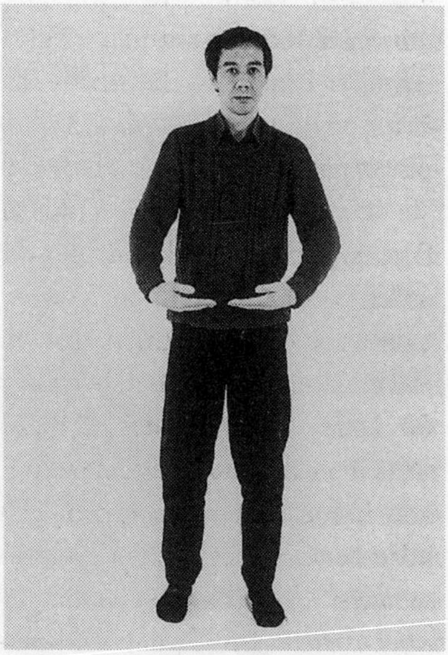

Bild 193

men Ausatmen. Bevor der nächste Schritt beschrieben wird, sei zuerst darauf aufmerksam gemacht, daß die folgende Atmung der Methode »umgekehrte Atmung« folgt, das heißt, statt beim Einatmen den Unterleib nach außen zu wölben, um ihn beim Ausatmen wieder zurückschrumpfen zu lassen, geht es bei dieser Übung umgekehrt: Beim Einatmen ziehen wir den Unterleib nach innen, dabei auch den After nach oben, beim Ausatmen lassen wir Unterleib und After wieder locker.

Zweiter Schritt: Nach dem langsamen und tiefen Ausatmen holen wir erneut Luft, jedoch nur etwa die Hälfte von der Menge, die wir normalerweise einatmen. Während des Einatmens heben wir die nach unten zeigenden Handflächen langsam nach oben bis vor die »Untere Magengrube« (EG10). Dies ist auch der Zielpunkt des Qi, welches wir, ebenfalls in Koordination mit dem Einatmen, mit unseren Gedanken von den beiden Punkten »Sprudelnder Quell« (N1) über die Innenseite der Füße und Beine nach oben leiten. Der Weg des Qi führt also vom »Sprudelnden Quell« (N1) über die »Yin-Ecke« (Le11), das »Zusammentreffen des Yin« (EG1) durch das »Meer des Qi« (EG6) bis zur »Unteren Magengrube« (EG10).

Dritter Schritt: Wenn wir jetzt wieder sehr langsam ausatmen, geben wir ebenfalls nicht die gesamte Luft ab wie gewöhnlich, sondern nur ungefähr ein Viertel, das heißt die Hälfte der im zweiten Schritt eingeatmeten Luft. Gleichzeitig mit dem Ausatmen wird die Zunge nach unten gesenkt, während wir die Handflächen wieder vor den Unterleib hinabführen (Bild 194). Das Qi sinkt dabei von der »Unteren Magengrube« (EG10) gleichfalls nach unten bis zu dem Punkt »Sprudelnder Quell« (N1). Am Ende des Ausatmens krallen wir

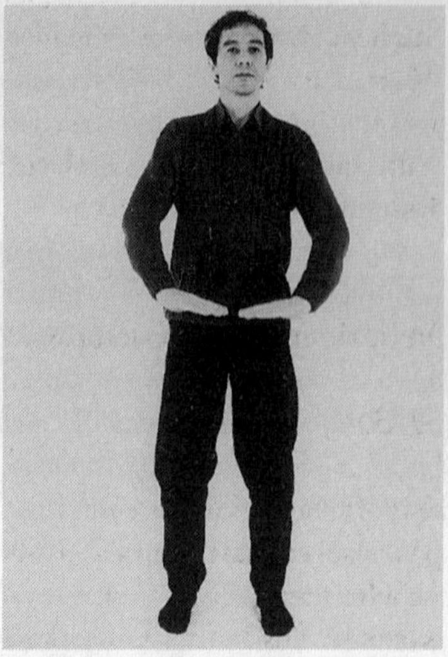

Bild 194

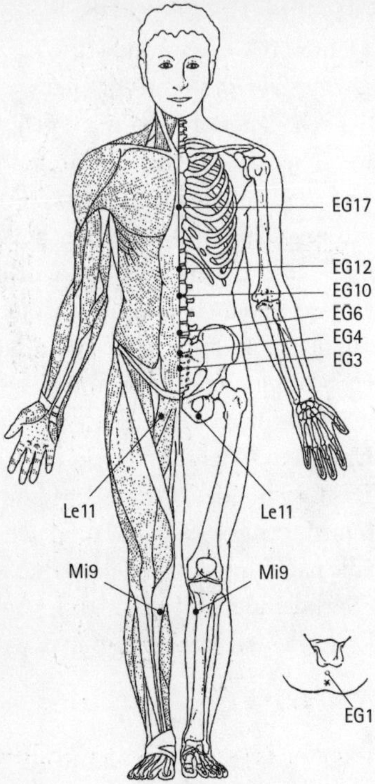

uns mit den Zehen am Boden fest.

Vierter Schritt: Als nächstes folgt ein vollständiger Zug des Einatmens, bei dem wir wieder die Zunge an den oberen Gaumen führen, die Hände umdrehen und diesmal bis zum Punkt »Brustkorbmitte« (EG17) heben, welcher auch Zielpunkt des erneut aufsteigenden Qi ist. Hier verläuft der Weg des Qi folgendermaßen: von den Punkten »Sprudelnder Quell« (N1) über die Fersen und hinten an den Beinen hoch bis zum »Zusammentreffen des Yin« (EG1), dann in den Unterleib zum Dantian (siehe Seite 14), durch die »Mittlere Magengrube« (EG12) bis zur »Brustkorbmitte« (EG17). Des weiteren kommt hier noch gleichzeitig eine Beugung des Oberkörpers nach vorne in einem Winkel von etwa 30 Grad hinzu (Bild 195).

Fünfter Schritt: Der letzte Schritt dieser Übung verläuft in der folgenden Weise: Wir atmen wieder aus, aber in drei Schritten, das heißt, wir lassen die Luft in drei »Portionen« austreten. Dabei

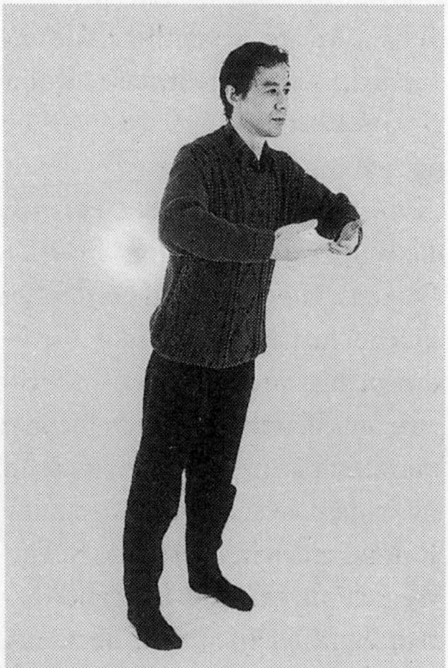

Bild 195

wird die Zunge gesenkt, auch die Hände werden wieder umgedreht und mit den Handflächen nach unten hinab vor den Unterleib gedrückt, gleichzeitig auch die Zehen losgelassen. Mit dem Ausatmen strömt das Qi ebenfalls wieder hinab bis zum »Sprudelnden Quell« (N1) und von dort in die Erde. Wenn wir unsere erste »Portion Luft« ausatmen, führen wir das Qi dreißig Zentimeter in die Erde, bei der zweiten Portion noch einmal dreißig Zentimeter, und auch bei dem letzten Drittel des Ausatmens wird das Qi weitere dreißig Zentimeter tief in die Erde geleitet.

Jetzt wird die eigentliche Übung mehrmals wiederholt, das heißt die Schritte zwei bis fünf.

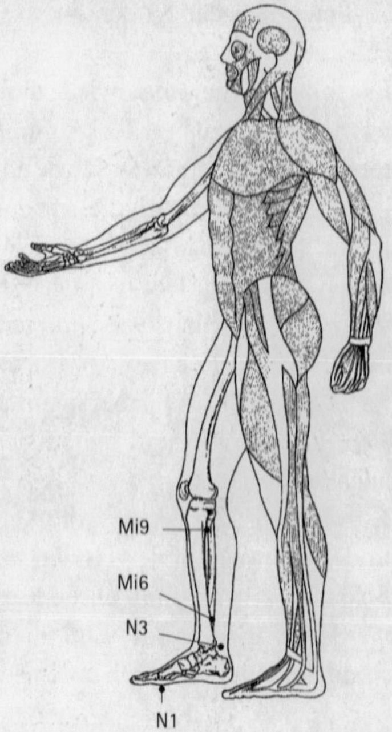

Allgemeine Hinweise zu dieser Übung

Diese Übung dient dem Heben und Senken der Hodensäcke. Es ist darauf zu achten, daß beim Schritt zwei nur bis zur Hälfte eingeatmet und auch beim nächsten Schritt nicht voll ausgeatmet wird. Die Luftmenge wird erst bei Schritt vier erhöht. Da beim Einatmen der Bauch nach innen und der After nach oben gezogen werden, heben sich auch die Hoden. Wenn wir mit den Zehen den Boden krallen, verstärken wir das Emporsteigen des Qi. Der Kern dieser Übung sind Schritt vier und fünf, bei denen wir voll ein- und ausatmen. Damit darf man aber nicht gleich anfangen, da dies für den Organismus zu anstrengend wäre. Deshalb wird zur Vorbereitung nur erst einmal mit der Hälfte begonnen. Die Atemzüge sollten langsam, gleichmäßig und auch entspannt verlaufen. Die Gedanken konzentrieren sich auf die Koordination der Bewegungen, um die Auf-und-ab-Bewegung der Hoden gut einzuleiten.

Es soll noch einmal wiederholt werden, daß es bei der Atmung nicht auf Kraftanwendung ankommt, sondern auf die genaue Koordination, nämlich beim Einatmen den Unterleib und den After ein- und hochzuziehen und sich auch mit den Zehen am Boden festzukrallen. Denn dabei spannen sich die Muskeln und heben sich auch die Hoden.

Ein weiterer Hinweis, wie die Auf-und-ab-Bewegung der Hoden bei Schritt vier und fünf unterstützt werden kann: Beim Einatmen, wenn der Unterleib nach innen gezogen wird, geht man ein wenig in die Knie und drückt die Oberschenkel etwas nach außen, wodurch sich die Fußspitzen ein wenig nach innen drehen. Dies verstärkt die Anspannung. Beim Ausatmen, wenn sich der Bauch nach vorne wölbt, richtet man sich wieder auf und stellt Knie und Oberschenkel gerade und entspannt sich.

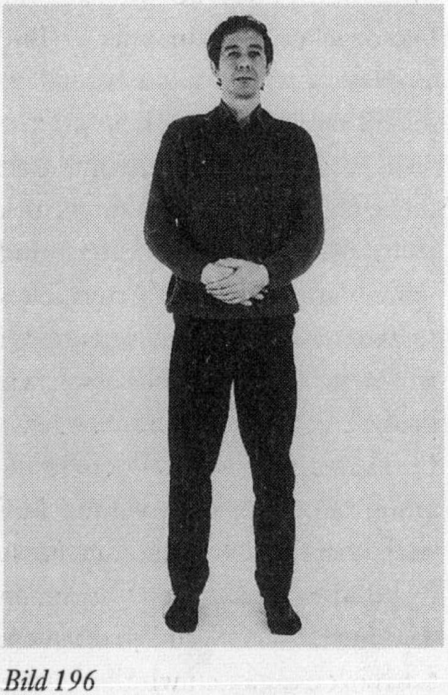

Bild 196

Prostataentzündung

Qi Gong

Übung mit dem Laut »s-ch-ü«

Wir stellen uns entspannt hin und legen beide Hände übereinander, die rechte unter der linken, auf das Dantian (Bild 196). Wir atmen zuerst aus, wobei die Zunge gerade im Mund liegt. Anschließend atmen wir durch die Nase ein und führen dabei die Zunge nach oben hinter die Zähne.

Beim nächsten Ausatmen formen wir deutlich hörbar den Laut »s-ch-ü« (»ch« wie in »ich«). Dies wiederholen wir dreimal. Das Ausatmen auf »s-ch-ü« fördert die Beruhigung des Gehirns und die Bewegung des Qi durch die Meridiane.

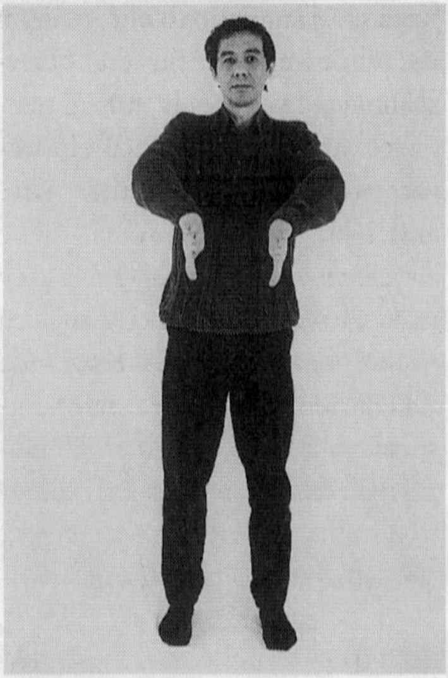

Bild 197

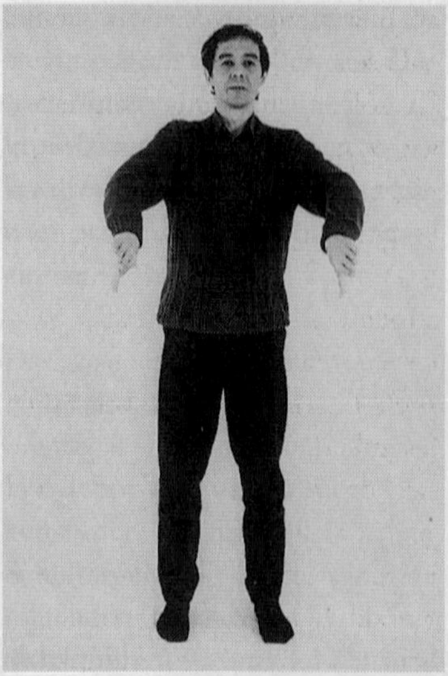

Bild 198

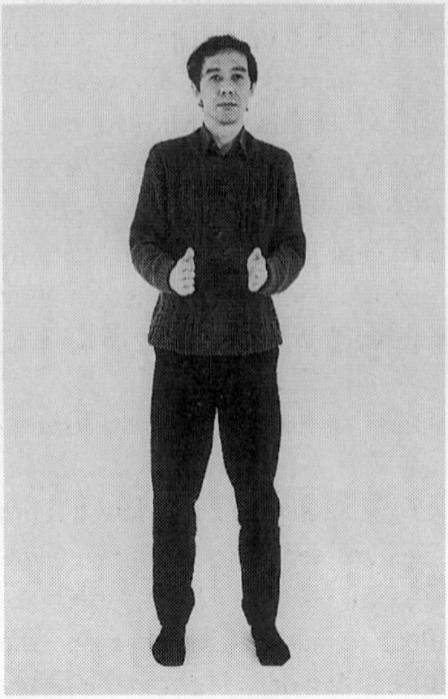

Bild 199

Nun strecken wir die Arme aus, die Handrücken zueinander (Bild 197), und öffnen beide Arme bis auf Körperbreite (Bild 198). Dort drehen wir die Hände um und führen sie zum Dantian zurück (Bild 199). Wir öffnen und schließen dreimal die Arme. Dies setzt den Kreislauf von Blut und Qi in Gang. Anschließend lassen wir beide Arme seitlich herabhängen.

Nach dieser vorbereitenden Bewegung setzen wir den rechten Fuß nach vorne, wobei nur die Ferse den Boden berührt. Jetzt beginnen wir, durch die Nase einzuatmen. Gleichzeitig führen wir die Hände

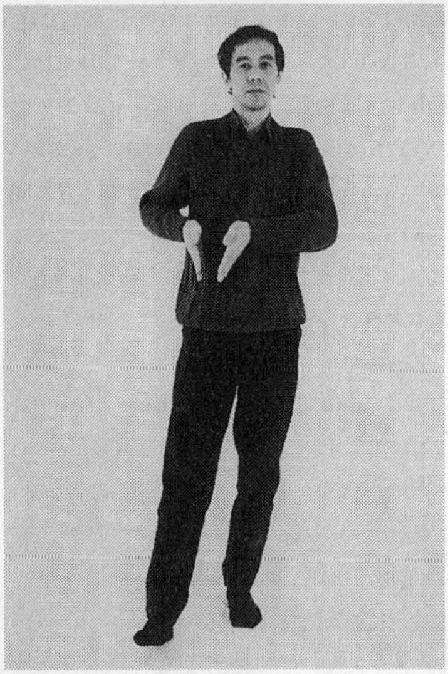

Bild 200

parallel, Handinnenflächen zueinander, Finger nach unten, in der Höhe der Leber etwa drei Zentimeter vor den Körper (Bild 200) und von dort gleich weiter nach unten bis zur Leiste (Bild 201). Jetzt atmen wir – ohne vorher auszuatmen! – erneut durch die Nase ein, während der ganze rechte Fuß auf den Boden aufgesetzt wird und wir gleichzeitig die beiden Hände parallel hochziehen bis zur oberen Bauchmitte unter den Nabel (Bild 202) und sie gleich weiter nach unten bis zum Schambein drücken (Bild 203). Hier halten wir einen kurzen Moment inne.

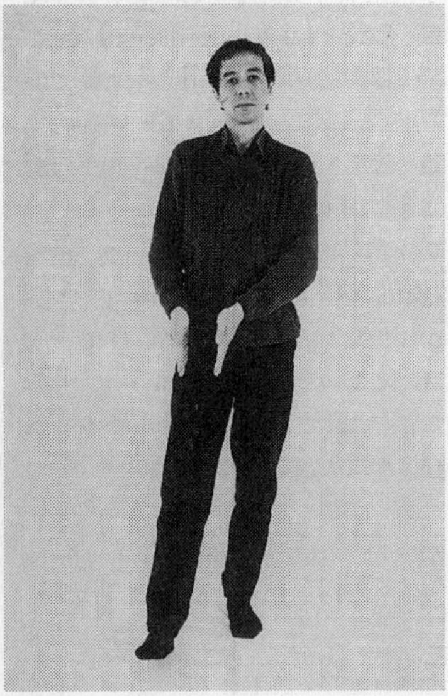

Bild 201

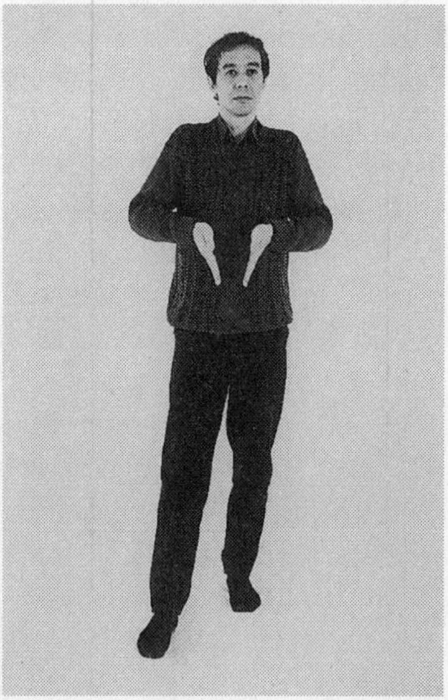

Bild 202

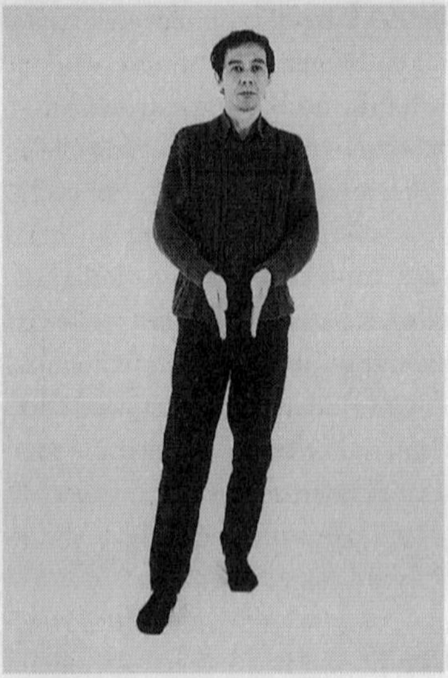

Bild 203

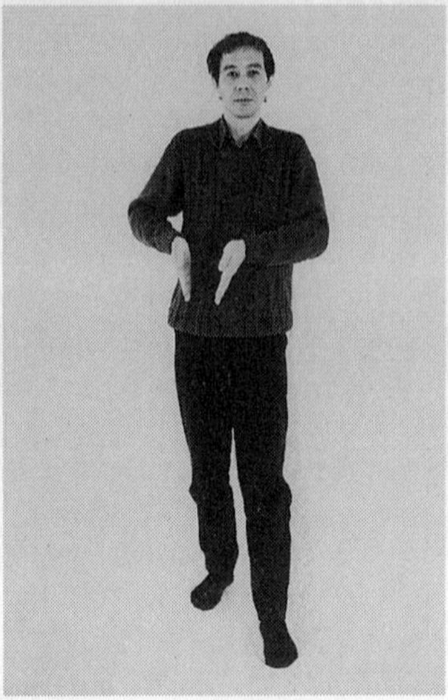

Bild 204

Nun folgt der linke Fuß. Er wird nach vorne mit der Ferse auf den Boden gesetzt, wobei wir immer noch den Atem anhalten. Wenn wir die Hände parallel von links nach oben und wieder vor die Leber führen (Bild 204), setzen wir gleichzeitig auch den linken Fuß fest auf und atmen dabei aus. Die Schritte des rechten und linken Fußes zählen als eine Einheit. Wir sollten pro Minute etwa dreißig dieser Schritteinheiten durchführen.

Nach etwa zwanzig Minuten beenden wir die Übung, wie wir sie angefangen haben, nur in der umgekehrten Reihenfolge. Das heißt, wir führen die Arme dreimal seitlich auseinander und wieder zusammen vor das Dantian, und anschließend atmen wir noch dreimal ein und auf »s-ch-ü« aus.

Diese Übung verlangt eine gute Koordination. Wer sich schwertut, kann zuerst die Bewegung der Hände allein üben, dann die Füße dazu setzen und sich zuletzt auf das Atmen konzentrieren.

Eigenakupressur

Wir massieren den Unterleib zunächst zwanzig- bis dreißigmal und drücken dann jeweils eine Minute lang die folgenden Punkte:

- »Meer des Qi« (EG6),
- »In der Mitte zwischen den Polen« (EG3),
- »Quelle am Yin-Hügel« (Mi9),
- »Zusammentreffen der drei Yin-Meridiane« (Mi6),
- »Großer Bach« (N3) und
- »Tor der Ursprungsenergie« (EG4).

Wir reiben mit der flachen Hand Unterleib und Hüftknochen jeweils hundertmal.
Diese Eigenakupressur sollte morgens und abends je einmal durchgeführt werden.

Rheumatisches Herzleiden

Bei dieser Krankheit führen rheumatische Beschwerden zu chronischem Herzleiden. In der chinesischen Medizin unterscheidet man die folgenden beiden Krankheitsmuster.

Herz- und Milzschwäche: Das Gesicht der Patienten ist von grauer, bleicher Farbe, das Herz schlägt nervös, der Atem geht kurz, es kommt zu Schwindelanfällen, insgesamt fühlen sich die Kranken schwach und kraftlos, sie haben wenig Appetit, manchmal auch Durchfall. Die Zunge ist hellrot, der Belag dünn und weiß.

Herz- und Nierenschwäche: Symptome sind hier keuchender Atem, ziehender Schmerz in Körper und Gliedmaßen, kurzer und geringer Harnfluß. Wenn das Yin zu schwach ist, sind die Wangen rot, das Herz ist unruhig. Schlafstörungen treten auf, Mund und Lippen sind trocken, die Zunge ist dunkel und hat keinen Belag, der Puls ist dünn und hoch. Wenn es an Yang fehlt, kommt es zu Herzrasen, Schwindelanfällen, weißer Gesichtsfarbe, Frösteln mit kalten Händen und Füßen, Kurzatmigkeit und einer Unfähigkeit, sich ruhig hinzulegen. Die Beine sind geschwollen. Die Zunge ist hellrot und weiß belegt.

Qi Gong

Das Herz kräftigen

Vor Beginn dieser Übung gehen wir zur Toilette und entleeren Darm und Harnblase. Zunächst lassen wir uns etwa eine Viertelstunde lang innerlich ganz zur Ruhe kommen und versuchen, alle störenden Gedanken abzulegen.

Dann setzen wir uns auf einen Stuhl, die Beine schulterbreit auseinander, die Hände auf den Oberschenkeln. Die Haltung sollte natürlich und bequem sein (Bild 205). Der Mund wird leicht geschlossen, die Zunge berührt den oberen Gaumen hinter den Zähnen.

Unsere Gedanken leiten wir jetzt ganz langsam vom Kopf bis zu den Füßen, um den Körper Abschnitt

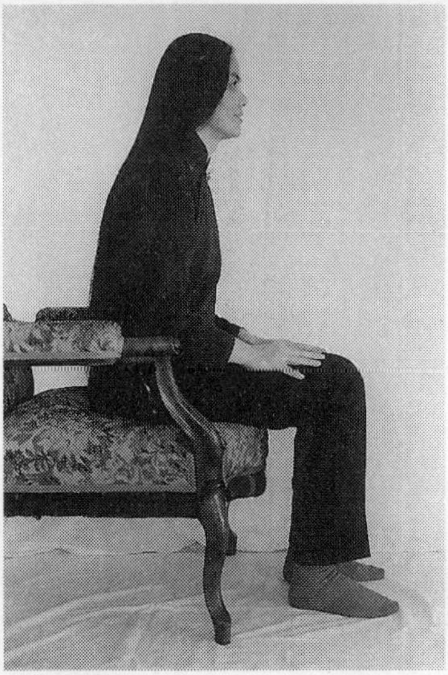

Bild 205

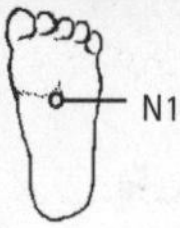

um Abschnitt zu entspannen. Dabei wird das Qi von oben hinab zum Punkt N1, dem »Sprudelnden Quell« am Fuß, geführt. Wenn es dort angekommen ist, schließen wir beide Augen erst halb, so daß nur noch ein schmaler Lichtstrahl einfällt, dann ganz und konzentrieren uns dabei auf den Punkt zwischen unseren Augen.

Sobald wir dort unsere Gedanken gesammelt haben, leiten wir das Qi hinab zum Bauchnabel. Von dort führen wir es beim Einatmen durch den Körper hindurch zum Rücken, so als atmeten wir es ein und zögen es durch den Bauchnabel nach hinten durch. Anschließend entspannen wir den Unterleib und atmen das Qi in Gedanken durch den Nabel wieder nach vorne hin aus. Dies heißt in der chinesischen Heilkunde »Nabelatmung«. Die »Nabelatmung« führen wir nur einmal durch.

Zum Abschluß der Übung sammeln wir in Gedanken das Qi noch einmal am Bauchnabel und lassen es um ihn herumkreisen, 36mal, beginnend mit kleinen Kreisen innen, nach außen hin größer werdend und von links nach rechts, dann in umgekehrter Richtung, vom äußeren Kreis wieder kleiner werdend nach innen, 24mal, um das Qi im Zentrum des Bauchnabels zu sammeln. Nach einem kurzen Moment des Innehaltens entspannen wir den Unterleib und beenden die Übung.

Allgemeine Hinweise

Die Dauer dieser Übung sollten wir unserem Gesundheitszustand entsprechend von anfangs zehn Minuten auf später eine Stunde

allmählich steigern. Auf keinen Fall sollten wir sofort sehr lange üben.
Störende Gedanken beeinträchtigen die Wirkung der Übung. Sollten sie während des Übens auftauchen, hilft es, mehrmals mit den Augenlidern auf- und zuzu»klimpern«, um sie zu vertreiben. Insgesamt sollten alle »vier Tore« geschlossen sein, das heißt, Augen, Ohren, Nase und Mund verschließen sich gegen Eindrücke von außen.
Für diese Übung brauchen wir Geduld, durch sie »hindurchzuhetzen« macht sie wirkungslos.
Weder Hunger noch Völlegefühl sind der Übung dienlich.
In dem Zeitraum, über den man diese Übung täglich durchführt, sollten wir uns der sexuellen Betätigung enthalten.
Nach der Übung geht man am besten noch etwa zehn bis zwanzig Minuten spazieren, sollte sich aber keinesfalls gleich schlafen legen.

Übung, bei der wir die Arme schwenken

Wir stellen uns hin, die Beine schulterbreit auseinander, die

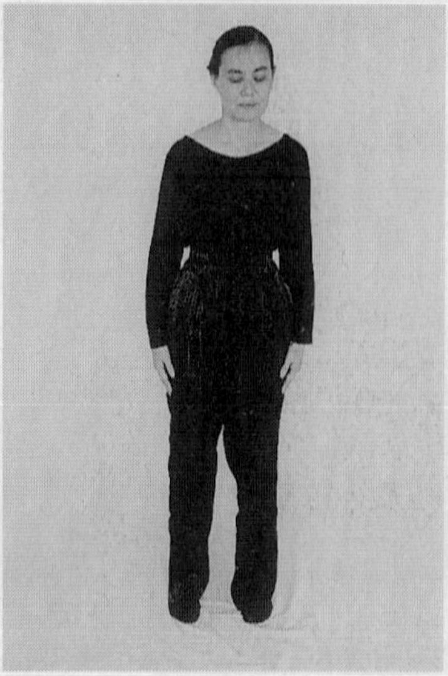

Bild 206

Fußspitzen geradeaus, den Körper in natürlicher Haltung (Bild 206). In Gedanken entspannen wir nun unseren ganzen Körper Teil für Teil, angefangen vom Kopf über die Brust, den Rücken, Unterleib, die Oberschenkel, Unterschenkel bis hinab zu den Fersen. Die Arme hängen herab, die Handflächen nach innen, die Mittelfinger entlang der Hosennaht. Der Mund wird leicht geschlossen, die Zunge bleibt am vorderen oberen Gaumen, die Augen sind geschlossen. Wir atmen durch die Nase ein und aus, wobei wir das Qi in das Dantian (siehe Seite 14) senken. Wir

verharren so etwa drei bis fünf Minuten.
Den im Mund gesammelten Speichel schlucken wir in drei Portionen langsam hinunter. Beim Atmen achten wir auf langsame, gleichmäßige und tiefe Atemzüge, durch die der Unterleib sich hebt und senkt. Wir wenden jedoch keinerlei Kraft an.

Arme schwenken
Nachdem wir eine Weile in der vorbereitenden Stellung verharrt haben und innerlich zur Ruhe gekommen sind, heben wir langsam die Arme nach oben bis zur

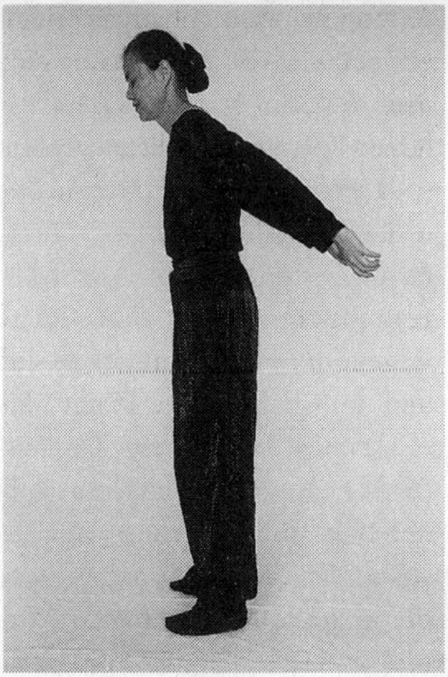

Bild 208

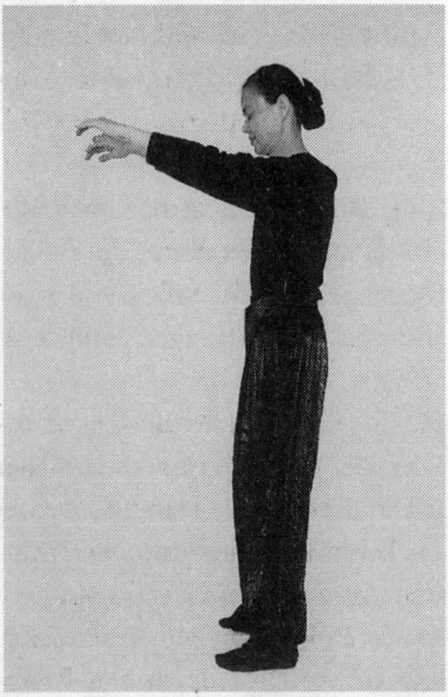

Bild 207

Brusthöhe, die Handflächen nach unten (Bild 207), und beginnen nun, die Arme zurück (Bild 208) und dann wieder nach vorn zu schwenken. Während der Vorwärtsbewegung atmen wir ein, beim Schwenken nach hinten atmen wir wieder aus. Wir wiederholen dies mehrmals.
Wir sollten möglichst alle störenden Gedanken ausschalten, unsere Konzentration auf das Dantian richten und voll innerer Ruhe sein. Wer damit noch Schwierigkeiten hat, kann die Armbewegungen mitzählen, um so einfallende Gedanken leichter abzuwehren. Zu

Anfang schwenkt man die Arme etwa 200- bis 300mal, später kann man die Zahl bis auf tausend erhöhen. Natürlich sollte jeder nur so lange üben, wie er oder sie sich dabei wohl fühlt.

Es ist darauf zu achten, daß die Handflächen vorne nach unten zeigen, die Finger entspannt sind und das Qi durch die Punkte P8, »Palast der Arbeit«, ein- und austritt. Dies unterstützen wir bewußt durch unsere Gedanken, aber erst wenn wir nach längerem regelmäßigem Üben mit den Bewegungen schon gut vertraut sind. Dann denken wir daran, beim Schwenken der Arme nach vorne reines Qi durch die beiden P8-Punkte in den Körper hereinzuziehen, um dann beim Schwenken der Arme nach hinten das unreine Qi wieder auszustoßen.

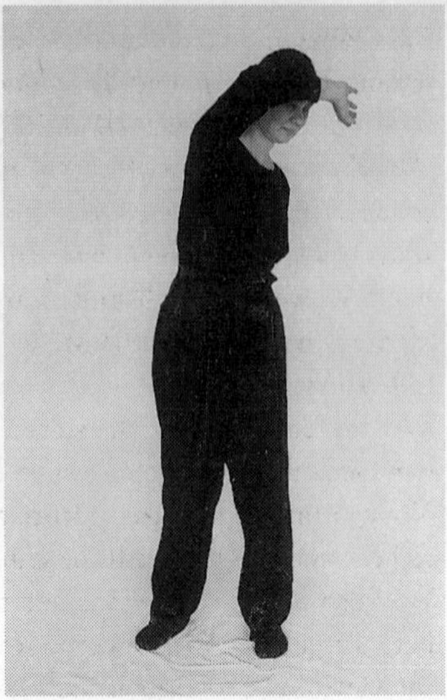

Bild 209

Schwenken der Arme im Kreis

Nach dem vorigen Übungsteil verharren wir wieder ruhig in der Vorbereitungshaltung und machen etwa zwei Minuten lang Pause. Dann heben wir den rechten Arm vor die Stirn, das rechte Bein wird im Knie leicht gebeugt, die rechte Ferse dreht sich etwas nach außen, gleichzeitig drehen sich Kopf, Hals, Schultern, Oberkörper und Hüfte dabei nach links (Bild 209). Die Bewegung des rechten Arms und Fußes wird mit der übrigen Körperbewegung nach links koordiniert. Der Arm steht nun in Bogenform vor der Stirn, die Handfläche nach links außen und oben gerichtet, die Finger sind entspannt.

Gleichzeitig mit der Bewegung des rechten Arms schwenkt auch der linke Arm, die Hand zu einer lockeren Faust geformt, nach hinten bis zum Kreuz, das Faustinnere nach außen zeigend (Bild 210). Nach Vollendung dieser Bewegung gehen wir in die Ausgangs-

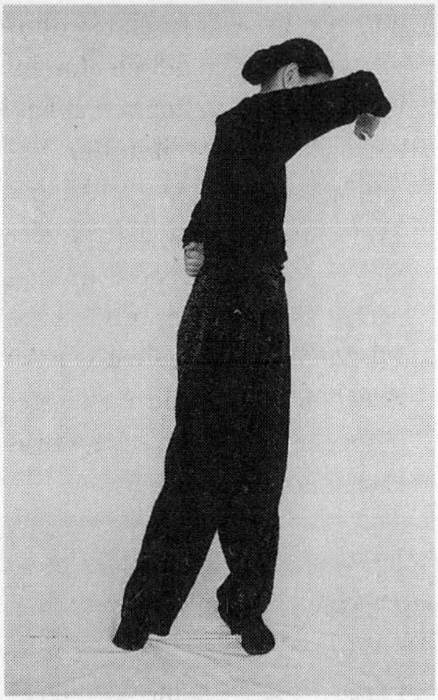

Bild 210

stellung zurück und wiederholen die Übung insgesamt zwölfmal. Anschließend machen wir sie seitenverkehrt, das heißt, der linke Arm wird vor die Stirn gehoben, der Körper dreht sich nach rechts, die rechte Faust schwenkt nach hinten ins Kreuz.

Abschluß

Nach Beendigung dieses Übungsteils lassen wir die Arme beidseitig herunterhängen, schließen die Augen leicht, atmen auf unsere gewohnte Weise etwa drei Minuten lang tief ein und aus, wobei wir den im Mund gesammelten Speichel dann in drei Portionen hinunterschlucken.

Als nächstes legen wir die rechte Hand auf das Dantian, die linke Hand auf die rechte, und reiben sanft im Uhrzeigersinn kreisförmig über den Bauch – in zuerst kleinen, dann immer größer werdenden Kreisen, 24mal, bevor wir die Richtung umkehren und in immer kleiner werdenden Kreisen

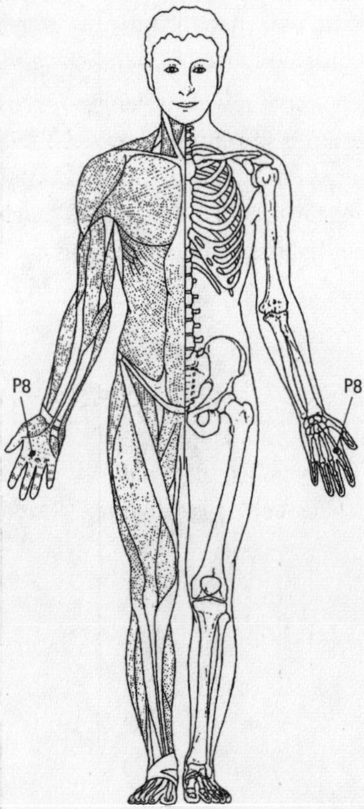

gegen den Uhrzeigersinn zum Zentrum zurückkehren. Die Konzentration bleibt auf das Dantian gerichtet.

Allgemeine Hinweise

Diese Übung braucht nicht viel Kraft, stärkt aber den ganzen Organismus. Sie ist hervorragend geeignet für schwache Menschen, die häufig krank sind, oder für ältere und auch ganz alte Menschen. Am besten macht man diese Übung zweimal am Tag, frühmorgens und spätabends. Allerdings sollte man sich nicht überanstrengen, sondern nur so lange und so viel üben, wie es einem angenehm ist. Unter Umständen kann man sich auch nur Teile der Übung vornehmen.

Rezepte

Bei Herz- und Milzschwäche

- Wir geben etwa 30 bis 60 g Maismehl in kochendes Wasser und verühren es zu einem dünnen Brei. Während wir ihn auf kleiner Hitze weiter warm halten, würzen wir ihn mit Sesamöl, Lauch, Ingwer und Salz.
- Wir schneiden etwa 120 g Zwiebeln in dünne Scheiben. Zunächst erhitzen wir nun etwas Pflanzenöl, dann geben wir die Zwiebeln hinein, rühren sie herum, geben Salz, Sojasoße, etwas Essig und Zucker dazu.

Bei Herz- und Nierenschwäche

- Etwa 250 g kleine schwarze Bohnen werden in einer entsprechenden Menge Wasser erhitzt und zu einem dünnen Brei verkocht. Wir trinken die Suppe und essen die Bohnen.
- Frühmorgens kauen wir ein paar Kastanien möglichst lange. Wir kochen auch einen Brei aus Reis zusammen mit Schweineleber.

Schlafstörungen

Schlafstörungen werden in der chinesischen Heilkunde gemäß den Mustern an Symptomen in vier verschiedene Typen unterteilt.
Störung der Leber, zuviel Feuer: Außer unter Schlaflosigkeit leiden die Betroffenen auch noch an Unruhezuständen, leichter Erregbarkeit und Jähzorn, unter Durst und dem ständigem Wunsch zu trinken, bitterem Geschmack im Mund, unter Rötung der Augen und Verstopfung.
Schleimbildung zu stark und zu heiß, die Meridiane sind blockiert: Hier kommen zu den Schlafstörungen noch allgemeine Unruhe, ein schwerer Kopf, viel Auswurf, Beklemmungen in der Brust, saures Aufstoßen und bitterer Geschmack im Mund hinzu.
Yin-Schwäche, zuviel Feuer: Hier treten nervöse Unruhe und Herzklopfen auf, Schwindelanfälle, Ohrengeräusche, heiße Hand- und Fußinnenflächen, auch Vergeßlichkeit.
Herz- und Milzschwäche: Die Patienten träumen häufig und wachen leicht auf, verspüren oft Herzklopfen und sind vergeßlich. Sie haben Schwindelanfälle und fühlen sich allgemein schwach und erschöpft.

Qi Gong

Der kleine Kreis

Wir liegen im Bett auf dem Rücken, Kopf, Körper und Beine sind natürlich ausgestreckt. Die Hände legen wir übereinander auf das Dantian (siehe Seite 14; Bild 211). Durch die Nase atmen wir nun tief ein, so als wollten wir unseren gesamten Körper mit Luft füllen, anschließend atmen wir durch den Mund langsam aus.
Gleichzeitig mit dem Ausatmen nehmen wir in Gedanken eine umfassende Entspannung vor, beginnend beim Kopf bis hinunter zu den Füßen, wobei wir zu dem Gefühl gelangen sollten, auf Wolken zu schweben – wie in Schwerelosigkeit. Wenn wir jetzt erneut einatmen, führen wir unsere Gedanken vom Dantian hin zum »Zusammentreffen des Yin«

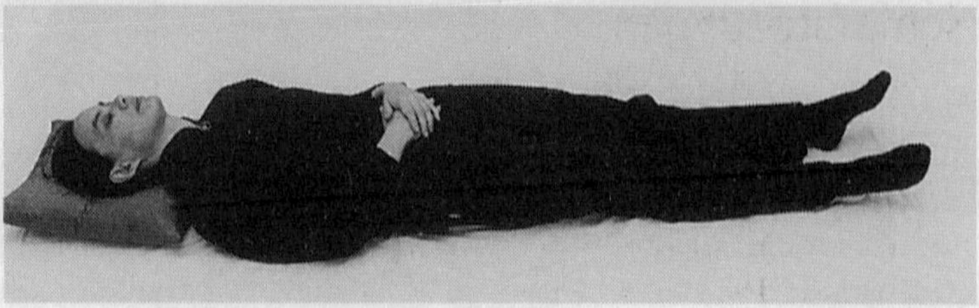

Bild 211

(EG1) am Damm und von dort an der hinteren Körperseite dem Lenkergefäß entlang (siehe Anhang) hinauf zum Kopf. Beim Ausatmen gehen wir den Weg vom Kopf hinab zum Dantian, diesmal aber das Empfängergefäß vorn am Körper entlang. Dies wiederholen wir so oft, bis wir einschlafen.

Drei-Stufen-Übung

Wenn jemandem aus irgendeinem Grund die oben beschriebene Übung schwerfällt, kann er es mit dieser vielleicht etwas leichteren versuchen.

Wir liegen im Bett auf dem Rücken, die Arme nach Belieben, wir atmen auf die uns gewohnte Weise. Nachdem wir uns soweit wie möglich entspannt haben, lassen wir unsere Gedanken vom Kopf ganz langsam über die Vorderseite des Körpers bis zu den Fußspitzen hinabgleiten. Anschließend führen wir unsere Gedanken wiederum vom Kopf hinab bis zu den Fersen, diesmal nur über den Rücken. Beim drittenmal stellen wir uns den Weg der Gedanken

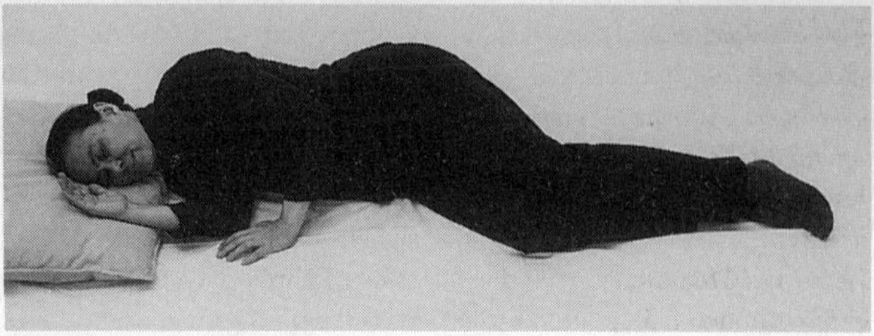

Bild 212

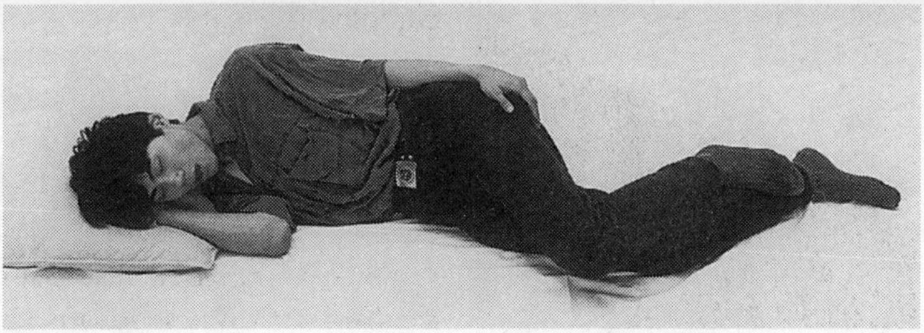

Bild 213

im Körperinneren vor und enden in der Fußmitte.
Wir wiederholen diese drei Stufen der Übung so lange, bis wir einschlafen.

Atemübung zum Dantian

Für diese Übung können wir uns hinlegen, wie es uns am bequemsten ist, am günstigsten jedoch wäre es, sich auf die rechte Seite zu legen (Bild 212). Wir schließen beide Augen leicht, atmen dann bewußt in das Dantian hinein und gehen zu einer tiefen Bauchatmung über, die Konzentration immer auf diesen Bereich gerichtet. Die Gedanken folgen der Auf-und-ab-Bewegung des Atmens. Wir können auch eine Hand auf den Unterleib legen, um uns die Atembewegung noch bewußter zu machen.
Wenn wir uns ganz von störenden Gedanken befreit haben, sollten wir das Gefühl bekommen, auf Wolken zu schweben und in die Schwerelosigkeit einzutreten. Wir schlafen ein.

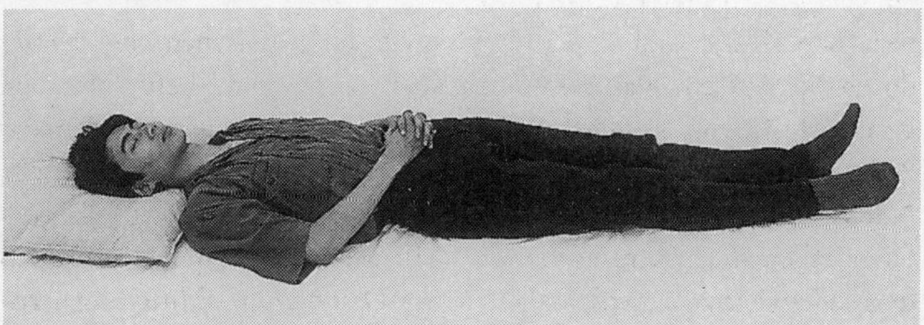

Bild 214

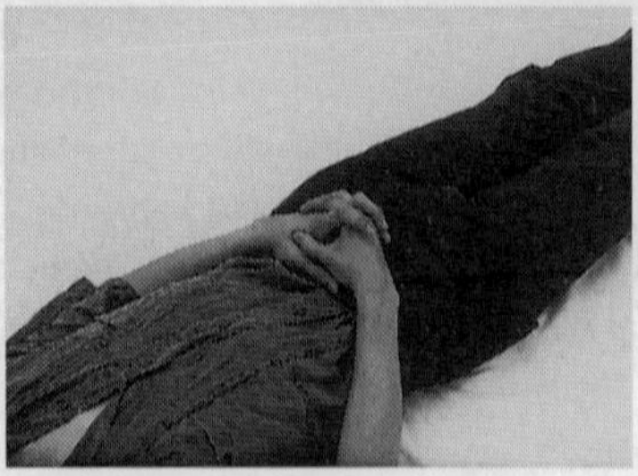

Bild 215

Gähnen bei geschlossenen Augen

Wir legen uns gerade hin oder auf die Seite, beide Augen leicht geschlossen, den Unterkiefer etwas

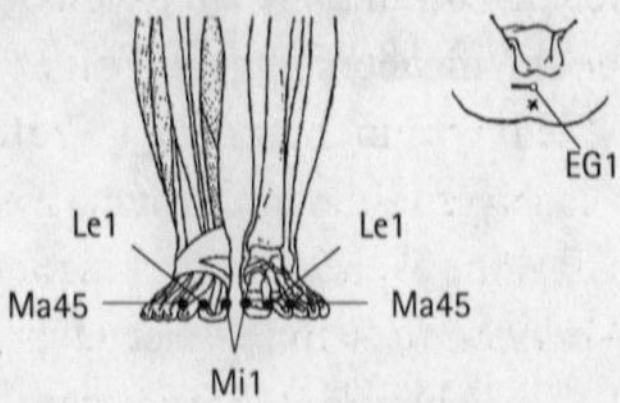

nach unten gezogen, ohne jedoch zu verspannen. Jetzt öffnen wir weit den Mund und atmen tief durch die Nase ein. Das Ausatmen wird nicht bewußt gesteuert (Bild 213).
Nach kurzer Zeit sollte es uns sehr leicht fallen zu gähnen. Wenn wir drei- oder viermal aus vollem Herzen gegähnt haben, sind wir dem Einschlafen schon ganz nahe.

Eigenakupressur

Der »Schlafpunkt«

Wir liegen im Bett auf dem Rücken, die Hände mit verschränkten Fingern auf dem Dantian (Bild 214). Zuerst pressen wir mit dem Daumen der linken Hand den »Schlaf-Punkt« der rechten Hand, bis zu 120mal, anschließend umgekehrt, das heißt mit dem Daumen der rechten Hand den Schlafpunkt auf der linken (Bild 215). Wir wiederholen dies zwei-, dreimal, dann sollten wir rasch einschlafen können.
Der »Schlafpunkt« ist ein erst kürzlich entdeckter Punkt und liegt auf dem Dickdarmmeridian in der Mitte zwischen den beiden Punkten Di4 und Di3.

Bei Alpträumen

Auch für Menschen, die häufig sehr intensiv und heftig träumen oder unter Alpträumen leiden, hat sich die Eigenakupressur als sehr hilfreich erwiesen.
Mit der Daumenspitze oder auch mit Daumen und Mittelfinger zusammen pressen wir folgende Punkte an unseren Füßen: den

»Scharfen Wechsel« (Ma45), das »Verborgene Weiß« (Mi1) und den »Großen Dicken« (Le1).

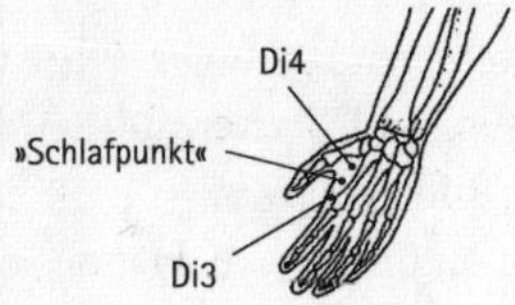

Rezepte

Bei Leberstörungen und zuviel Feuer

Zwischen 30 und 60 g Maisbart (das sind die Fäden der Maiskolben, im »Chinaladen« erhältlich) und 100 bis 150 g Süßwassermuschelfleisch werden in Wasser zu einer Suppe verkocht. Eine solche Portion nehmen wir jeden zweiten Tag zu uns.

Bei zu starker Schleimbildung und blockierten Meridianen

Wir lassen zuerst etwa 15 g grüne Mungbohnen in Wasser etwas einweichen und kochen sie dann zusammen mit ungefähr 30 g Reis und 15 g Tränengras (alles im »Chinaladen« zu haben) zu einem Brei. Eine solche Portion essen wir zweimal pro Tag. Man kann auch ein Vielfaches der Menge vorbereiten und sich je nach Bedarf eine Portion aus dem Eisschrank holen und erwärmen.

Bei Herz- und Milzschwäche

- Mit etwas Wasser verkochen wir ungefähr 100 g Haferflocken, 18 g Süßholz und fünfzehn rote Datteln (beides im »Chinaladen« erhältlich). Diesen Brei essen wir morgens und abends und mehrere Tage in Folge.
- Wir brauchen etwa 250 g schwarze Sesamkörner, 250 g Walnußkerne, 500 g braunen Zucker. Zuerst geben wir den Zucker in eine Pfanne und lassen ihn mit ein wenig Wasser verkochen, dann fügen wir die separat erhitzten Sesamkörner und Walnußkerne dazu und verrühren das Ganze. Wir ölen einen Teller leicht mit Sesamöl ein und gießen den Brei darauf. Wenn die Paste etwas kalt geworden ist, schneiden wir uns immer mal wieder ein Stück davon ab und essen es.

Schlaganfall

Ein Schlaganfall resultiert aus einem Ungleichgewicht von Yin und Yang in den festen und Hohlorganen, vor allem aber wenn Herz, Leber, Nieren und Milz in ihren Funktionen gestört sind. Das führt zu einem Mangel an »wahrem Qi«, zu einer Blockade von Wind und Feuer, so daß zuletzt Blut und Qi in die verkehrte Richtung fließen, nach oben steigen und alle Meridiane stören. Es kommt zu einem plötzlichen Anfall, der das Gesicht verzerren und zu Teillähmungen, auch zu Sprechstörungen oder gar zu einer Persönlichkeitsveränderung führen kann.

Die folgenden kombinierten Qi-Gong- und Eigenakupressurmaßnahmen können begleitend zur Therapie eingesetzt werden.

Qi Gong und Eigenakupressur

Das Qi wieder zum Fließen bringen

Wir reiben unsere Handflächen aneinander, bis sie warm geworden sind. Diese legen wir dann auf die Augen und drehen 36mal unsere Augäpfel im Kreis.

Wir legen unsere Hände auf die Ohrmuscheln, die Finger nach oben gerichtet, und versetzen die Ohren ebenfalls 36mal in eine kreisende, zuerst rückwärts gerichtete Bewegung.

Nun legen wir die Hände wiederum auf die Ohren und klopfen mit dem Mittelfinger 36mal den Schädelknochen hinter dem Ohr (Bild 216).

Wir schließen den Mund ganz leicht und »hacken« mit den Zähnen 36mal aufeinander.

Wir drehen den Kopf nach links und nach rechts, wobei wir auch mit den Augen nach hinten schauen: 24mal nach jeder Seite.

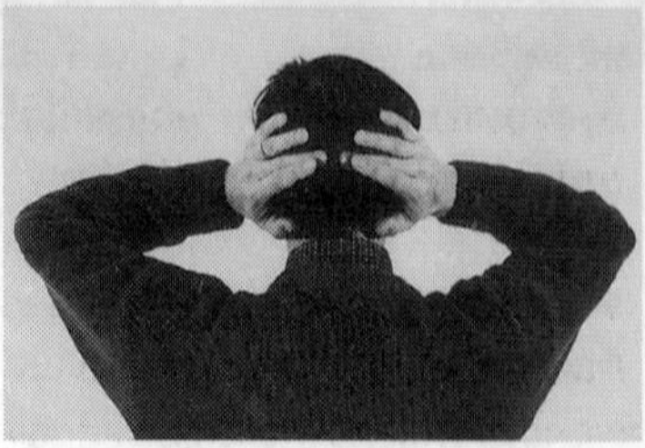

Bild 216

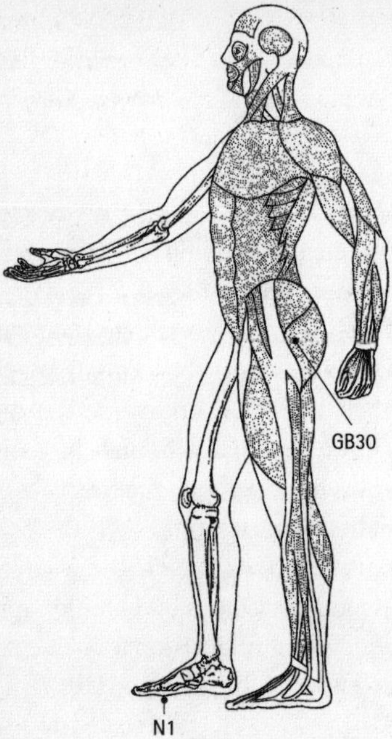

Die Hände stemmen wir in die Hüfte und drehen unseren Oberkörper zuerst nach links, dann nach rechts, in jede Richtung 36mal.
Wir reiben uns wieder die Handflächen warm und streichen damit zuerst 36mal über den Unterleib, anschließend ebenfalls 36mal über die Lenden.
Mit einer locker geballten Faust klopfen wir den Punkt »Im Kreis springen« (GB30), zuerst den linken, dann den rechten, jeweils 54mal.
Wir erwärmen wieder unsere Handflächen und streichen damit 54mal über unser Gesicht. Mit den warmgeriebenen Handflächen massieren wir die Punkte »Sprudelnder Quell« (N1) am Fuß, zuerst den linken, danach den rechten, jeweils 54mal.
Diese Übungsreihe machen wir täglich vormittags.

Übung im stillen Sitzen

Wir setzen uns in den Schneidersitz oder auf einen Stuhl und kommen innerlich zur Ruhe. Alle störenden Gedanken werden ausgeschaltet. Wenn wir zu unruhig sind, gerade gegessen haben oder aus irgendeinem Grund nicht abschalten können, sollten wir diese Übung nicht durchführen, sie wäre wertlos.
Wir richten den Oberkörper gerade auf und warten darauf, daß das Qi nach oben steigt. Wir schließen die Augen nicht völlig und schauen nach unten in Richtung Dantian (siehe Seite 14). Die Zunge legen wir an den oberen vorderen Gaumen und warten darauf, daß sich Speichel sammelt. Wenn wir den Mund voll Speichel haben, spülen wir die Mundhöhle damit. Dann

schlucken wir den Speichel, auf drei Portionen verteilt, hinunter und leiten ihn in Gedanken ins Dantian.
Wir achten nun auf unser Atmen, das in langsamen, regelmäßigen und tiefen Zügen vor sich gehen sollte. Wir achten darauf, möglichst ohne jeden Gedanken zu bleiben.
Diese Übung wird täglich nachmittags ein- bis zweimal durchgeführt, bis zu jeweils eine Stunde lang.

»Kämmen«

Am besten eignet sich ein breiter, grober Kamm aus Holz, dessen Finger nicht spitz sind.
Wir stehen aufrecht, die Beine in Schulterbreite auseinander, die Knie nicht durchgedrückt, Hals und Kopf senkrecht, die Brust ein wenig eingezogen, der Rücken aber gerade, Schultern gesenkt, Arme locker an den Seiten. Der ganze Körper wird schrittweise von oben nach unten entspannt. Wer sich sehr schwach fühlt, kann die Übung auch im Sitzen machen. Dabei werden die Hände auf die Knie gelegt.
Wir schließen den Mund, legen die Zunge an den oberen vorderen Gaumen und atmen auf unsere gewohnte Weise. Wir sammeln uns innerlich und vertreiben alle störenden Gedanken. Unsere Konzentration ruht auf den N1-Punkten »Sprudelnder Quell«.
Wir lassen jetzt die linke Hand immer noch herunterhängen bzw. auf dem Knie, während wir mit der rechten beginnen, uns zu kämmen, und zwar vom »Hinteren Scheitel« (LG19) an der Mittellinie an, dem Lenkergefäß entlang über die »Hundert Zusammenkünfte« (LG20), weiter über den »Hof des Geistes« (LG24) bis zur Haarlinie, etwa sechzig- bis hundertmal.
Dann teilen wir unseren Kopf im Geiste in eine linke und eine rechte Hälfte, die Grenze bildet das Lenkergefäß. Wir kämmen jetzt von der Mittellinie nach links über den Punkt »Seele empfangen« (GB18) zum »Ursprung des Geistes« (GB13). Anschließend kämmen wir von der Mittellinie nach rechts über die entsprechenden Punkte auf der rechten Seite.
Dann beginnen wir an der linken Seite vorne am Haaransatz von GB13 nach unten und hinten über den »Sonnenpunkt« (Z2), die Punkte »Langer senkrechter Knochenspalt« (Di19) und »Ins Tal

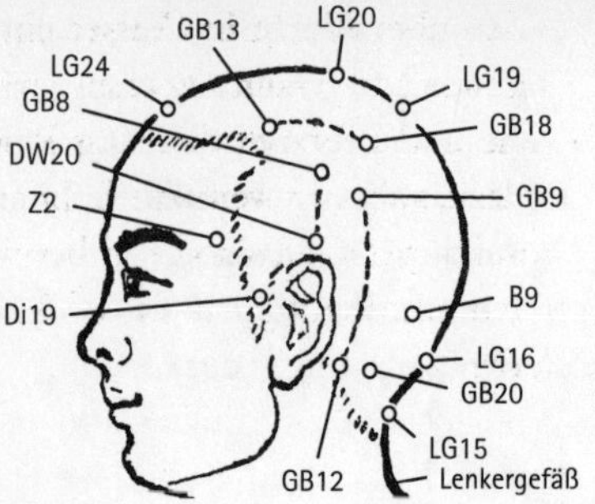

führen« (GB8) zum »Horntrieb« (DW20). Desgleichen »kämmen« wir dann die rechte Seite durch.

Zuletzt setzen wir den Kamm auf den Hinterkopf und folgen dem Lenkergefäß über die Punkte »Windresidenz« (LG16), »Stummes Tor« (LG15), dann nach links vorne über »Jadekissen« (B9), »Windteich« (GB20) bis zum »Himmlischen Impuls« (GB9) und »Ganzen Knochen« (GB12).

Anschließend wiederholen wir diesen Weg auf der rechten Seite. Die Reihenfolge links vor rechts gilt für Männer, während die Frauen umgekehrt zuerst rechts beginnen und anschließend die linke Seite durchkämmen.

Als nächstes reiben wir uns die Handflächen warm und »waschen« unser Gesicht mit den warmen, trockenen Händen 36mal.

Beim Kämmen ist darauf zu achten, daß wir es wohl spüren, aber nicht so stark, daß es schmerzt. Diese Übung hilft, die Meridiane und Nebenkanäle wieder zu öffnen und den Blutkreislauf zu beleben, so daß die Stockung von beidem, Qi und Blut, aufgehoben wird. Am Kopf sitzen viele Punkte, deren Massage helfen kann, einen Schlaganfall oder Lähmungserscheinungen zu beheben. Da bei einem Schlaganfall das Leber-Yang hochsteigt und sich der Wind in der Leber zuviel bewegt, sollte man sich während der ganzen Übung auf die Punkte »Sprudelnder Quell« (N1) an den Fußsohlen konzentrieren, damit Qi und Feuer nach unten sinken und der Wind stillsteht.

Rezepte

- Erdnußkerne (wenn möglich mit der roten Haut) werden sieben Tage lang in Essig eingeweicht. Dann essen wir täglich frühmorgens und abends zehn dieser eingeweichten Erdnußkerne.
- Ratsam sind folgende Gemüse und Früchte: Sellerie, Spinat, Weißkohl, Rettich, Tomaten, Birnen.

- Etwa 30 bis 60 g Maulbeeren werden zusammen mit ungefähr 100 g Weich- oder Milchreis zu einem Brei gekocht. Wir essen einen solchen Brei häufig.
- Ungefähr 50 g Mungbohnen (aus dem »Chinaladen«) werden über Nacht in Wasser eingeweicht. Dann kochen wir sie und geben etwa 100 g Reis dazu, aber erst wenn die Bohnen aufgesprungen sind. Wir bereiten uns häufig einen solchen Brei zu.

Schnupfen

In der chinesischen Medizin unterteilt man Schnupfen in folgende drei Muster.

Wind und Kälte herrschen: Die Nase läuft ständig, es kommt klarer Schleim heraus, die Nase ist mal zu, mal nicht, wenn sie stärker verstopft ist, kommen Kopfschmerzen und Druck im Kopf hinzu. Bei Kälte verschlimmern sich die Beschwerden. Hier handelt es sich um einen einfachen Schnupfen.

Wind und Hitze herrschen: Die Nase ist immer zu, der Nasenschleim ist dick und eitrig, im Kopf entsteht ein Druck, das Herz ist unruhig, die Ohren sausen. Der Zungenbelag ist gelb. Dies ist eine schwerere Form des Schnupfens.

Es herrscht Yin-Mangel: Die Nase ist trocken, die Absonderung ist ebenfalls trocken und manchmal auch blutig, der Mund schmeckt bitter, und der Atem riecht übel, es kommt zu unruhigem Herzen und Schlafstörungen. Die Zunge ist rot, der Belag gelb. Dies ist ein trockener Schnupfen.

Qi Gong

Das Qi schrittweise ins Dantian leiten

Wir spülen uns den Mund mit Wasser aus, dann trinken wir ein paar Schluck Wasser. Nun lockern wir die Kleidung wie Gürtel oder Krawatte und setzen uns bequem auf einen Stuhl. Der Oberkörper ist gerade, die Knie sind im rechten Winkel gebeugt, der Kopf ist ebenfalls gerade aufgerichtet. Wir versuchen, im Innern zu lächeln. Augen und Mund sind leicht geschlossen, die Zunge liegt am oberen vorderen Gaumen, die Schultern werden gesenkt, die Hände liegen locker mit den Handflächen nach unten auf den Oberschenkeln (Bild 217). Wir sammeln unsere Gedanken und entspannen uns innerlich.

Wir atmen auf unsere gewohnte Art und Weise, versuchen allerdings, unsere Atemzüge zunehmend lang, »dünn«, gleichmäßig und tief in den Bauch zu führen. Währenddessen richten wir unse-

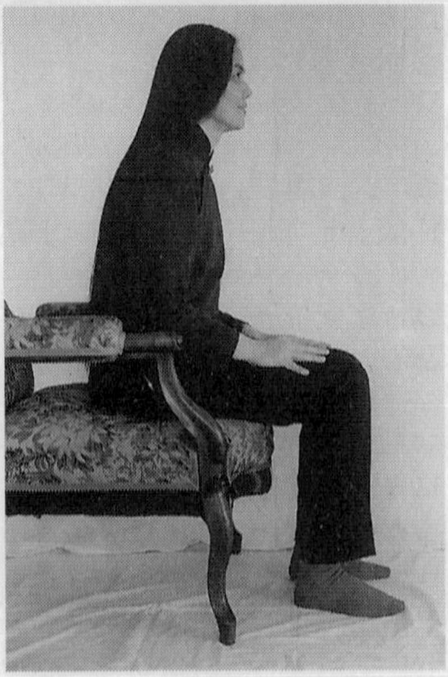

Bild 217

re Augen allmählich von außen nach innen und lassen uns von außen nicht mehr stören.

Unsere Gedanken ruhen gesammelt auf dem inneren Qi, welches wir über das Empfängergefäß (siehe Seite 297) nach unten zum Dantian (siehe Seite 14) führen. Wenn es jemandem schwerfällt, sein Qi, ohne abgelenkt zu werden, bis dorthin zu geleiten, dann kann der Weg auch in Etappen zurückgelegt werden: Am ersten bis eventuell zum dritten Tag wird das Qi bis zur »Herzgrube« (in der Mitte des Oberkörpers, unter dem Brustbein) geführt, an den nächsten paar Tagen bis zum Bauchnabel, zuletzt hinab zum Dantian.

Wenn wir das Qi dorthin geführt haben, leiten wir es in Koordination mit dem Atmen zum Unterleib, und zwar beim Einatmen zum Unterleib vorn, beim Ausatmen zum Unterleib hinten. Wer unter zu hohem Blutdruck leidet, führt beim Einatmen das Qi nur bis zum Bauchnabel oder zur »Herzgrube« und beim Ausatmen bis zum unteren Ende des Unterleibs.

Es ist wichtig, ganz ruhig zu sein. Wenn uns die Gedanken immer wieder stören, können wir auch bis zehn zählen, und zwar bei jedem

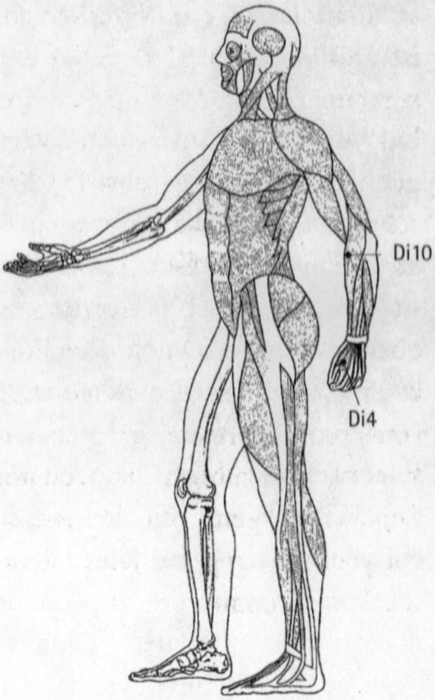

Ausatmen eine Zahl weiter, nach der Zehn dann wieder zurück zur Eins, falls wir dann immer noch nicht abgeschaltet haben.

Zum Abschluß der Übung legen wir die Handflächen zusammen, die Finger nach oben, und verharren so eine Weile, dann reiben wir sie warm und streichen unser Gesicht von unten nach oben über den Kopf, anschließend hinter den Ohren vorbei zu der Stelle, mit der unser Kopf beim Liegen aufläge, 21mal. Dann stehen wir langsam vom Stuhl auf und machen ein paar Schritte auf und ab.

Leichte Übung zur allgemeinen Stärkung

Die Übung kann im Stehen, Sitzen oder Liegen durchgeführt werden, auf jeden Fall aber sollten wir es uns bequem machen. Dann entspannen wir unseren Körper von oben nach unten in mehreren Wellen, die Zunge wird an den oberen vorderen Gaumen gelegt, alle störenden Gedanken blenden wir aus. Wir schauen mit den Augen ein wenig nach unten, dann auf unsere Nase, während die Hände übereinander (bei den Männern liegt die linke Hand oben, bei den Frauen die rechte) auf das Dantian geführt werden.

Wir atmen tief in den Bauch ein, auf die »umgekehrte« Weise, das heißt, beim Einatmen wird der Bauch ein- und der After hochgezogen, beim Ausatmen alles entspannt.

Das Einatmen soll regelmäßig, lang und tief sein, dabei konzentrieren wir uns darauf, die frische Luft zu verfolgen, wie sie durch die Nase einzieht und dann langsam zum Dantian sinkt. Wir halten ganz kurz inne, bevor wir langsam und entspannt wieder ausatmen, wobei wir uns auf die »Stempelhalle« (Z1) konzentrieren. Wir üben zwischen fünfzehn und dreißig Minuten lang, jeden Morgen und Abend.

Nach der Übung atmen wir normal, streichen mit der rechten Hand 36mal kreisförmig um das Dantian herum, anschließend mit der linken in entgegengesetzter Richtung, ebenfalls 36mal. Diese Massage sollte nicht zu kräftig, sondern leicht und sanft sein. Anschließend streichen wir noch mit den Daumenknöcheln rechts und links der Nase von oben nach unten, und zwar so lange, bis wir die Haut warm werden spüren. Zuletzt recken oder strecken wir

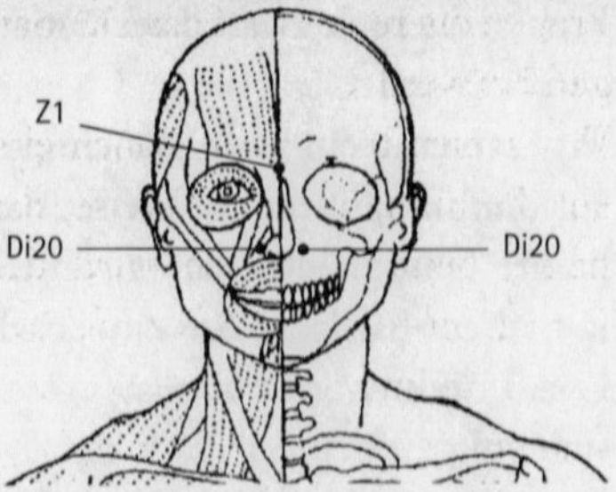

uns noch ein wenig oder gehen ein paar Schritte auf und ab.
Bei der Übung ist noch darauf zu achten, daß uns warm ist. Wenn die Nase allerdings ganz schwer verstopft ist, sollte man die Übung besser unterlassen.

Eigenakupressur

Mit Daumen, Zeige- und Mittelfinger massieren wir die Nase unten beidseitig des Nasenflügels – zwischen zwanzig- und dreißigmal.
Wir drücken jeweils eine Minute lang die »Stempelhalle« (Z1), »Den Duft willkommen heißen« (Di20), »Drei Meilen am Arm« (Di10) und die »Talverbindung« (Di4). Dies machen wir am besten morgens und abends je einmal.
Wer unter chronischem Schnupfen leidet, kann sich nach der abendlichen Eigenakupressur noch ein wenig Honig in die Nase träufeln.

Rezepte

Bei Wind und Kälte

Wir kochen zuerst etwa 6 g Chrysanthemenblüten fünf Minuten lang in Wasser, dann fügen wir 9 g süße Mandeln und 60 g Reis hinzu und lassen das Ganze zu einem Brei verkochen. Eine solche Portion essen wir sieben Tage in Folge täglich zweimal.

Bei Wind und Hitze

- Wir nehmen ungefähr 15 g weißen Honig, darauf legen wir etwa 18 g weiße Chrysanthemenblüten und dämpfen das Ganze zwei Stunden lang im Wasserbad. Wir nehmen dann die Blüten heraus und träufeln etwas von dem Honig in die Nase, dies mehrmals am Tag.
- Wir schälen sieben Erdnüsse, lassen aber die rote Haut noch dran, und legen sie in eine Konservenbüchse, die wir mit einem Stück Papier zudecken, das ein

kleines Loch in der Mitte hat. Wir erhitzen die Büchse, bis die Erdnüsse anfangen zu rauchen. Diesen Rauch lassen wir in die Nase ziehen, und zwar so lange, bis kein Rauch mehr aufsteigt. Dies machen wir dreißig Tage hintereinander einmal am Tag.

Bei Yin-Schwäche

Wir schälen und zerdrücken mehrere Knoblauchzehen und drücken mit einem feinen Tuch oder Gaze den Saft heraus. Diesen verrühren wir in 25 ml Glyzerin und geben das Ganze in ein Marmeladenglas zur Aufbewahrung. Wann immer unsere Nase zu ist, nehmen wir einen Wattebausch oder ein Stück Gaze, tunken ihn ins Glas, bis er sich vollgetränkt hat, und stecken ihn so in ein Nasenloch. Nach drei bis fünf Stunden holen wir die Watte wieder heraus. Wer kein Glyzerin hat, kann auch ein wenig Salzwasser nehmen. Das Verhältnis Knoblauchsaft zu Salzwasser soll 1 zu 2,5 betragen.

Schulterschmerzen

Schulterschmerzen gehen zum großen Teil auf Schwächen des Qi und des Blutes zurück oder auf schädliche Einflüsse des Windes, der Kälte und Feuchtigkeit von außen.

Qi Gong

Mit der Atmung koordiniert die Schultern bewegen

Wir stehen aufrecht, die Beine in Schulterbreite auseinander, die Brust ein wenig zurück, den Unterleib leicht eingezogen. Die Zunge liegt am oberen Gaumen. Nun entspannen wir uns am gesamten Körper, sammeln uns innerlich und kommen zur Ruhe. Wir atmen durch die Nase ein und aus.
Beide Arme hängen nach unten, die Handflächen zeigen nach unten, während die Finger nach vorne gerichtet sind (Bild 218). Wir atmen langsam, gleichmäßig und tief ins Dantian (siehe Seite 14) ein und heben gleichzeitig die Schultern nach oben. Wenn wir dann ausatmen, krallen wir uns mit den Zehen am Boden fest, ziehen den After ein und strecken den Unterleib ein wenig nach vorne. Mit den Gedanken leiten wir das Qi vom Dantian in die beiden Handflächen, die wir langsam wieder nach unten senken. Dieses Auf- und-ab-Bewegen der Schultern wiederholen wir 49mal.
Jetzt strecken wir die Arme in

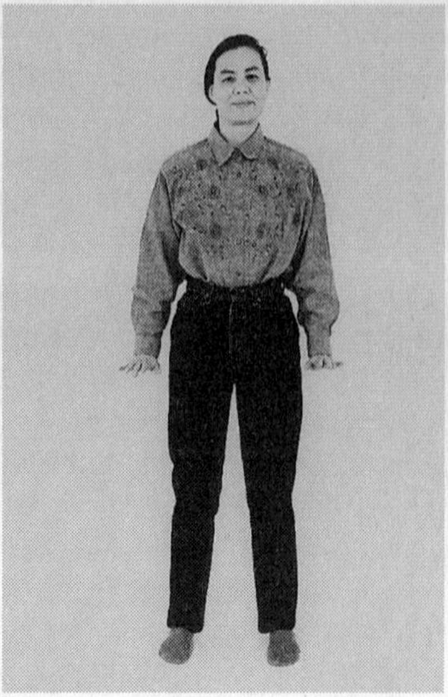

Bild 218

Schulterhöhe geradeaus nach oben, die Handflächen zeigen nach oben. Das Ein- und Ausatmen erfolgt wie oben, allerdings werden nun beim Einatmen die Schultern (und Arme) zurückgezogen, während sie beim Ausatmen zusammen mit dem Qi, welches zu den Handflächen fließt, wieder nach vorne gedrückt werden. Auch dies wiederholen wir 49mal (Bild 219).

Als nächstes heben wir die Arme senkrecht nach oben, als wollten wir den Himmel abstützen (Bild 220). Wir atmen wie zuvor, beim Einatmen werden die Schultern diesmal nach unten gezogen, beim Ausatmen, wenn das Qi zu den Handflächen strömt, werden Schultern und Arme langsam wieder nach oben gedrückt. Wir wiederholen dies 49mal.

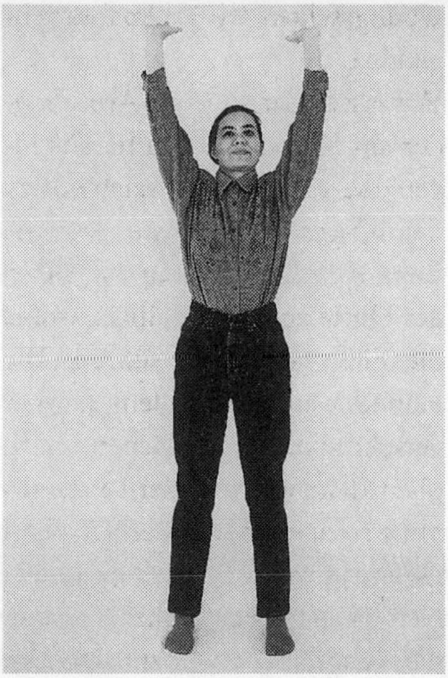

Bild 220

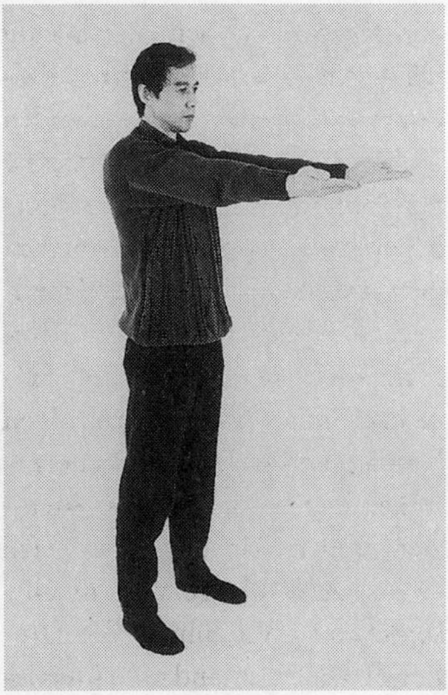

Bild 219

Nun strecken wir beide Arme in Schulterhöhe seitlich nach außen, die Handflächen zeigen nach außen, die Finger nach oben (Bild 221). Beim Einatmen ziehen wir Schultern und Arme zum Körper her. Dann beginnen wir auszuatmen und das Qi wie zuvor zu den Handflächen zu leiten, während wir dabei sachte die Arme wieder nach außen drücken. Auch dieser

Übungsschritt wird 49mal durchgeführt.
Wir lassen dann unsere Arme wieder am Körper seitlich herabhängen, die Handflächen nach unten, die Finger nach vorne zeigend. Beim Einatmen drehen wir uns in der Hüfte zuerst nach links, wobei die Füße sich nicht rühren. Die Hände werden vor dem Körper verschränkt, Handflächen nach oben, dann während der Linksdrehung nach oben bis über den Kopf geführt, wobei wir die Handflächen ebenfalls drehen, so daß die Handflächen zuletzt nach oben zeigen (Bild 222).

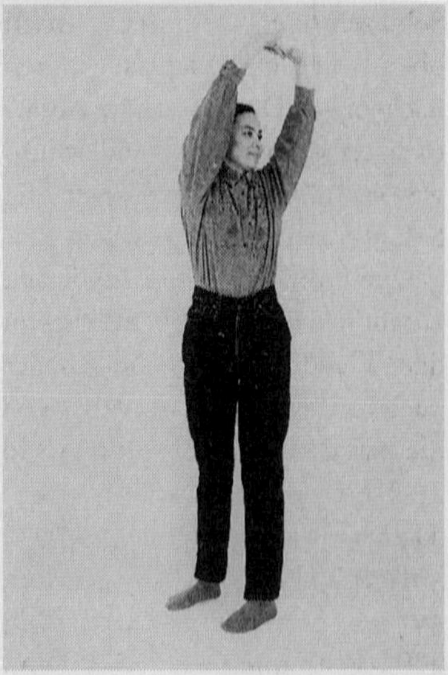

Bild 222

Jetzt beginnen wir auszuatmen, nehmen dabei die Hände wieder auseinander und senken sie bis vor den Körper, den wir gleichzeitig behutsam zu seiner Ausgangsposition zurückführen. Dabei krallen die Zehen den Boden, wir ziehen den After ein, drücken den Unterleib leicht nach vorne und schicken das Qi vom Dantian zu den Handflächen. Wenn das Qi dort angekommen ist, drücken wir die Hände nach außen und lassen sie dann langsam und sachte seitlich herabsinken. Mit dem nächsten Atemzug drehen wir uns dann nach rechts. Alles übrige verläuft entsprechend. Wir führen die Drehung nach rechts und nach links jeweils 49mal durch.

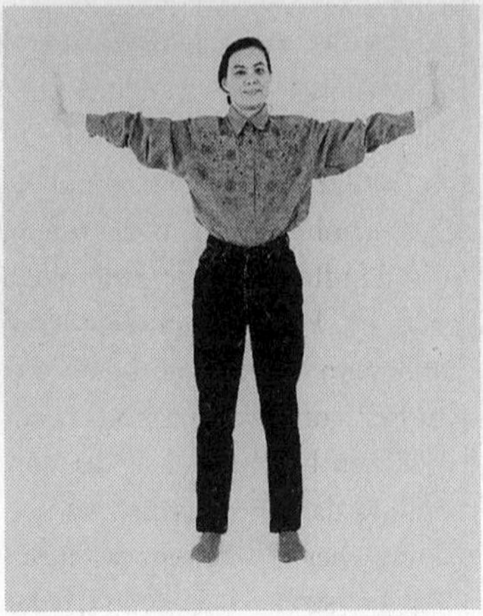

Bild 221

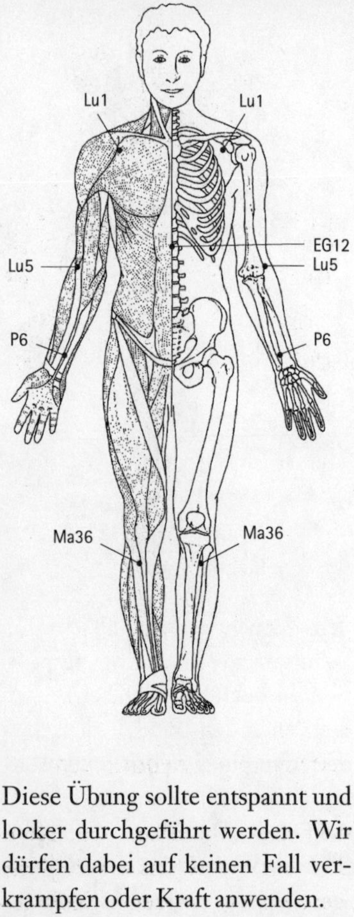

Diese Übung sollte entspannt und locker durchgeführt werden. Wir dürfen dabei auf keinen Fall verkrampfen oder Kraft anwenden.

Eigenakupressur und Übungen für die Beweglichkeit

Die Massage der Akupressurpunkte und die Beweglichkeitsübungen können das Qi wieder in Bewegung setzen und das Blut stärken, die Schmerzen lindern und die Beweglichkeit der Gelenke fördern.

Akupressur gegen den Schmerz

Wir setzen uns bequem hin. Mit der Spitze des Mittelfingers einer Hand pressen wir mit zunehmender Kraft etwa eine Minute lang GB21, »Schulterbrunnen«, an der schmerzenden Seite. Anschließend drücken wir mit der Daumenkuppe mehrmals folgende Punkte zwischen einer halben und einer Minute lang:

- »Vorderschulter« (Di15),
- »Mittlere Residenz« (Lu1),
- »Gewundener Teich« (Di11),
- »Talverbindung« (Di4),
- »Innerer« und »Äußerer Paß« (P6 und DW5).

Dazu kommen noch je nach Symptom die folgenden zusätzlichen Punkte:

- Das Schultergelenk schmerzt sehr, die Hand ist leicht taub, bei Wind und Kälte oder an regnerisch-trüben Tagen nimmt der Schmerz zu. Hier massieren wir noch »Windteich« (GB20), drücken und reiben »Teich in der Elle« (Lu5), wir fassen und drücken »Drei Meilen am Arm« (Di10).

- Die Beweglichkeit der Schulter ist eingeschränkt, der Oberarm zeigt schon Muskelschwund, die Gesichtsfarbe ist gelblich. Weitere Zeichen sind Kurzatmigkeit und Schwäche, rasches Frösteln und sogar Schwindelanfälle. In diesem Fall werden folgende Punkte gerieben: »Transportpunkt zur Milz« (B20), »Transportpunkt zu den Nieren« (B23), »Mittlere Magengrube« (EG12), »Drei Meilen am Bein« (Ma36), »Zusammentreffen der drei Yin-Meridiane« (Mi6) und »Hängende Glocke« (GB39).

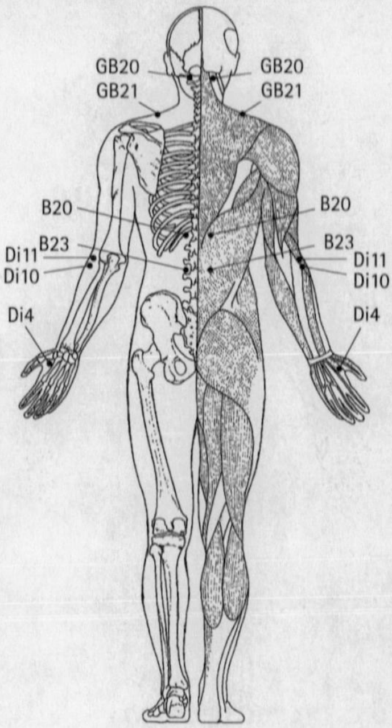

Schulter- und Armmassage

Mit der Handfläche massieren wir unsere Schultern von oben nach unten über den Oberarm außen. Dann nehmen wir Haut und Muskeln zwischen die Finger und kneifen oder kneten sie mehrmals durch, aber nicht zu zaghaft. Wenn wir nichts spüren, hat die Massage auch keine Wirkung.

Den Schmerz wegdrücken

Wir bewegen unser Schultergelenk hin und her, bis wir möglichst genau die schmerzende Stelle finden. Dann drücken wir mit dem Daumen und Zeigefinger der anderen Hand genau diese Schmerzstelle langsam, aber mit Kraft so lange, bis der Schmerz abebbt. Dann suchen wir die nächste schmerzende Stelle und verfahren ebenso.

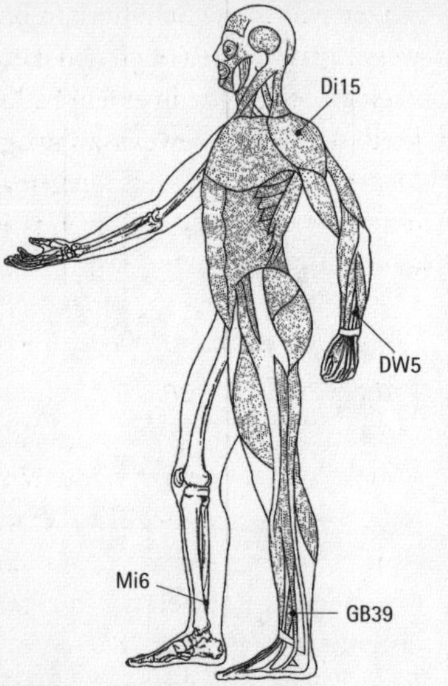

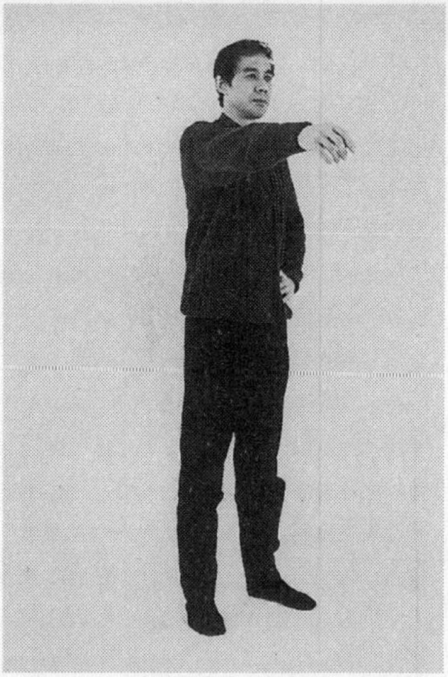

Bild 223

Die Arme schwenken

Wir sitzen oder stehen, stützen eine Hand auf die Hüfte, während wir den anderen Arm zuerst nach vorne und hinten schwenken, dann auch im Kreis, jeweils etwa zehnmal (Bild 223 bis 225). Wir wechseln beide Arme ab und wiederholen das Ganze je dreimal.

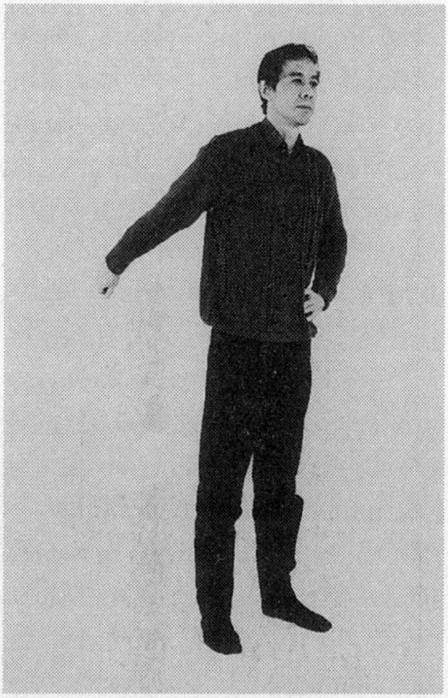

Bild 224

Die Schultern in Bewegung setzen

Wir sitzen oder stehen, beide Arme hängen seitlich herab. Jetzt

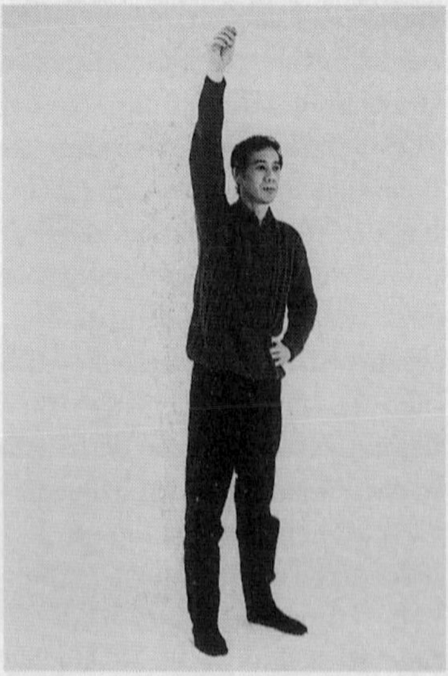

Bild 225

setzen wir unsere Schultern in Bewegung; nach vorn oben und dann nach hinten unten, in einem Halbkreis sozusagen, jeweils zwanzig- bis dreißigmal. Diese Übung machen wir morgens und abends je einmal.

»Passive« Übungen

Wer schon unter einer Einschränkung der Beweglichkeit seiner Schultergelenke leidet, kann die folgenden passiven Übungen durchführen.

Erste Übung: Wir legen die Hand der kranken Seite auf die Schulter der gesunden, dann fassen wir mit der Hand der gesunden Seite den Ellenbogen der kranken und ziehen den Arm nach innen (Bild 226). Anschließend legen wir die

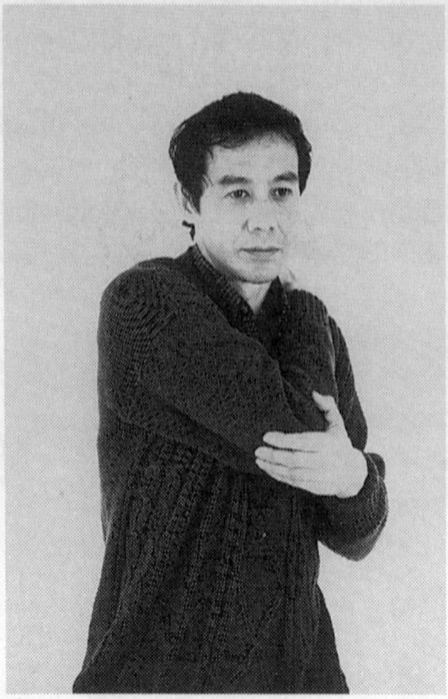

Bild 226

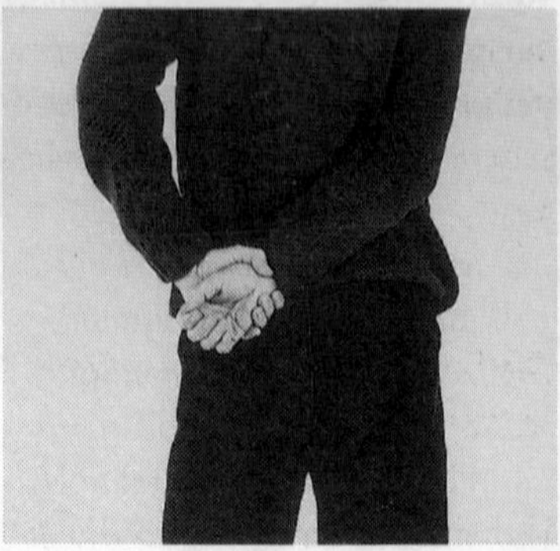

Bild 227

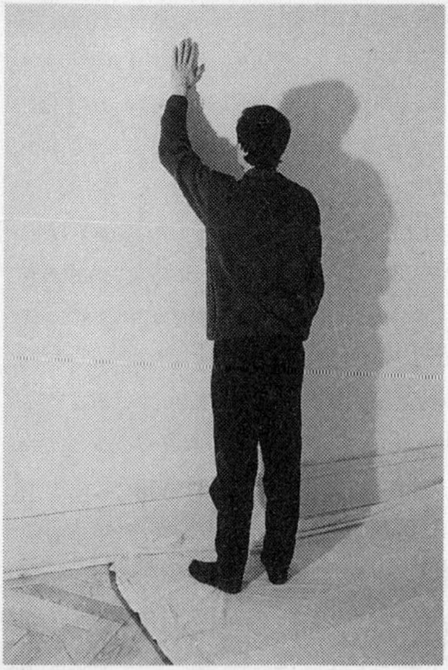

Bild 228

Hand der kranken Seite auf den Rücken, fassen sie mit der Hand der gesunden Seite am Handgelenk und ziehen mehrmals sanft am Arm (Bild 227).

Zweite Übung: Wir stellen uns vor eine Wand und stützen die Hand der kranken Schulter dagegen. Jetzt lassen wir die Finger an der Wand nach oben »klettern«, so hoch, wie die kranke Schulter erlaubt (Bild 228). Dann lassen wir den Arm wieder herunter. Wir wiederholen diese Übung dreimal. Wenn wir nicht gleich sehr hoch die Wand hinaufkommen, machen wir ein Zeichen an die Wand, um in den darauffolgenden Tagen unseren Fortschritt zu überprüfen. Wir sollten immer ein klein wenig höher kommen.

Bei all diesen Übungen können mit der Zeit Kraft und Winkel der jeweiligen Bewegungen vergrößert werden. Wer wirklich gute Erfolge erzielen will, muß auch viel Geduld mitbringen und diese Übungen über einen sehr langen Zeitraum hinweg regelmäßig durchführen.

Übelkeit und Erbrechen

Übelkeit und Erbrechen sind etwas schwieriger einzuordnen, weil sie in Begleitung sehr vieler Krankheiten auftreten können, doch hängen sie immer mit dem Magen zusammen. Wenn das Magen-Qi »rebelliert«, das heißt in die verkehrte Richtung fließt, kommt es zu Erbrechen. Die Unterteilung gemäß der chinesischen Heilkunde kennt folgende unterschiedliche Typen von Übelkeit und Erbrechen.

Äußerliche schädliche Einflüsse beeinträchtigen den Magen: Das Erbrechen tritt plötzlich auf, die Übelkeit kann von Fieber und Frösteln begleitet werden, Kopf und Körper schmerzen, im Brustraum herrscht ein dumpfer Druck, es rumort im Bauch, Durchfall kommt dazu. Die Zunge ist weiß und klebrig belegt. Diese Übelkeit hängt zum Beispiel mit unverträglichem Essen bzw. einer Magenverstimmung zusammen.

Die Nahrungsverdauung ist blokkiert: Das Erbrochene riecht sauer und faul, Magen und Bauch sind gebläht, es kommt zu häufigem Aufstoßen, Essen erregt Widerwille, wenn man doch etwas ißt, werden die Symptome verstärkt, die Bauchgegend ist gegen Druck sehr empfindlich, nach dem Erbrechen fühlt man sich erleichtert, der Stuhl ist hart und übelriechend oder auch weich. Auch Verstopfung kann vorkommen. Der Zungenbelag ist dick und klebrig.

Der Schleim wird im Innern blockiert: Beim Erbrechen kommt viel Schleim oder fast nur Wasser, in der Magengrube besteht ein dumpfer Druck, die Patienten empfinden Ekel vor dem Essen, fühlen sich schwindlig und haben einen hastigen Herzschlag. Die Zunge ist weiß und klebrig belegt.

Das Leber-Qi schadet dem Magen: Das Erbrochene ist sauer, Brust und Glieder schmerzen, die Patienten werden hier von ständigem Aufstoßen, Unruhe und allgemeinem Unwohlsein geplagt, die Zungenränder sind rot, der Belag dünn und klebrig.

Im Magen herrscht übermäßige Hitze: Brechreiz und Erbrechen treten ganz plötzlich auf, es kommt zu

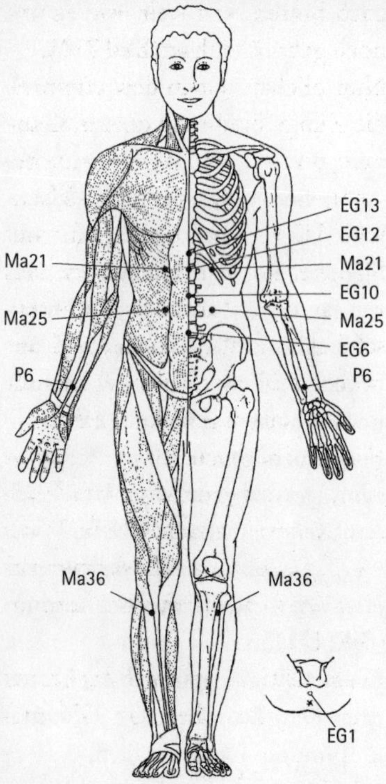

Hitzewallungen und Herzklopfen oder auch Schweißausbrüchen. Die Patienten haben Durst und verlangen kalte Getränke. Der Stuhl ist trocken und heiß, die Zunge rot mit gelbem Belag.

Schwäche und Kälte in Milz und Magen: Bei nur geringfügig zu vielem Essen oder Trinken kommt es sofort zu Erbrechen, dann tritt eine Pause ein, bevor erneut Erbrechen einsetzt. Auch Anstrengungen können zu Schwindel und Erbrechen führen. Die Kranken fühlen sich allgemein erschöpft und schwach, ihr Gesicht ist blaß und stumpf, der Mund trocken, sie haben aber keinen Durst oder möchten, wenn, dann etwas Warmes trinken. Die Gliedmaßen werden nicht warm, der Stuhl ist weich und dünn, die Zunge gerötet.

Es mangelt an Magen-Yin: Die Patienten verspüren immer wieder einen Brechreiz, manchmal kommt es dann auch tatsächlich zum Erbrechen, sie haben Hunger, sind gleichzeitig aber auch appetitlos. Die Zunge ist rot, im Mund zuwenig Speichel.

Qi Gong

Einfache Übung, um den Brechreiz zu überwinden

Für diese Übung wäre die günstigste Zeit morgens zwischen drei und fünf Uhr, hier zeigt sie die beste Wirkung.

Wir stellen uns mit dem Gesicht nach Süden hin, die Beine schulterbreit auseinander, und schauen mit den Augen auf unsere Nase; wir ziehen die Brust ein klein wenig ein und halten den Rücken ge-

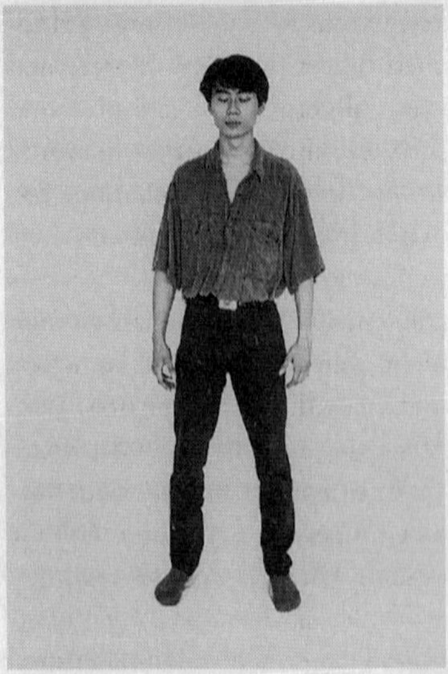

Bild 229

rade. Die Schultern werden gesenkt, die Arme hängen herab, Handflächen nach innen (Bild 229). Wir sammeln uns und kommen zur Ruhe.
Nach einer Weile konzentrieren wir uns auf das Atmen: ein durch die Nase, aus durch den Mund, wobei wir darauf achten, ganz weich und sanft zu atmen.
Wir richten unsere Gedanken darauf, das »schädliche« Qi aus Brust und Bauch auszustoßen. Wir machen sieben Atemzüge, bewußt bis tief ins Dantian (siehe Seite 14) hinein. Danach schließen wir unsere Augen und beugen den Kopf nach hinten – so weit, wie es uns noch gut möglich ist (Bild 230).
Nun blicken wir in den Himmel, die Zunge bleibt am oberen Gaumen, und wir atmen auf unsere gewohnte Weise, ebenfalls siebenmal. Hierbei wird sich sehr viel Speichel im Mund sammeln, den wir in drei Portionen hinunterschlucken. Das Schlucken soll laut hörbar sein, der Speichel bewußt in das Dantian gelenkt werden.
Wir schließen danach beide Augen sanft, richten den Kopf wieder auf und verharren so eine Weile, bevor wir dann unseren Oberkörper um etwa 20 Grad nach vorn beugen (Bild 231).
Gleichzeitig führen wir das Qi aus dem Dantian über das »Zusam-

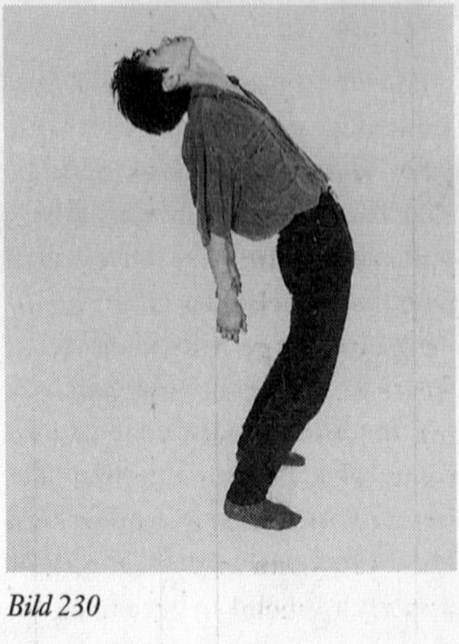

Bild 230

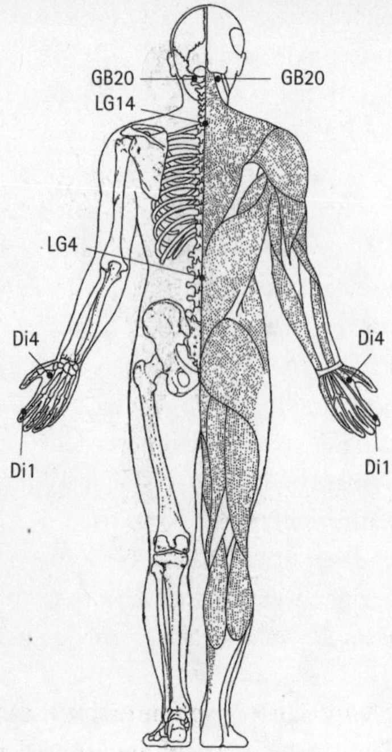

Das »rebellierende« Qi wieder hinableiten

Wir stehen, die Beine in Schulterbreite, die Arme locker an den Seiten. Wir entspannen unseren ganzen Körper und sammeln uns. Ein atmen wir durch die Nase, aus durch den Mund. Beim Einatmen achten wir darauf, daß wir leicht, langsam, gleichmäßig und tief atmen, wobei wir mit jedem Atemzug langsamer werden sollten, während es beim Ausatmen umgekehrt läuft: Wir atmen immer schneller aus. Dabei konzentrieren wir uns darauf, das Qi von oben über das Empfängergefäß nach un-

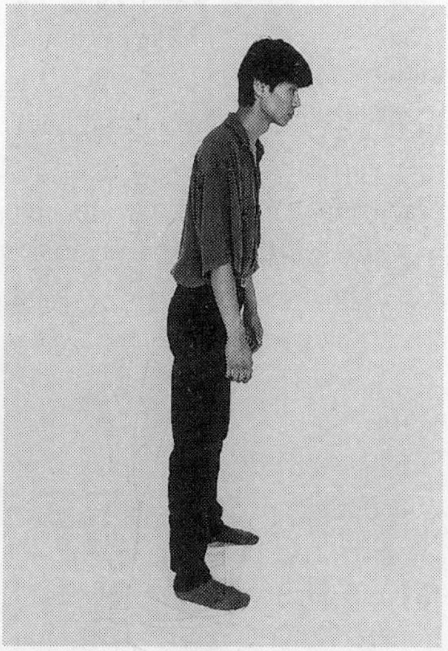

Bild 231

mentreffen des Yin« (EG1) das Empfängergefäß vorn entlang nach oben zum Punkt LG20, »Hundert Zusammenkünfte«, und über das Lenkergefäß hinten zurück zum Dantian.

Zuletzt atmen wir noch siebenmal auf unsere übliche Weise, reiben die Handflächen aneinander, bis sie warm sind, und »waschen« damit mehrmals unser Gesicht ab. Die Übung wird mit ein paar Schritten auf und ab beendet.

ten zu leiten – oder auch über den Weg der Nahrungsverdauung: also Speiseröhre, Magen, Dünndarm, Dickdarm.

Das Qi muß langsam hinabgeleitet werden, vor allem im Bereich der Magengrube sollte die Konzentration verstärkt werden. Der Gang des Qi von oben nach unten wird mit der Atmung koordiniert: Auf einen Weg kommen etwa acht bis zehn Atemzüge. Wir können, wenn uns das hilfreich erscheint, auch noch die Bewegung der Arme dazunehmen. Dabei führen wir die zu einem Kreis geformten Arme,

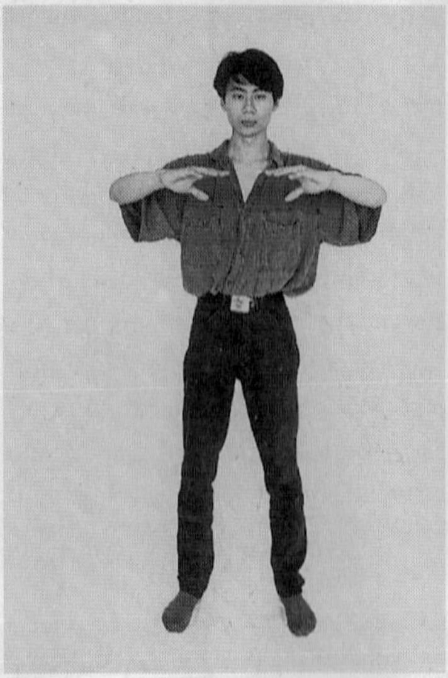

Bild 232

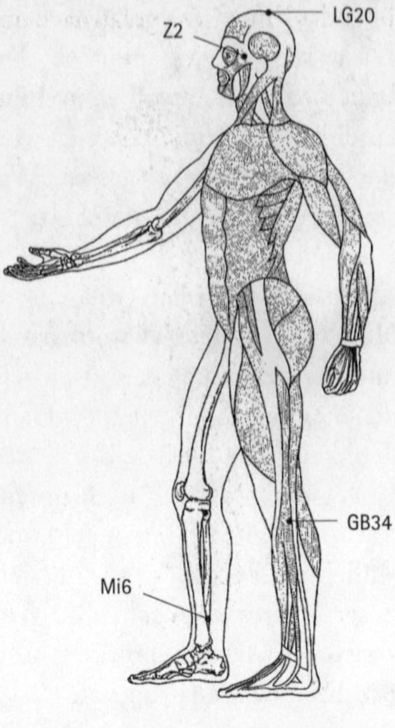

Handflächen nach unten, vor der Brust vorbei bis auf die Höhe der Kehle (Bild 232). Wenn wir dann das Qi hinabführen, drücken wir entsprechend auch die Hände hinunter. Nach einer Weile sollten wir das Qi spüren, wie es von der Kehle hinabzieht, im Bauch hören wir ein Grimmen, Übelkeit und Brechreiz nehmen langsam ab.

Bei dieser Übung muß man strikt darauf achten, daß die Bewegung des Qi nur von oben nach unten verläuft und keine gegenläufige Bewegung zugelassen wird. Man darf sich auch nicht auf den Bereich unterhalb des Nabels konzentrieren. Bauch und Hals dürfen nicht massiert oder gedrückt werden. Die Übung wirkt am besten, wenn sie frühmorgens durchgeführt wird. Falls wir eine Regelmäßigkeit feststellen können, wann immer Übelkeit und Erbrechen auftreten, sollten wir kurz davor mit der Übung beginnen. Schon bei fünf bis zehn Minuten täglichen Übens wird eine Besserung zu spüren sein.

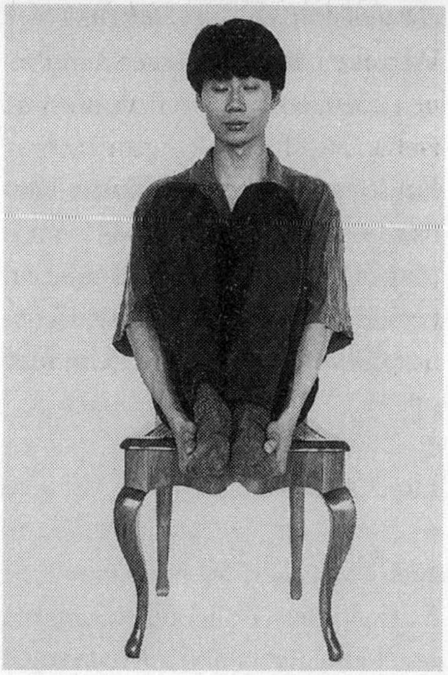

Bild 233

Das Erbrechen verhindern

Übung im Sitzen

Wir sitzen aufrecht auf dem Bett oder Stuhl, die Knie angezogen, dann ziehen wir mit den Händen kräftig an unseren Fersen (Bild 233). Dabei atmen wir tief durch die Nase ein, dann, so gut es geht, ganz natürlich aus, insgesamt wiederholen wir dies siebenmal. Anschließend legen wir die Hände auf die Knie.

Übung im Liegen

Wir liegen auf dem Rücken, atmen durch den Mund ein, durch die Nase aus und gehen dann zur Tiefenatmung über: Wir atmen durch den Mund langsam, gleichmäßig und sehr tief ein, wobei wir gleichzeitig so weit wie möglich den Bauch nach oben wölben und ihn anschließend beim Ausatmen wieder zusammensinken lassen. Wir sollten etwa siebzig dieser Atemzüge tun.

Anschließend reiben wir unsere Handflächen, bis sie warm sind, und massieren uns dann mit beiden übereinandergelegten Händen sanft den Unterleib in einer Bewegung von oben nach unten, damit das Qi nach unten geht und abfließt. Dadurch erwärmt sich unser Inneres, das »kalte« Qi wird vertrieben, Bauchschmerzen und Brechreiz werden gelindert.

An den Fußspitzen ziehen

Wir sitzen mit ausgestreckten Beinen, beugen uns nach vorne und ziehen zwölfmal kräftig an unseren Fußspitzen (Bild 234). Damit wird das Gefühl beseitigt, daß Magen und Darm überfüllt sind und wir kein Essen mehr aufnehmen können. Der Brechreiz wird gelindert.

Eigenakupressur

Die wichtigsten Punkte zur Bekämpfung von Übelkeit und Erbrechen sind »Drei Meilen am Bein« (Ma36), die »Mittlere Magengrube« (EG12) und »Innerer Paß« (P6). Folgende Punkte kommen in speziellen Fällen dazu:

- Wenn schädliche Einflüsse den Magen stören: »Windteich« (GB20) und »Talverbindung« (Di4),

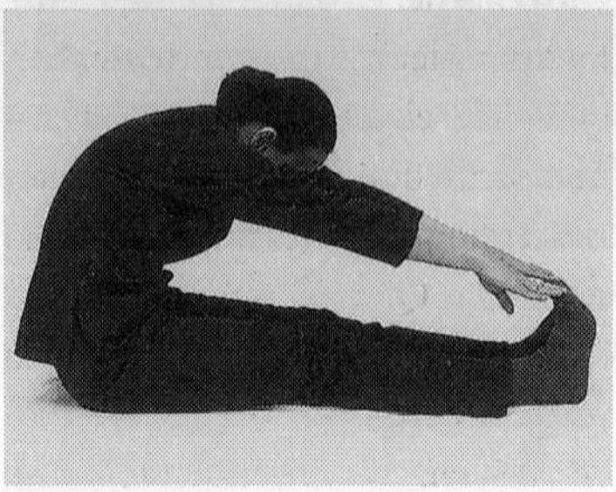

Bild 234

- wenn die Nahrungsverdauung blockiert ist: »Obere« und »Untere Magengrube« (EG13, 10),
- wenn Schleim im Innern blockiert ist: »Zusammentreffen der drei Yin-Meridiane« (Mi6),
- wenn Leber-Qi dem Magen schadet: »Quelle am Yang-Hügel« (GB34),
- wenn zuviel Hitze im Magen herrscht: »Talverbindung« (Di4) und »Yang des Dickdarms« (Di1),
- wenn Milz und Magen schwach und kalt sind: »Himmlischer Drehpunkt« (Ma25), »Obere« und »Untere Magengrube« (EG13, 10) und »Balkentor« (Ma21),
- wenn es dem Magen an Yin fehlt: »Windteich« (GB20), »Großer Wirbel« (LG14), »Sonnenpunkt« (Z2) und »Pforte des Lebens« (LG4).

Rezepte

Schädliche Einflüsse stören den Magen

Etwa fünf Scheiben frischen Ingwer, zwei bis drei weiße Stengel vom Lauch werden ungefähr fünfzehn Minuten im Topf gekocht. Mit dem so gewonnenen Sud wird mit ungefähr 50 bis 100 g Reis ein möglichst dünner Brei gekocht, den wir warm zu uns nehmen.

Die Verdauung ist blockiert

Ungefähr 10 g Weizenkeime werden in der Pfanne gebraten, anschließend mit braunem Zucker gesüßt und in Wasser aufgekocht. Wir essen nur den so gewonnenen dicken Brei.

Schleim ist im Innern blockiert

Wir pressen Ingwer aus, bis wir einen Eßlöffel voll Saft haben. Mit einer Handvoll Reis haben wir zuvor eine Reissuppe gekocht, der wir nun den Ingwersaft zugeben. Es wird nur die Suppe getrunken, der Reis nicht gegessen.

Leber-Qi schadet dem Magen

Für diesen Typ der Krankheit gibt es unseres Wissens kein spezielles Rezept.

Zuviel Hitze herrscht im Magen

Zwischen 30 und 60 g grüne Mungbohnen werden gewaschen und zu einer Suppe gekocht. Wir trinken die Flüssigkeit.

Milz und Magen sind schwach und kalt

Drei bis fünf rote Datteln (aus dem »Chinaladen«) werden entkernt und zusammen mit der gewaschenen Schale einer Mandarine gekocht. Auch hier trinken wir nur die Flüssigkeit.

Es fehlt dem Magen an Yin

Eine große reife Birne (oder mehrere kleine) schneiden wir klein und lassen sie einen halben Tag in kaltem Wasser ziehen. Von dem so entstehenden Saft trinken wir mehrmals am Tag einen Schluck.

Verkalkung der Herzkranzgefäße

Bei der Koronarsklerose, der Verkalkung der Herzkranzgefäße, verhärten sich die Blutgefäße um das Herz herum, es bilden sich Ablagerungen, die Gefäße werden zu eng, so daß das Herz nicht mehr mit genügend Blut und Sauerstoff versorgt wird. Daraus entstehen dann die verschiedenen Herzbeschwerden, die in der chinesischen Heilkunde folgendermaßen unterteilt werden.

Blockierung des Herz-Yang: Im Brustraum herrscht ein stechender Schmerz, zu beiden Seiten der Rippen spürt man Druck und Schmerz, die Kranken sind kurzatmig und von Unruhezuständen geplagt, das Herz schlägt zu rasch, die Zunge weist dunkle Punkte auf oder hat violettrote Flecken.

Trüber Schleim blockiert die Funktionen im Körperinneren: Im Brustraum wird dumpfer Druck oder Schmerz verspürt, der ganze Körper ist aufgedunsen, dabei kraftlos und schwach, die Zunge dick und klebrig belegt.

Es mangelt an Yin und Qi: Die Schmerzen sitzen in der Herzgegend, es kommen Atemnot und Schweißausbrüche hinzu, ebenso ein rasender Herzschlag, der Mund ist trocken, es wird nicht genügend Speichel produziert, die Zunge ist rot und nur wenig belegt.

Yin und Yang sind geschwächt: Hier herrschen Druck und Schmerzen entweder vorne am Oberkörper um die Herzgegend herum oder unterhalb des Brustbeins, der Atem ist kurz, das Herz schlägt zu schnell, weitere Anzeichen für die Krankheit sind allgemeine Schwäche, Schreckhaftigkeit, Schwitzen und rasches Frösteln, Hand- und Fußinnenflächen sind heiß, die Gliedmaßen kalt, häufiges Aufwachen nachts durch Atemnot ist ebenfalls typisch. Das Gesicht ist grau bis weiß, die Zunge ist violettrot oder an der Spitze rot und weiß belegt, auch kann es an Speichel mangeln.

Übung zur umfassenden Entspannung

Wir setzen uns auf einen Stuhl, den Kopf leicht nach vorn gebeugt, Schultern und Arme locker nach unten, die Hände mit entspannten Fingern auf den Knien, die Füße schulterbreit auseinander, die Knie im rechten Winkel gebeugt. Wir schließen nun beide Augen, so daß wir nur noch einen kleinen Lichtstreifen sehen, sammeln unsere Gedanken und regulieren unseren Atem (Bild 235).

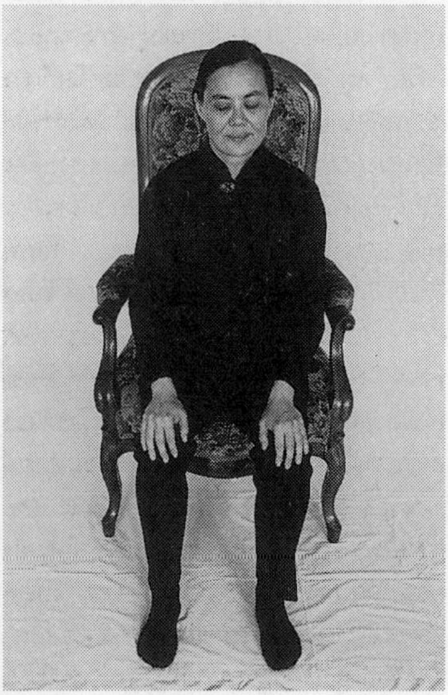

Bild 235

Etwa drei Minuten lang atmen wir in unserem gewohnten Rhythmus, aber möglichst regelmäßig. Dann leiten wir während des Ausatmens das Qi vom Kopf ganz langsam bis zum Dantian (siehe Seite 14).

Während das Qi langsam hinunterströmt, entspannen wir unseren Oberkörper entlang der Wirbelsäule bis hinunter zum Punkt LG4, der »Pforte des Lebens«, sowie auch von den Schultern bis hinunter zu den Ellenbogen. Nun atmen wir wieder ein und führen beim Ausatmen die Entspannung einen Schritt weiter durch, nämlich ausgehend vom Dantian und LG4 bis hinab zum letzten Rückenwirbel und parallellaufend vom Ellenbogen bis zu den Händen. Nach dem nächsten Einatmen verläuft die Entspannung während des Ausatmens vom letzten Rückenwirbel über die beiden Oberschenkel hinab zum Punkt N1, dem »Sprudelnden Quell« an den Fußsohlen. Mit dieser bewußten Entspannungsbewegung von oben nach unten wird auch das Qi nach unten geleitet. Man stelle sich eine sehr langsam und sanft vonstatten gehende warme Dusche im Körper vor, die alle schädlichen Einflüsse vom Herzen weg durch die Beine und zuletzt durch die Punkte

»Sprudelnder Quell« hinauswäscht und uns so vom »krankmachenden« Qi reinigt.
Während wir mit dem Ausatmen unsere Körperteile nach und nach entspannen, können wir auch noch das Wort »ruhig« im Geiste vor uns hin sprechen. Damit wird die reinigende Wirkung dieser Entspannungsübung verstärkt. Unser Herz spürt die Entlastung und kehrt zu einem gleichmäßigen Pulsschlag zurück, bis es fest und regelmäßig wie eine Uhr schlägt.
Wenn die Übung beendet wird, leiten wir langsam und allmählich das Qi aus allen Körperteilen zurück zum Zentrum, dem Dantian. Dann legen wir beide Hände, die rechte auf der linken Hand (bei Frauen umgekehrt), auf den Bauchnabel und führen sie mit ganz leichtem Druck dreißigmal im Uhrzeigersinn von innen nach außen in einem immer größer werdenden Kreis herum. Der letzte Kreis muß so groß sein, daß er die Herzgegend mit einschließt. Danach lassen wir die Hände gegen den Uhrzeigersinn kreisen, wobei diesmal die Kreise immer kleiner werden, bis sie auf dem Bauchnabel angelangt sind.
Zuletzt reiben wir unsere Handflächen aneinander, bis sie warm sind, öffnen sanft die Augen und gehen ein paar Schritte auf und ab.

Übung, bei der wir uns durch Klopfen entspannen

Wir stehen aufrecht, die Beine in Schulterbreite auseinander, sammeln uns, schalten störende Gedanken aus, kommen innerlich zur Ruhe und atmen in unserer gewohnten Weise etwa drei Minuten lang ein und aus, die Zunge am vorderen Gaumen.
Wir klopfen und schlagen nun mit den Fingern bzw. mit der flachen Hand die Körperstellen, die allgemein am stärksten verspannt sind. Wir beginnen mit dem zwischen den Augenbrauen liegenden Punkt Z1, der »Stempelhalle«, die wir mit drei Fingern leicht klopfen, bis wir uns dort entspannt fühlen. Dann wandern wir mit den Händen klopfend über den Kopf bis zum Hals hinten, anschließend nach vorne über Mund, die beiden Seiten des Kinns. Wir klopfen bzw. schlagen unsere Schultern, die Arme und auch die Finger, die Brust, den Rücken so weit, wie man kommt, die Hüfte und die Lenden, die Beine bis hinab zu den Zehen.
Der zentrale Punkt dieser Übung

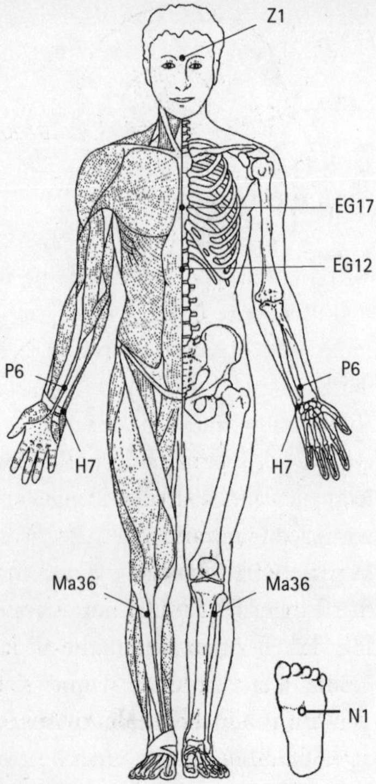

ist die »Stempelhalle«, die mit der Hypophyse eng verbunden ist. Der hintere Hals steht in Verbindung mit dem Gehirn und Rückenmark. Wenn die Schultern gelockert sind, ist es auch einfach, den übrigen Rumpf zu entspannen.

Bei dieser Übung sollten wir uns wieder in Gedanken das Wort »ruhig« vorsagen, wann immer wir durch die Nase einatmen, während wir beim Ausatmen unsere Konzentration auf die Punkte N1, »Sprudelnder Quell«, an den Füßen richten.

Als nächstes heben wir langsam die Hände und klopfen mit dem Mittelfinger, unterstützt durch den Zeige- und Ringfinger, die Punkte am Kopf:

- DW20, »Horntrieb«,
- Dü19, »Palast des Hörens«,
- Z2, »Sonnenpunkt«,
- B2, »Anhäufung von Bambus«,

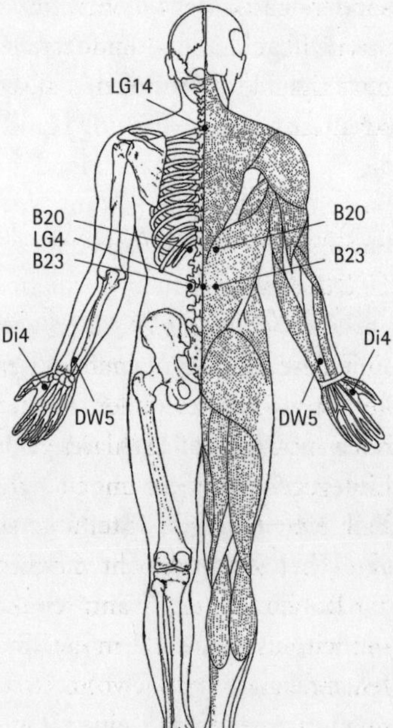

– anschließend die Punkte B9, »Jadekissen«, und GB20, »Windteich«.

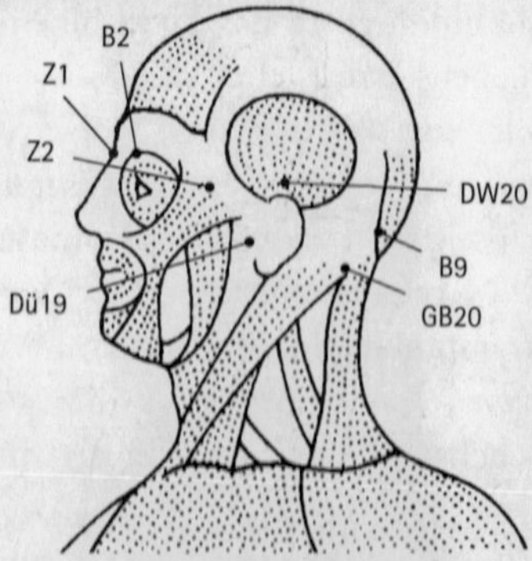

Zum Abschluß reiben wir unsere Handflächen warm und massieren damit unser Gesicht, öffnen sachte die Augen, lösen die Zunge vom Gaumen und gehen einige Schritte auf und ab.
Diese Übung zur umfassenden Körperentspannung ist nicht nur für solche gut geeignet, die anfangen, sich mit Qi Gong zu befassen, sondern auch dann, wenn wir besonders unter Streß stehen und es uns nicht gelingt, störende und beunruhigende Gedanken auszuschalten.

Übung, bei der wir das wahre Qi transportieren

Für diese Übung können wir uns gerade hinsetzen oder -stellen oder auch vor dem Schlafengehen hinlegen. Wir sollten uns auf jeden Fall eine bequeme Stellung suchen, bei der wir leicht innerlich zur Ruhe kommen. Dann regulieren wir unseren Atem in drei Stufen, indem wir vom gewohnten Atmen übergehen zu einer tiefen Bauchatmung, bei der sich der Unterleib mit dem Zwerchfall hebt und senkt. Als drittes atmen wir dann in das Dantian hinein: Wir atmen durch die Nase ein und aus, die Zunge liegt am Gaumen vorn, mit dem Einatmen senken wir das Qi ins Dantian hinab, wobei sich der Unterleib hebt. Beim Ausatmen bleibt die Zunge am Gaumen, der Unterleib zieht sich leicht zurück.
Mit dieser Übung setzen wir das wahre Qi in Bewegung und sammeln es im Dantian. Wenn wir spüren, wie sich das Qi in unserem Körper ausbreitet, gehen wir zum nächsten Schritt dieser Übung: In Gedanken führen wir beim Einatmen das wahre Qi vom Dantian zu unserem Herzen hin, während wir uns beim Ausatmen vorstellen, wie sich die Herzkranzgefäße erweitern, so daß das wahre Qi durch

sie hindurch in das Herz hineinfließen kann. Dies wiederholen wir eine Weile lang, wobei es äußerst wichtig ist, die gesamte Übung sanft, fließend und ohne jede Kraftanstrengung oder Verkrampfung durchzuführen. Wir lassen den Fluß des Qi eher geschehen, als daß wir ihn erzwingen.

Zum Abschluß der Übung sammeln wir das im gesamten Körper verbreitete wahre Qi sozusagen wieder ein und leiten es zurück zum Dantian, damit es nirgendwo austreten und sich verstreuen kann. Damit wäre nämlich die ganze Übung vergebens.

Eigenakupressur

Gegen Koronarsklerose aktivieren wir die folgenden Punkte, wobei man tatsächlich, wenn irgend möglich, alle Punkte behandeln soll:

- Auf dem »Großen Wirbel« (LG14) reiben wir hin und her.
- Wir drücken und reiben die »Transportpunkte zur Milz« (B20).
- Wir massieren die »Brustkorbmitte« (EG17).
- Wir reiben und drücken die »Transportpunkte zu den Nieren« (B23).
- Wir reiben und drücken die »Mittlere Magengrube« (EG12).
- Wir massieren den Brustbereich und die beiden Seiten.
- Wir massieren den »Inneren und den »Äußeren Paß« (P6, DW5).
- Wir drücken und massieren das »Tor des Geistes« (H7).
- Wir fassen und drücken die »Talverbindung« (Di4) und
- massieren »Drei Meilen am Bein« (Ma36).

Rezepte

Bei Blockierung des Herz-Yang

- Ungefähr 10 bis 15 g Pfirsichkerne werden zerstampft, dann wird etwas Wasser hinzugefügt und daraus Saft gepreßt. Diesen kocht man mit etwa 50 bis 100 g Reis zusammen in Wasser zu einem dünnen Brei.
- Ungefähr 6 g schwarze Mu-Err-Pilze (aus dem Chinaladen) werden mit kochendem Wasser übergossen und gewaschen,

anschließend gekocht, bis sie ganz weich sind. Mit etwas Zucker abgeschmeckt werden sie dann gegessen.

Bei Blockierung durch trüben Schleim

Wir benötigen etwa 30 g Tränengras (aus dem »Chinaladen«), 10 bis 15 g Pfirsichkerne und 100 g Reis. Die Pfirsichkerne werden gekocht. In der so entstandenen Brühe kochen wir Reis und Tränengras zu einem Brei, den wir auf zwei Portionen verteilt zu uns nehmen.

Bei Yin- und Qi-Schwäche

- Etwa 3 g Ginsengpulver werden mit 60 g Reis und Kandiszucker zu einem Brei verkocht, dieser wird, vor allem im Herbst und Winter, zum Frühstück oder als Frühstück gegessen.
- Etwa 6 g schwarze Mu-Err-Pilze werden ungefähr zehn Stunden lang in Wasser eingeweicht, dann eine Stunde lang gedämpft, anschließend mit Kandiszucker je nach Geschmack gesüßt. Wir essen die Pilze vor dem Schlafengehen, und zwar über einen längeren Zeitraum hinweg.

Bei Yin- und Yang-Schwäche

- Wir lassen geschälte Erdnußkerne (wenn möglich roh und mitsamt der roten Innenhaut) 24 Stunden lang in Essig einweichen. Morgens vor dem Aufstehen essen wir etwa zehn bis fünfzehn Kerne. Wir können die Kerne auch über Nacht mit Essig bedeckt stehenlassen und am nächsten Morgen den Essig dazu trinken.
- Etwa 50 g Xianggu-Pilze und sieben bis acht rote Datteln (beides aus dem »Chinaladen«) werden zusammen gekocht. Wir essen täglich eine solche Portion.

Verstopfung

Auch bei diesen Beschwerden kennt die chinesische Heilkunde mehrere Varianten, die im folgenden beschrieben sind.

Die heiße Verstopfung: Bei der sogenannten »heißen Verstopfung« ist der Stuhlgang sehr hart, der Harn von geringer Menge und dunkler Farbe, das Gesicht rot und heiß, der Mund trocken und von üblem Geruch, die Zunge rot und ihr Belag gelb.

Verstopfung aus Mangel an Qi: Hier sind die Kennzeichen körperliche und geistige Schwäche, blasse Lippen und Zunge.

Verstopfung infolge von Blutmangel: Das Gesicht wirkt blaß und stumpf, Herzklopfen, Schwindel und Lichtempfindlichkeit kommen dazu, Lippen und Zunge sind blaß.

Verstopfung durch Mangel an Yang: Der Stuhlgang geht sehr schwer, die Gliedmaßen sind kalt, die Betroffenen frösteln leicht und suchen ständig, sich warm zu halten. Die Zunge ist blaß und belegt. Diese Art der Verstopfung ist vor allem im Alter zu beobachten.

Verstopfung durch Qi-Blockade: Hier spüren die Betroffenen den Drang zum Stuhlgang, ohne aber zu können, sie haben keinen Appetit, müssen oft tief Atem holen, Brust und Rippen schmerzen, der Bauch ist dick.

Qi Gong

Übung auf der Toilette

Wenn wir auf der Toilette sitzen, entspannen wir bewußt den ganzen Körper und lassen zuerst Urin ab. Den Mund halten wir leicht geschlossen, die Zunge bleibt am oberen Gaumen, wir atmen durch die Nase ein und aus, die Atemzüge sollen gleichmäßig und langsam sein. Beim Einatmen leiten wir konzentriert unser Qi zum Dantian (siehe Seite 14).

Beim Ausatmen versuchen wir, das Qi mit all unserer Aufmerksamkeit vom Dantian durch den Darm zu leiten, um so den Stuhlgang herbeizuführen. Dabei ist es wichtig, den Unterleib ganz entspannt zu halten. Auf gar keinen Fall dürfen wir den Atem anhalten oder mit Kraftanstrengung drücken. Vielmehr intensivieren wir unsere Konzentration und stärken mit unseren Gedanken das Gefühl, daß der Stuhl gleich kommen wird. Auf diese Weise können wir die Selbstregulierung unserer inneren Organe wiederherstellen.

Tiefe Bauchatmung

Wir liegen auf dem Rücken, den Kopf leicht nach oben gerichtet, die Augen halb geschlossen, die Zunge am oberen Gaumen, beide Beine nebeneinander ausgestreckt. Wir legen eine Hand auf die Brust, die andere auf den Unterleib. Dann beginnen wir mit der Tiefenatmung. In langen und gleichmäßigen Zügen atmen wir durch die Nase ein und führen die Luft tief in den Bauch, bis sich unsere Hand dort hebt. Wir atmen durch den Mund wieder aus, gleichmäßig langsam, wobei sich unsere Hand wieder senkt. Die Hände dürfen keine Kraft anwenden, sie helfen uns nur festzustellen, daß wir wirklich tief in den Bauch hineinatmen.

Wenn wir diese Atemtechnik gut beherrschen, können wir die Übung auch ohne die Hilfe der Hände durchführen. Wir machen jedesmal fünfzig bis hundert Atemzüge. Wenn sich während der Übung in unserem Mund Speichel ansammelt, schlucken wir ihn in drei Portionen hinunter. Die Übung wird am besten frühmorgens oder abends in möglichst ruhiger Verfassung durchgeführt. Je entspannter wir innerlich und äußerlich sind, desto besser stehen die Chancen, daß wir Erfolg haben (Bild 236).

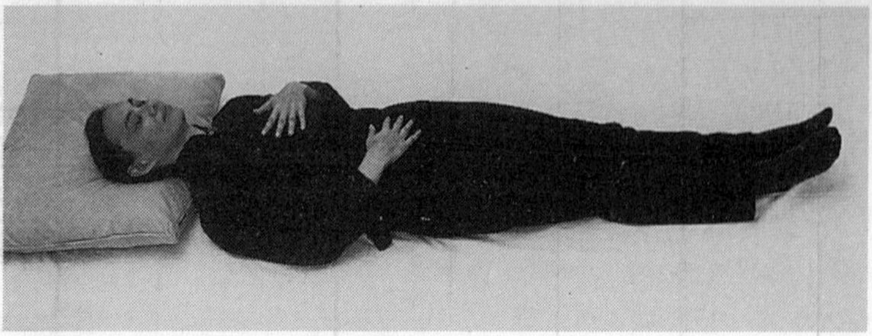

Bild 236

Qi-Gong-Eigenakupressur

Wir liegen auf dem Rücken, die Beine leicht hochgestellt, und atmen langsam und gleichmäßig, beide Hände, die eine über der anderen, liegen auf dem Unterleib, bei Männern die linke Hand unter der rechten, bei den Frauen umgekehrt. Wir entspannen den After und konzentrieren uns auf das Dantian.

Wir massieren nun den Unterbauch mit den Händen zuerst im Uhrzeigersinn, dann gegen den Uhrzeigersinn je 36mal (Bild 237). Jetzt legen wir Zeige-, Mittel- und Ringfinger beider Hände, die Fingerkuppen einander berührend, auf das untere Ende des Brustbeins und streichen mit einem langsamen, aber durchaus kräftigen Zug die Finger hinab bis zum Schambein. Dies wiederholen wir zwischen je drei- bis sechzehnmal (Bild 238). Danach legen wir die Hände wieder flach übereinander und rechts auf den Unterleib und führen sie nach rechts oben zum Rippenbogen, dann hinüber auf die linke Seite und wieder nach unten. Diese massierende Kreisbewegung von rechts nach oben und links unten wiederholen wir insgesamt 36mal.

Als nächstes legen wir beide Hände, wie zuvor übereinander, auf den Bauchnabel. Wir sind weiter entspannt, atmen langsam, gleichmäßig und tief in den Bauch hinein, wobei wir versuchen, den After leicht hochzuziehen. Am Ende des Einatmens halten wir die Luft fünf Sekunden lang an. Beim

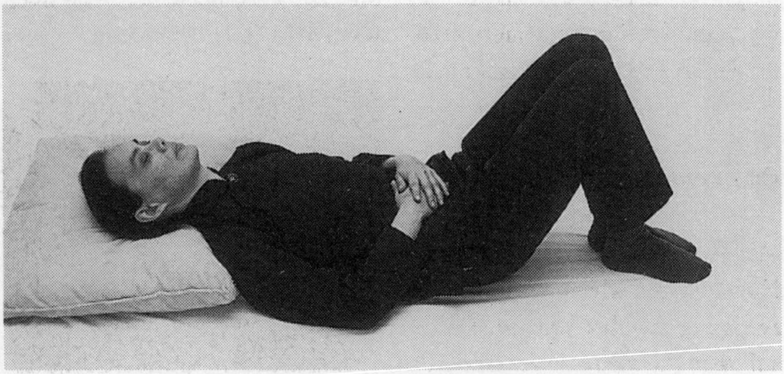

Bild 237

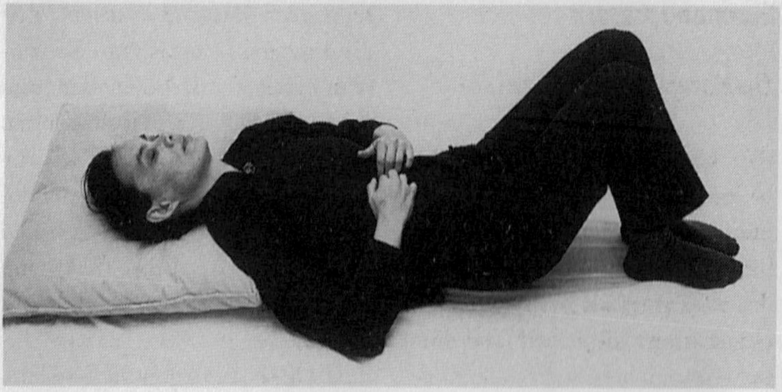

Bild 238

anschließenden Ausatmen entspannen wir den After wieder. Beim erstenmal wiederholen wir diesen letzten Teil der Übung dreimal, später können wir langsam auf neun-, dann achtzehnmal erhöhen.

Die gesamte Übung wird einmal täglich vor dem Schlafengehen durchgeführt, und zwar über eine möglichst lange Zeitspanne hinweg, denn erst in der Dauer entfaltet sie ihre ganze Wirkungskraft.

Daumennagel-Akupressur

Mit dem Daumennagel der einen Hand pressen wir den Punkt »Abzweigung aus der Rinne« (DW6) auf dem Unterarm der anderen Hand und streichen mit langsamer, aber kraftvoller Bewegung den Dickdarmmeridian (siehe Anhang) entlang in Richtung Finger, etwa ein bis zwei Minuten lang (Bild 239). Bei besonders hartnäckigen Stuhlgangbeschwerden massieren wir abwechselnd und mit ziemlich großer Kraft den Dickdarmmeridian beider Arme. Wir sollten nach einer Weile spüren, wie sich der Schließmuskel am After wieder entspannt.

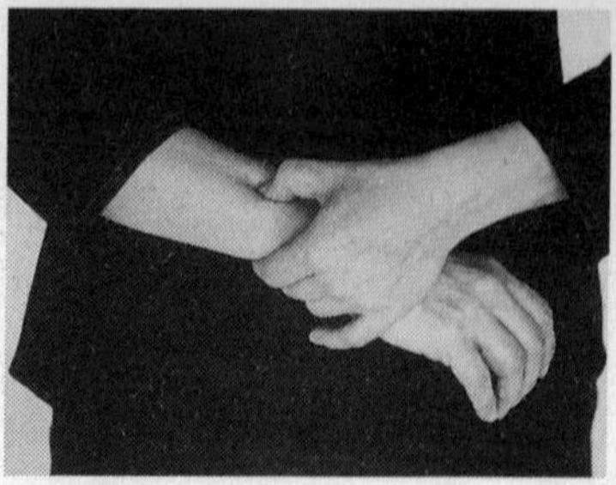

Bild 239

Wärmepackung mit heißem Meersalz

Wir erwärmen etwa ein Pfund Meersalz in einem Topf, füllen es anschließend in eine Stofftasche und legen diese auf den Unterleib. Gleichzeitig massieren wir leicht mit einer Hand die Gegend um den Bauchnabel herum.

»Kreuzpunkt«-Massage

Massiert werden auch die »Kreuzpunkte« (B27–34), entweder von

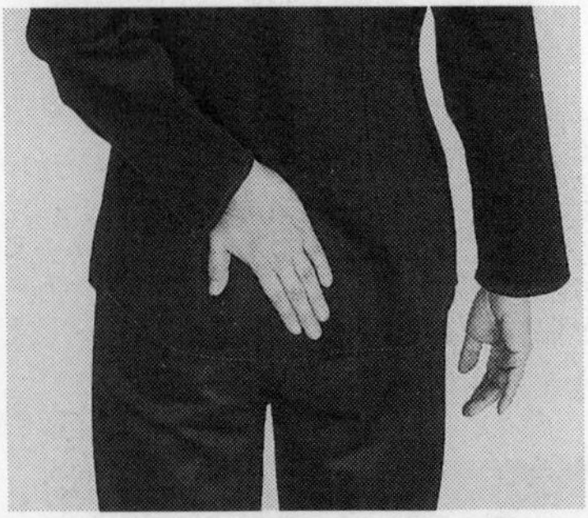

Bild 240

oben nach unten oder im Uhrzeigersinn kreisend, und zwar so lange, bis der Bereich sich warm anfühlt, mindestens drei Minuten, mit zuerst leichtem, dann immer festerem Druck (Bild 240).

Weitere Punkte

Wir drücken »Drei Meilen am Bein« (Ma36), »Himmlischer Drehpunkt« (Ma25) und »Tor des Geistes« (H7)

Rezepte

Bei heißer Verstopfung

- Wir nehmen ein bis zwei Bananen, schälen und erhitzen sie in einem Wasserbad, gesüßt nach Geschmack mit Kandiszucker. Ein- oder auch zweimal am Tag nehmen wir solcherart zubereitete Bananen zu uns, und das mehrere Tage in Folge.
- Wir nehmen etwa 250 g Spinat, säubern ihn und tauchen ihn dann in kochendes Wasser. Nach ungefähr drei Minuten nehmen wir das Gemüse wieder heraus und fügen ein bis zwei Eßlöffel Sesamöl hinzu. Wir nehmen zweimal pro Tag eine solche Portion an mehreren Tagen hintereinander zu uns.
- Wir essen einen bis zwei Äpfel täglich auf leeren Magen, morgens und abends, ebenfalls mehrere Tage hintereinander.

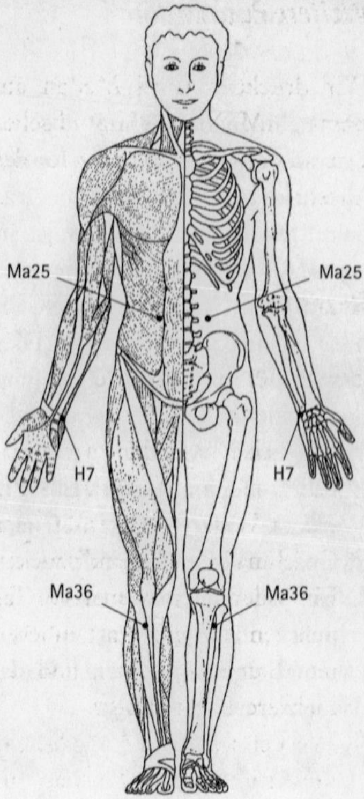

eine halbe Tasse, und das fünfzehn bis zwanzig Tage in Folge.

Bei Verstopfung infolge von Blutmangel

Wir nehmen ungefähr 25 g schwarze Sesamkörner, brechen sie mit einem Teigroller auf oder zerstampfen sie mit einem Kartoffelstampfer und kochen sie mit etwa 50 g Reis zusammen. Diesen Brei essen wir warm zweimal pro Tag.

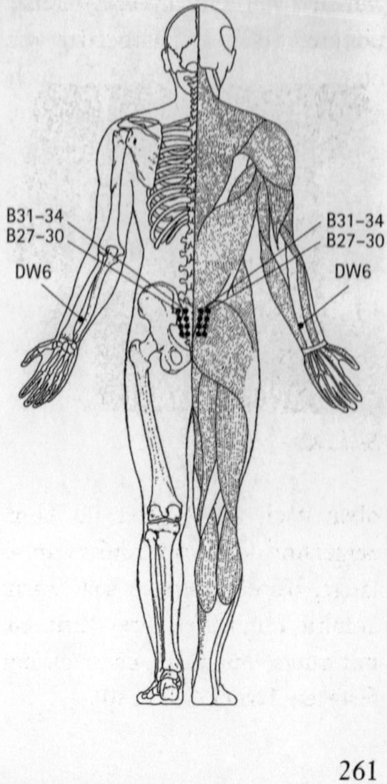

Bei Verstopfung aus Mangel an Qi

Wir waschen frische Kartoffeln, schneiden sie in Stücke und zerstampfen sie vermischt mit kochendem Wasser. Mit einem sauberen Tuch drücken wir jetzt den Saft heraus, fügen je nach Geschmack Honig hinzu und trinken davon morgens und abends jeweils

Von diesem Rezept kann man auch eine größere Portion anfertigen, sie im Eisschrank aufbewahren und je nach Bedarf erwärmen.

Bei Verstopfung durch Mangel an Yang

Wir nehmen etwa 300 bis 500 g Süßkartoffeln, waschen und schälen sie und schneiden sie in Stücke. Dann kochen wir sie in Wasser, lassen sie etwas abkühlen und fügen je nach Geschmack Zucker und zwei Scheiben frischen Ingwer hinzu. Das Ganze wird dann noch mal aufgekocht. Wir essen die ganze Portion auf einmal.

Bei Verstopfung durch Qi-Blockade

Wir nehmen ungefähr 9 g gelbe Chrysanthemenblüten (in einer Apotheke mit chinesischen Arzneimitteln erhältlich), legen sie in ein Glas oder in einen Becher und bedecken sie knapp mit Reiswein oder einem klaren Schnaps. Dies lassen wir zwanzig Tage lang durchweichen.

Wir nehmen von dem Sud zwei Eßlöffel, fügen zwölf Eßlöffel Weißkohl- oder Karottensaft und zwanzig Eßlöffel Apfelsaft hinzu, süßen das Ganze je nach Geschmack mit Honig und nehmen zweimal täglich je einen Eßlöffel davon zu uns.

Wechseljahrbeschwerden

Die Beschwerden, unter denen die Frauen in der Zeit vor und nach Ende der Menstruation bzw. in der Übergangszeit leiden, teilt die chinesische Medizin in drei Muster ein:

Das Nieren-Yin ist schwach: Die Frauen leiden unter Schwindelanfällen und Augenflimmern, Herzklopfen und sind leicht zu erzürnen, allgemein unterliegen sie starken Gemütsschwankungen. Hand- und Fußinnenflächen sind heiß. Während der Periode blutet es entweder sehr stark oder nur ganz wenig. Es können auch Ohrensausen und Herzjagen auftreten sowie Hitzewallungen und nächtliche Schweißausbrüche, wobei die Wangen rot sind und der Mund trocken ist. Die Zunge ist rot und kaum belegt.

Es fehlt an Nieren-Yang: Auch hier kommt es zu Schwindelanfällen und Augenflimmern, außerdem zu Hörschwierigkeiten, Hüft- und Unterleibsbeschwerden sowie einem Anschwellen der Beine. Die Frauen suchen die Wärme und frieren rasch. Es tritt Durchfall auf, der Harn ist klar und fließt reichlich, der Ausfluß ist kühl und klar. Die Periode ist verzögert, und die Frau hat das Gefühl, als sei ihr Unterleib kalt.

Das Herzblut ist schwach: Die Unausgeglichenheit des Gefühlslebens wird offensichtlicher, es kommt zu grundlosen Zornesausbrüchen oder auch Selbstgesprächen, die Frauen machen sich übermäßige Sorgen, werden depressiv, weinen und lachen gleichermaßen ohne Anlaß und sind appetitlos. Ihre Gesichtsfarbe ist stumpf. Wenn es noch eine Periode gibt, dann nur sehr schwach.

Qi Gong

Übung, um den Frühling zurückzuholen

Wir stehen entspannt, die Beine in Schulterbreite auseinander, die Arme locker an der Seite (Bild 241). Wir atmen auf unsere gewohnte Weise möglichst sanft und langsam, wir achten auf eine be-

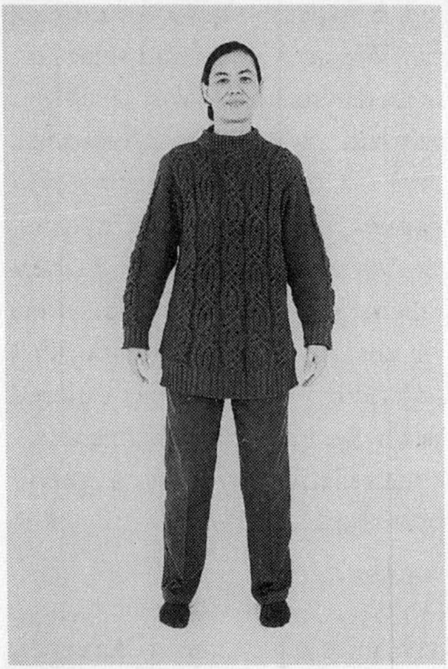

Bild 241

zuziehen. Gleichzeitig verlagern wir unser Schwergewicht auf die Fußballen und heben die Fersen ein wenig vom Boden hoch. Dabei heben wir auch den Kopf ein wenig und strecken unseren Hals (Bild 242).

Durch das Einatmen weitet sich die Brust, der Unterleib wölbt sich leicht nach vorne. Wir atmen so viel frische Luft ein, wie wir nur können. Wenn wir fast am Ende des Einatmens angekommen sind, heben wir noch die Schultern nach hinten hoch, um das Einatmen zu unterstützen. Danach atmen wir langsam aus, senken unsere Fersen

wußte Entspannung des ganzen Körpers. Den Hals und Kopf halten wir gerade. Dann schließen wir die Augen und blicken nach innen, wobei wir uns an unsere Jugend erinnern und daran, wie wir einstmals ausgesehen haben. Wir lächeln uns selbst zu.

Wenn wir innerlich zur Ruhe und einer optimistischen Grundhaltung gekommen sind, beginnen wir mit einem langen Ausatmen durch den Mund. Beim Einatmen durch die Nase versuchen wir, den Punkt EG1, das »Zusammentreffen des Yin«, sowie den After hoch- und die Nieren zusammen-

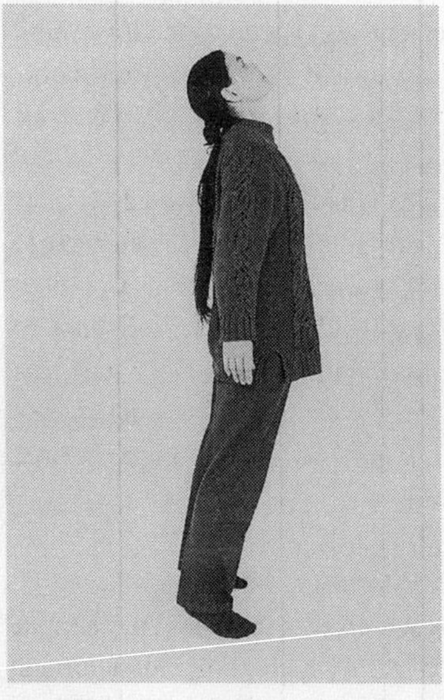

Bild 242

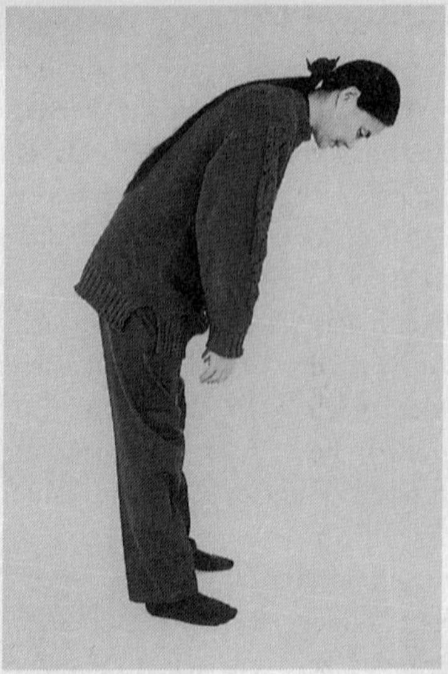

Bild 243

vorsichtig wieder zur Erde und beugen ein klein wenig die Knie, während wir den Oberkörper in einem Winkel von etwa 45 Grad nach vorne neigen (Bild 243). Der Unterkörper sinkt wieder zurück. Die Hände halten wir vor dem Körper. Wir atmen all unsere unreine Luft aus. Wir machen acht dieser Atemzüge. Zuletzt stellen wir uns wieder ganz normal hin.

Lockerungsübung

Nach einer kurzen Pause nehmen wir die vorbereitende Haltung wieder ein und beginnen, Atmung und Entspannung zu koordinieren. Wir atmen ein und sprechen in Gedanken das Wort »ruhig«, während wir beim Ausatmen »locker« sagen, gleichzeitig entspannen wir uns bewußt, angefangen vom Kopf bis hinab zu den Füßen. Vor allem konzentrieren wir uns auf die Entspannung des Unterleibs. Wenn wir acht dieser Atemzüge gemacht haben, sollten wir ein Gefühl der inneren Leichtigkeit und Leere spüren.

Vibrieren

Wir bewahren weiterhin die innere Ruhe, beugen aber die Knie noch etwas weiter als zuvor, während wir beginnen, uns von Hüfte und Unterleib her ins Vibrieren, Zittern zu versetzen. Ziel ist es, die inneren Organe sowie unsere Muskeln in ein sanftes, sehr weiches Vibrieren zu versetzen, wobei die Frequenz der Erzitterung mindestens 164mal pro Minute sein sollte.

Das Zittern soll uns angenehm sein, wir sollen deutlich die Lockerung des ganzen Körpers spüren und uns anschließend ganz wohlig fühlen. Wir sollten etwa ein bis drei Minuten lang vibrieren und dann allmählich wieder zur Ruhe kommen.

Schulterkreisen

Nach dem Vibrieren stehen wir aus der Kniebeuge wieder auf und richten auch den Oberkörper wieder gerade. Wir atmen einmal tief und entspannt durch, anschließend beugen wir wiederum die Knie, aber nur ein wenig. Die Arme hängen an den Seiten herab, den Mund öffnen wir etwas und beginnen mit dem Schulterkreisen:

Die linke Schulter drehen wir nach vorne unten, während die rechte Schulter gleichzeitig nach hinten oben geschoben wird. Mit der rechten Hüfte gehen wir dabei ein wenig nach rechts außen, so daß die linke Schulter weiter nach unten vorne und die rechte Schulter weiter nach oben gelangt.

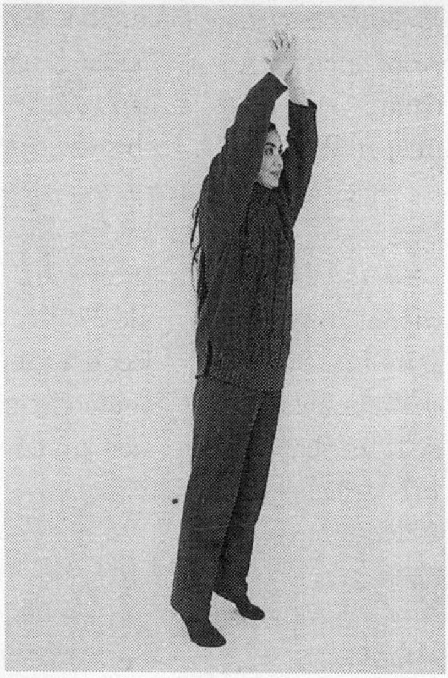

Bild 245

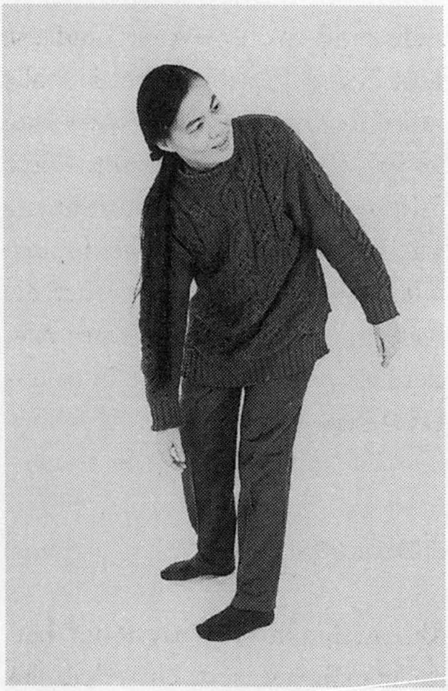

Bild 244

Dann werden beide Schultern, ohne anzuhalten, wieder auf ihre ursprüngliche Höhe und zurückgeführt, wonach dann der Halbkreis in umgekehrter Richtung durchgeführt wird: Die rechte Schulter dreht sich nach vorne unten, die linke nach hinten oben, während die linke Hüfte sich nach außen schiebt (Bild 244). Wir drehen beide Schultern in diesem Halbkreis jeweils achtmal.

Danach heben wir beide Hände,

Handflächen zusammen, über den Kopf, gleichzeitig die Fersen hoch (Bild 245), schwenken dann die Arme parallel nach vorne bis vor den Unterleib, gehen dabei mit den Fersen wieder auf den Boden (Bild 246) und führen zuletzt die Arme wieder zu den Seiten (Bild 247). Damit ist die Übung beendet. Sie sollte ungefähr acht Minuten lang gedauert haben. Wir üben am besten täglich zwei- bis dreimal.

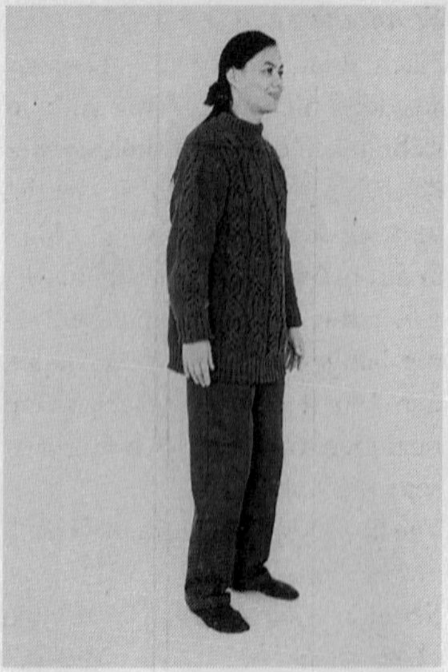

Bild 247

Der Effekt dieser Übung

Die Übung wirkt sich positiv auf Schilddrüse, Nebenniere, die Eierstöcke und bei Männern übrigens auch auf die Vorsteherdrüse aus. Beim Vibrieren werden alle diese Drüsen gut durchblutet und in ihrer Funktion gestärkt. Diese Übung ist allgemein von Nutzen, hat sich aber besonders bei Frauen wie auch bei Männern bewährt, die während der Wechseljahre bzw. der hormonellen Umstellung unter Beschwerden leiden.

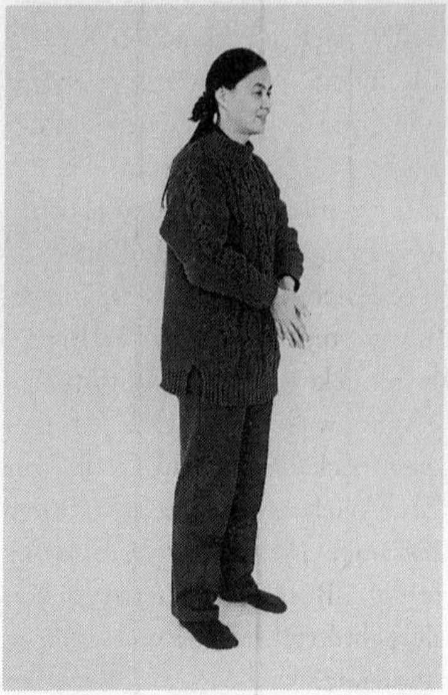

Bild 246

Stärkungsübung

Wir stellen uns entspannt hin, beide Hände vor dem Unterleib, als trügen sie einen Ball. Beide Augen

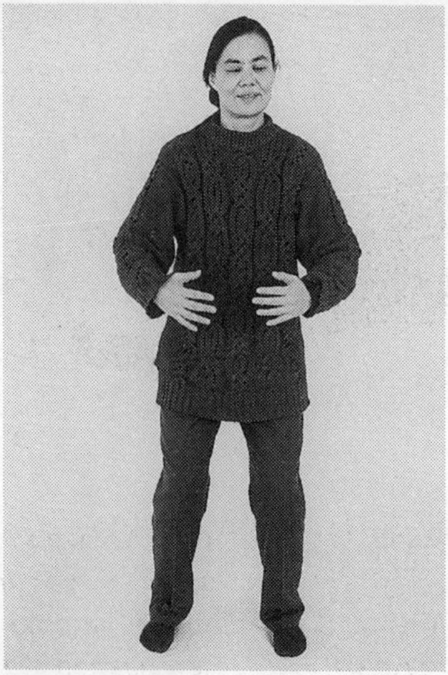

Bild 248

der, die Brust ein wenig zurückgenommen, der Rücken dennoch gerade. Die Arme hängen locker herab.

Unsere Gedanken sammeln sich zu Beginn der Übung auf den beiden Punkten »Sprudelnder Quell« (N1) an den Füßen, um dann von dort das Qi in Koordination mit dem Einatmen über die Unterschenkel, Knie, Oberschenkel zum »Zusammentreffen des Yin« (EG1) zu führen, von wo es dann bis zum Dantian (siehe Seite 14) und der »Pforte des Lebens« (LG4) gelangt. Nach einem Moment des Innehaltens lassen wir das

sind leicht geschlossen, der gesamte Körper ist entspannt (Bild 248). Wir atmen auf unsere gewohnte Art und Weise, die Zunge ist am oberen vorderen Gaumen, unsere Konzentration ruht während der ganzen Übung auf dem Dantian. Wir verharren möglichst dreißig Minuten, oder so lange es uns möglich ist, in dieser ruhigen Haltung, und das zweimal am Tag.

Taiji – inneres Qi Gong

Wir stehen in gewohnter Weise, die Beine schulterbreit auseinan-

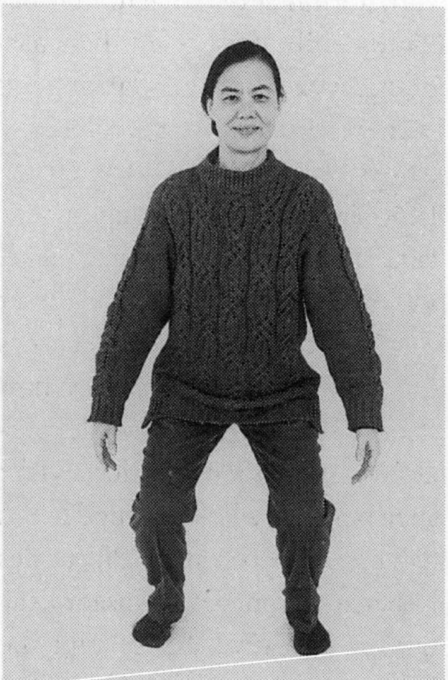

Bild 249

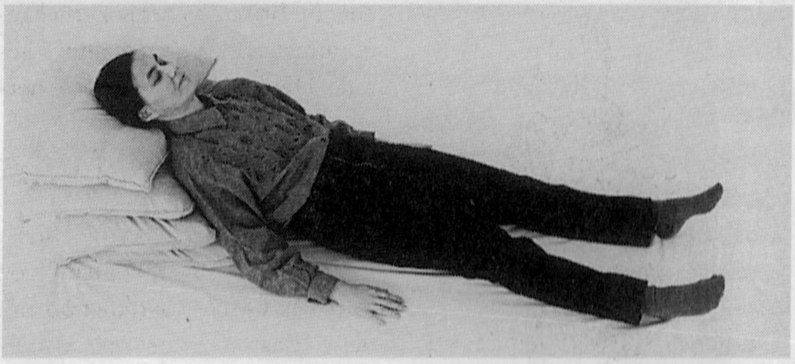

Bild 250

Qi dann wieder den gleichen Weg zurück zum »Sprudelnden Quell« an beiden Füßen hinabsinken. Dies wiederholen wir mehrmals.

Die Koordination der Atmung verläuft folgendermaßen: Wir beginnen mit der tiefen Bauchatmung, wobei wir beim langen und dünnen Ausatmen sanft in die Knie gehen und unseren Körper ganz langsam so weit nach unten senken, bis uns die Oberschenkel »brennen« (Bild 249). Zu dieser Zeit führen wir in Gedanken das Qi zur »Pforte des Lebens« (LG4). Wenn wir dann wieder einatmen, stehen wir aus der Hocke auch langsam wieder auf und leiten dabei das Qi von der »Pforte des Lebens« über das »Zusammentreffen des Yin« (EG1) und die Beine hinab bis zur Fußmitte. Dies wiederholen wir etwa zwanzig Minuten lang. Wer diese Übung regelmäßig und über einen längeren Zeitraum hinweg durchführt, unterstützt damit die Funktion der Drüsen im gesamten Körper.

Beruhigungsübung

Wir legen uns so hin, daß unser Oberkörper durch Decken oder Kissen halb aufgerichtet ist und auch der Kopf erhöht liegt. Die Arme ruhen entspannt an der Seite, die Beine sind ausgestreckt, Augen und Mund ganz leicht geschlossen, die Zähne berühren sich fast, während die Zunge oben am vorderen Gaumen liegt (Bild 250). Wir atmen zunächst auf unsere gewohnte Weise, im Rhythmus und in der Schnelligkeit so wie normal, nur achten wir darauf, kein

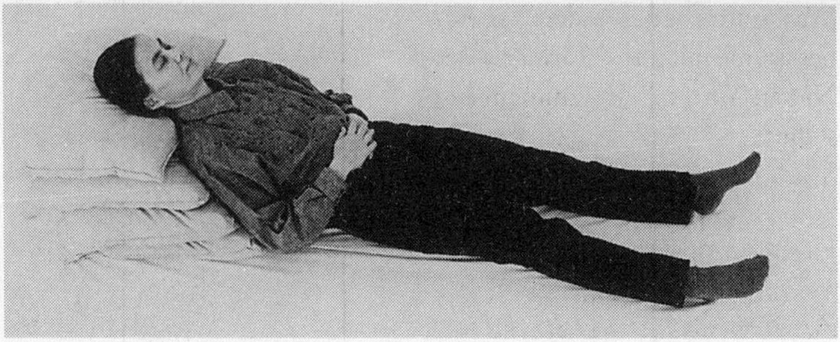

Bild 251

Geräusch dabei zu hören. Die Atmung soll sanft, gleichmäßig und »rund« verlaufen.
Um uns besser zu entspannen, sagen wir beim Einatmen in Gedanken das Wort »ruhig« vor uns hin, beim Ausatmen »entspannt«, wobei wir bewußt wie in einer Welle den Körper von oben nach unten in Schritten ins innere Auge fassen und entspannen. Bei jedem Atemzug sollte ein Teil erfaßt und entspannt werden: Kopf, Hals, Schultern, Arme, Hände, Brust, Rücken, Bauch, Lenden, Ober- und Unterschenkel und zuletzt die Füße. Wenn wir am ganzen Körper entspannt sind, schicken wir die Entspannungswelle durch die Blutgefäße, Nervenbahnen und inneren Organe. Es hilft, wenn man in Gedanken den Namen des Körperteils noch dazusagt, zum Beispiel »Kopf entspannen«.

Nach dieser Übung sollten wir nicht sofort aufstehen, sondern zuerst unsere Konzentration auf das Dantian richten, dann beide Hände übereinander auf diesen Bereich des Unterleibs legen (Bild 251) und von rechts nach links in zunächst kleinen, dann immer größeren Kreisen über unseren Bauch streichen (mit dem Dantian als Mittelpunkt). Es sollten etwa fünfzehn Kreise gemacht sein, bis wir an den Nabel gelangen. Dann beenden wir die Übung. Es wäre am besten, noch ein paar Schritte hin und her zu gehen.
Diese Übung sollte täglich zweimal durchgeführt werden, jeweils bis zu dreißig Minuten lang. Die Wirkung der Übung zeigt sich normalerweise erst nach zwei bis drei Monaten.
Anzumerken ist auch noch, daß diese Übung besonders für

Wechseljahrbeschwerden geeignet ist, die mit einer Schwäche des Nieren-Yin in Zusammenhang stehen.

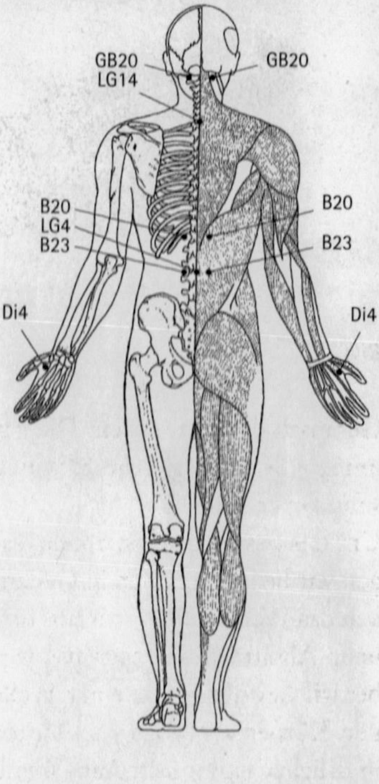

Eigenakupressur

Zur Vorbeugung und Stärkung

Die Stimulierung der folgenden Punkte stärkt Leber und Nieren,

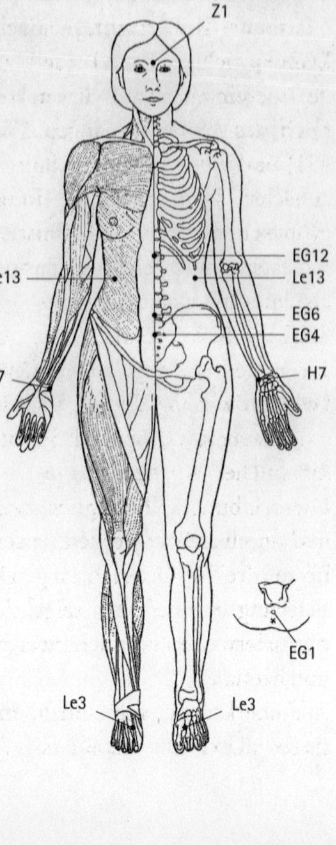

unterstützt die Funktion der Milz und füllt das Qi auf. Für Frauen um die Vierzig hilft die Eigenakupressur dieser Punkte übrigens, Wechseljahrbeschwerden vorzubeugen.

- Wir reiben und massieren die »Stempelhalle« (Z1) und den »Sonnenpunkt« (Z2) und allgemein die Stirn.
- Wir fassen den Punkt Di4, die »Talverbindung«, und reiben ihn,

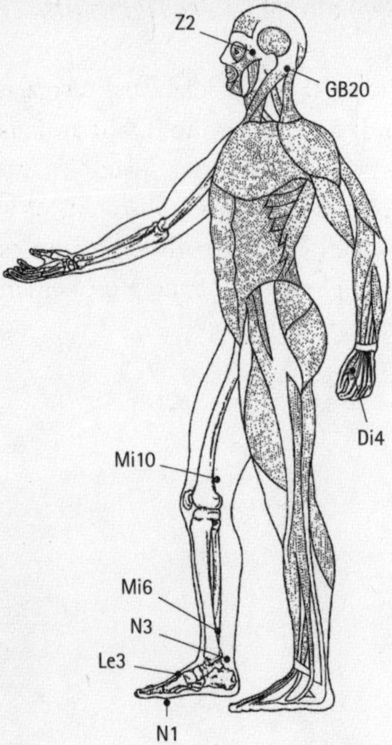

- drücken und reiben den »Windteich« (GB20),
- massieren die Transportpunkte zu Milz und Nieren (B20 und 23) und die Gegend um das Steißbein herum.
- Wir reiben EG4, das »Tor der Ursprungsenergie«,
- massieren und reiben die Punkte »Tor der Ordnung« (Le13),
- »Zusammentreffen der drei Yin-Meridiane« (Mi6)
- und »Höchste Flut« (Le3).
- Wir klopfen uns mit der flachen Hand oder einer hohlen Faust überall am Rücken, wo wir hinkommen, dann auch leicht den Unterleib, die Hüften und Beine.

Zusätzliche Punkte

- Bei schwachem Nieren-Yin reiben und massieren wir das »Tor des Geistes« (H7), drücken und reiben das »Meer des Blutes« (Mi10), fassen und reiben den »Großen Bach« (N3).
- Bei schwachem Nieren-Yang reiben wir den »Großen Wirbel« (LG14), massieren die »Pforte des Lebens« (LG4), streichen über die »Mittlere Magengrube« (EG12) und den Unterleib hin und her.

Rezepte

Bei Schwäche des Nieren-Yin

Wir waschen etwa 15 g Sesamkerne und rösten sie leicht an, dann zerstampfen oder mahlen wir sie und kochen sie zusammen mit ungefähr 100 g Reis zu einem Brei. Wir essen täglich eine solche Portion zum Frühstück.

Bei Schwäche des Nieren-Yang

Wir kochen etwa 30 g getrockneten Ingwer zusammen mit 150 g Lammfleisch so lange, bis alles weich ist. Im Anschluß daran würzen wir nach Geschmack, essen das Fleisch und trinken die Brühe.

Bei Schwäche des Herzbluts

Etwa 10 g Süßholz, 30 g Weizen und fünfzehn rote Datteln (aus dem »Chinaladen«) werden zusammen in Wasser gekocht. Wir trinken und essen davon, wann es uns beliebt. Wir sollten dies einen Monat lang tun.

Zahnfleischerkrankungen

Die chinesische Medizin unterteilt die Zahnfleischerkrankungen in zwei Kategorien gemäß ihrer jeweiligen Ursache.

Den Nieren fehlt es an Yin: Das Zahnfleisch blutet, das Blut ist hellrot, die Zähne sitzen nicht mehr ganz fest, das Zahnfleisch bildet sich zurück, die Zahnfleischränder sind rot und geschwollen. Man verspürt Schwindel, hört Ohrengeräusche, Hand- und Fußinnenflächen sind heiß, die Glieder schwach, die Zunge ist rot und leicht belegt, der Puls dünn und höher als sonst.

Der Magen enthält zuviel Feuer: Das Zahnfleisch blutet und eitert, der Mundgeruch ist übel, man ist nervös und hat Durst, dabei verspürt man ein Bedürfnis nach kaltem Wasser. Man neigt zu Verstopfung. Die Zunge ist rot und gelblich belegt, der Puls eher kräftig.

Akupressur

Das Ziel dieser Übungen ist, die Meridiane zu öffnen, das fehlende Yin wieder zu ersetzen und das übermäßige Feuer zu vermindern.

Zur Heilung geeignete Punkte

»Windteich« und »Windresidenz«
Mit einem einzigen Finger drücken oder reiben wir nacheinander den »Windteich« sowie die »Windresidenz« (GB20 und LG16), jeden eine Minute lang. Damit werden die »schlechten Winde« vertrieben, die ungesunde Wirkung übermäßiger Kälte und Hitze ausgeschaltet.

»Talverbindung«
Wir drücken und reiben die beiden Seiten der »Talverbindung« (Di4) jeweils eine bis drei Minuten lang. Erfahrungsgemäß ist dieser Punkt bei allen Gesichts- und Munderkrankungen wirkungsvoll.

Partnerübung
Mit der sogenannten Rollmethode bearbeiten wir mit dem Handrücken Schultern und Rücken drei

bis fünf Minuten lang, wobei das Hauptgewicht der Hand auf dem »Großen Wirbel« (LG14) ruht. Diese Übung hat die doppelte Wirkung, nämlich Wind und Hitze zu vertreiben wie auch die Meridiane zu erwärmen. Zu dieser Übung braucht man einen Partner.

»Schulterbrunnen«

Den »Schulterbrunnen« (GB21) fassen wir mit den Fingern und ziehen an ihm fünf- bis zehnmal. Wenn es sich um die Zahnfleischerkrankung der ersten Kategorie handelt, ziehen wir nur leicht. Wenn es um die zweite Kategorie geht, wird fester gezogen, außer wenn der Kranke offensichtlich geschwächt ist, zum Beispiel, weil er nicht genug essen kann.

Zusätzlich empfohlene Übungen

Die Nieren sind schwach

Als zusätzliche Übung können wir im Anschluß daran oder auch nach einer Pause die folgenden Punkte behandeln.

- Wir drücken auf den »Großen Bach« (N3) und auf den Punkt »Reise dazwischen« (Le2) und reiben um ihn herum (jeweils eine Minute lang).
- Wir reiben mit dem Daumen oder einem Finger auf dem »Sprudelnden Quell« (N1) drei bis fünf Minuten lang hin und her.
- Wir massieren den Lendenbereich beidseitig mit den Händen in waagerechter Richtung so lange, bis er warm ist.

Im Magen herrscht Feuer

Wir behandeln uns zusätzlich, indem wir auch noch die nachstehend aufgeführten Punkte bearbeiten.

- Wir drücken auf den »Äußeren Paß« (DW5) und reiben um ihn herum (eine Minute lang).
- Wir drücken mit dem Daumennagel den »Innenhof« (Ma44).
- Wir massieren den Bauch drei bis fünf Minuten lang gegen den Uhrzeigersinn.
- Wir massieren die Lendengegend bis zum Steißbein in einer Auf-und-ab-Bewegung fünf- bis zehnmal.

Die oberen Zähne schmerzen

Als zusätzliche Übung wird empfohlen, die folgenden Punkte jeweils eine Minute lang zu drücken und reiben:

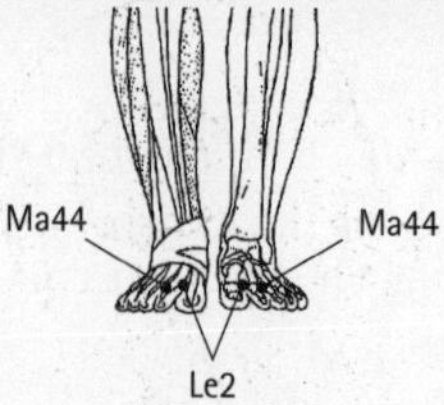

- »Unterer Paß« (Ma7),
- »Jochbeinknochenspalt« (Dü18),
- »Den Duft willkommen heißen« (Di20) und
- »Mitte des Menschen« (LG26).

Die unteren Zähne schmerzen
Wir drücken und reiben zusätzlich die folgenden Punkte ebenfalls je eine Minute lang:

- »Kieferwagen« (Ma6),
- »Windschild« (DW17) und
- »Speichelaufnahme« (EG24).

Zahnfleischschwund
Bei Zahnfleischschwund sowohl im Anfangsstadium als auch, wenn schon die Zahnwurzeln freigelegt sind,

- massieren wir das Zahnfleisch jeweils zehnmal,
- pressen wir die Punkte »Oberer« und »Unterer Paß« (GB3, Ma7), »Kieferwagen« (Ma6), »Drei Meilen am Arm« (Di10) und »Talverbindung« (Di4) jeweils eine Minute lang.

Diese Übungen machen wir morgens und abends je einmal.

Zähne klopfen
Wir öffnen den Mund, die Zunge legen wir leicht oben an den Gaumen oder halten sie gerade. Mit oberen und unteren Zähnen beißen wir nun 36mal kurz aufeinander, als klapperten wir mit den

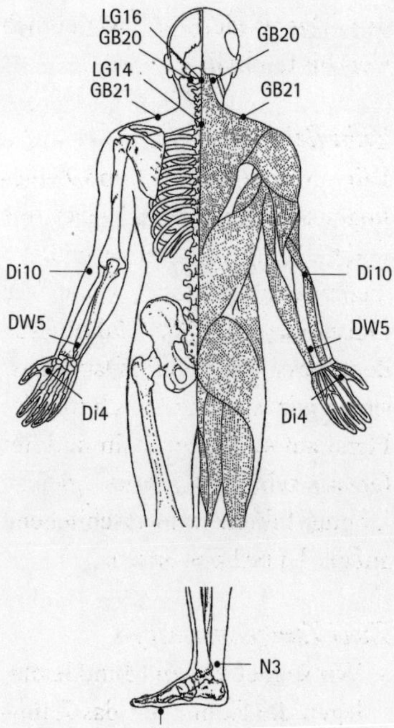

Zähnen, allerdings sollen wir die Übung nicht zu schnell machen, höchstens einmal pro Sekunde. Diese Übung regt die Blutzirkulation im ganzen Kieferbereich an und kräftigt so Zähne und Zahnbett.

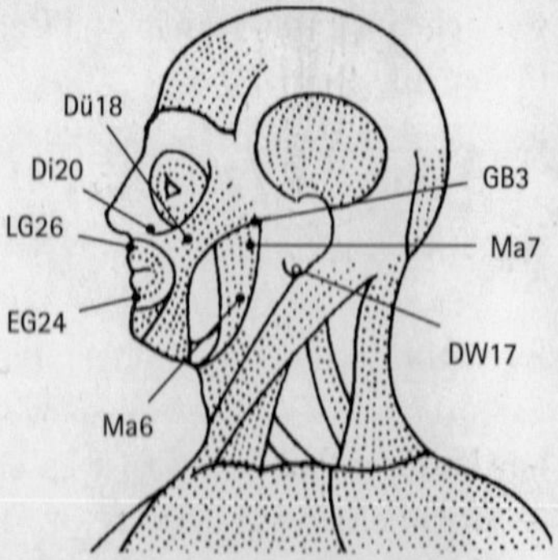

Beißen
Wir nehmen ein Stück Mull oder Gaze, etwa einen Zentimeter dick, und schieben es auf den betroffenen Zahn. Dann beißen wir ganz langsam und fest drauf und halten den Biß etwa ein bis zwei Sekunden. Das wiederholen wir täglich vier- bis fünfmal.

Zahnfleisch massieren
Wir spreizen Daumen und Zeigefinger auseinander und legen die Haut, die beide Finger verbindet – Tigermund genannt – auf die Oberlippe, über das Zahnfleisch der oberen Zahnreihe. Dann massieren wir das Zahnfleisch mit der Hand auf und ab und hin und her (etwa zehnmal). Die gleiche Übung führen wir anschließend auf der Unterlippe durch.

Zwei Zungenmassagen
- Wir schließen den Mund leicht, legen die Zunge auf das Zahnfleisch der oberen Zahnreihe und massieren es durch eine Bewegung hin und her sowie auf und ab. Das gleiche tun wir dann an der unteren Zahnreihe (jeweils fünf- bis zehnmal).
- Noch eine Zungenmassage: Diesmal legen wir die Zunge über die Zähne an das Zahnfleisch außen und machen eine kreisende Bewegung von links nach rechts oben und rechts nach links unten (insgesamt achtzehnmal).

Mit dem Speichel spülen
Nachdem wir die Zähne geklopft und das Zahnfleisch mit der Zunge massiert haben, hat sich im Mund viel Speichel angesammelt. Damit spülen wir jetzt unseren Mund 36mal. Der Speichel hat eine schützende Funktion für Mund und Zähne. Anschließend

schlucken wir ihn dann in drei Portionen hinunter.

Rezepte

Für Zahnfleischerkrankungen gibt es unseres Wissens keine speziellen Rezepte. Allerdings ist es erfahrungsgemäß ratsam, zusätzlich zu den Übungen frühmorgens den Mund mit leichtem Salzwasser zu spülen.

Außerdem hilft es, häufig rohe schwarze Sesamkerne zu kauen und den Saft lange im Mund zu behalten. (Schwarze Sesamkerne sind im »Chinaladen« erhältlich.)

Zuckerkrankheit (Diabetes)

»Zucker«, wie Diabetes im Volksmund verkürzt genannt wird, ist eine häufige Inkretions- und Stoffwechselkrankheit. Der chinesischen Heilkunde zufolge kann diese Krankheit durch Störungen des psychischen Gleichgewichts oder durch eine unausgewogene Ernährungsweise verursacht werden. Das Yin im Körper ist dann zu schwach, und es herrscht ein Übermaß an Trockenheit und Hitze. Die chinesische Medizin hat eine sehr reiche Erfahrung in der Behandlung dieser Krankheit und konnte deshalb auch viele therapeutische Methoden entwickeln. Eine dieser Methoden besteht aus speziellen Qi-Gong-Übungen, die sich als recht erfolgreich erwiesen haben.

An dieser Stelle sollte noch einmal daran erinnert werden, daß eine Behandlung beim Arzt auf keinen Fall abgebrochen werden darf, um sie durch diese Übungen zu ersetzen. Sie sind eine zusätzliche Hilfe und wenn sie Wirkung zeigen, wird der behandelnde Arzt dies feststellen und entsprechend handeln.

Qi Gong und Akupressur

Zur Beseitigung eines trockenen Mundes

Wir sitzen locker im Schneidersitz, den ganzen Körper entspannt. Mit einer konzentriert gleichmäßigen Atmung kommen wir innerlich zur Ruhe. Jetzt reiben wir mit der Hand die Punkte »Sprudelnder Quell« (N1, Bild 252), an jedem Fuß 36mal. Dann hat sich im Mund Speichel angesammelt, den wir langsam hinunterschlucken. Nach sechs Schlucken wiederholen wir die Übung von

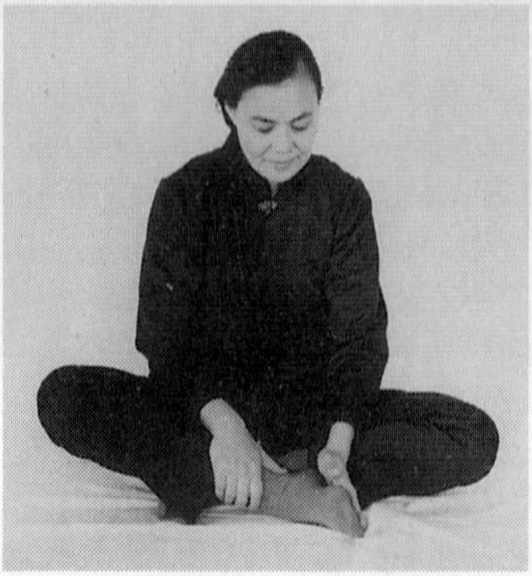

Bild 252

vorn, insgesamt mehrere Male. Diese Übung sollte jeden Tag zur gleichen Uhrzeit durchgeführt werden.
Da bei Zuckerkranken im Körper vor allem ein Übermaß an Trockenheit und Hitze herrscht, wird hier der »Sprudelnde Quell« aktiviert, um die Nieren zu stärken.

Den Durst löschen

Diese Übung kann im Liegen oder auch Sitzen durchgeführt werden. Wiederum entspannen wir uns am gesamten Körper, atmen in einem gleichmäßigen Rhythmus, bis wir innerlich zur Ruhe gekommen sind. Die Zunge legen wir an den Gaumen oder auch nach unten, während wir uns in Gedanken auf unsere Nieren konzentrieren. Dabei stellen wir uns dort einen Brunnen vor, dessen frisches, kühles Wasser wir durch die Kraft unserer inneren Energie (Qi) bis zum Mund emporführen. Hier wird sich nun von selbst Speichel ansammeln, den wir dann langsam hinunterschlucken.
Als Alternative können wir auch den Strom unserer vitalen Energie, das Qi, vom »Sprudelnden Quell« (N1) am Fuß zum Punkt »Pforte des Lebens« (LG4) führen, dann weiter dem Lenkergefäß entlang bis über den Punkt »Hundert Zusammenkünfte« (LG20) am Kopf hinab zum Mund.
Am Ende sollte unser Mund voller Speichel sein. Wir spülen damit unsere Mundhöhle 36mal, bevor wir den Speichel dann in drei Portionen hinunterschlucken. Dabei lenken wir in unseren Gedanken den Speichel über das Empfängergefäß hinab zum Dantian (siehe Seite 14).
Mit Hilfe dieser Übung wird unser ganzer Körper mit Nierenwasser sozusagen gewaschen, und damit wird die übermäßige Hitze, das Feuer, vertrieben.

Innere Heilung

Diese Übung sollten wir nur in lockerer, nicht beengender Kleidung durchführen. Brille und Armbanduhr legen wir ab. Wir entspannen unseren ganzen Körper und kommen äußerlich wie innerlich zur Ruhe.
Schwerer Kranke können diese Übung in liegender Haltung ausführen, wenn es bessergeht, können sie sich auch dazu setzen:

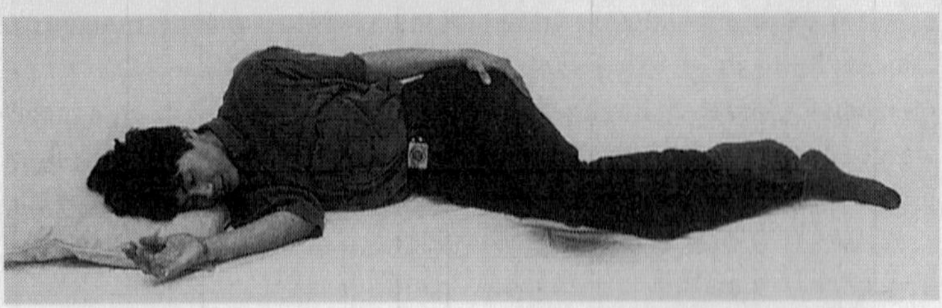

Bild 253

- Liegende Haltung: Wir liegen auf der rechten oder linken Seite, den Kopf, leicht nach vorn gebeugt, ruhig auf einem festen Kissen. Der obere Arm liegt ganz natürlich auf dem Körper, die Hand, mit der Innenfläche nach unten, entspannt auf der Hüfte. Der untere Arm wird im Ellenbogen leicht angewinkelt, so daß die Hand mit der Innenfläche nach oben kurz vor dem Kissen liegt. Wir sind auch in der Hüfte leicht nach vorne gebeugt. Das untere Bein ist in leichter Krümmung ausgestreckt, während das obere Bein, in einem Winkel von 120 Grad, auf dem unteren ruht (Bild 253).
- Sitzende Haltung: Wir sitzen gerade und ruhig auf einem Stuhl oder Hocker, die Beine in Schulterbreite auseinander, die Knie im rechten Winkel gebeugt, die Fußsohlen fest auf dem Boden. Unsere Hände, Innenfläche nach unten, ruhen auf dem Oberschenkel, die Arme von den Schultern her ganz entspannt (Bild 254).

Wir schließen die Augenlider leicht, so daß wir nur noch einen kleinen Lichtstrahl wahrnehmen.

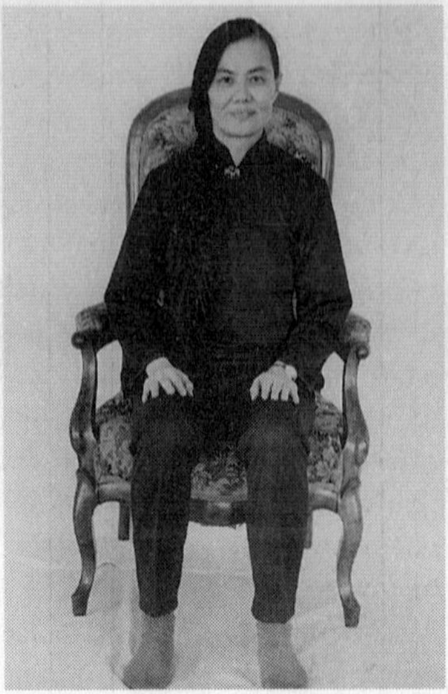

Bild 254

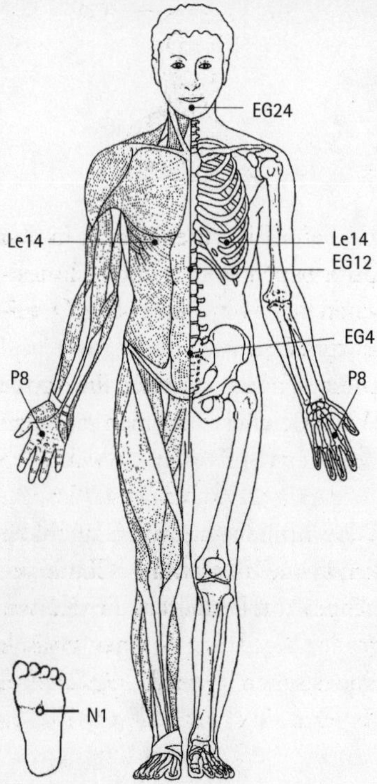

Auch der Mund wird leicht geschlossen, wir atmen durch die Nase ein und aus. Beim Einatmen leiten wir mit unseren Gedanken das Qi hinab in den Unterleib. Jetzt halten wir kurz den Atem an, bevor wir dann langsam wieder ausatmen. Wir atmen also ein, halten kurz an, atmen dann ruhig wieder aus. Beim Einatmen liegt die Zunge oben am Gaumen, während der Pause bleibt die Zunge oben, beim Ausatmen führen wir sie nach unten. Gleichzeitig mit dieser Atem- und Zungenbewegung sprechen wir in Gedanken einen Satz langsam vor uns her: Beim Einatmen »ich«, während des kurzen Innehaltens »bin«, und beim Ausatmen dann »ruhig«. Mit diesen Worten beruhigen wir unser Gemüt und lassen etwaige aufgeregte Gefühle und Stimmungen abebben. Nach mehrmaliger Wiederholung eines solchen Satzes kommen wir automatisch zur Ruhe. Jeder kann sich aber auch einen anderen Satz ausdenken, solange die Worte nur etwas Beruhigendes, Schönes, Gesundes suggerieren. Zu Beginn, wenn die Atemzüge noch schneller gehen, sollte der Satz kurz sein. Später, wenn wir schon entspannter sind und unser Atem leicht und leise geworden ist, kann man sich auch etwas längere Sätze ausdenken bzw. vorstellen.

Dieses stille Vor-sich-hin-Sprechen begleitet die Atemübung und wird mit ihr koordiniert. Das heißt also, bei einem langen Atemzug sprechen wir längere Sätze, bei einem längeren Anhalten des Atems darf auch das Wort länger sein, wie dann ebenso der Rest des Satzes beim langsamen Ausatmen. Allerdings sollte man es auch mit der Länge der Atemzüge bzw. Sätze nicht übertreiben.

Während der ganzen Übung sollte, um der besseren Konzentration willen, unser inneres Augenmerk auf das Dantian gerichtet sein. Wenn es jemandem schwerfällt, diesen Punkt in seiner Aufmerksamkeit festzuhalten, kann er sich auch einen Ball im Bauch bildhaft vorstellen. Wer die Übung über eine längere Zeit hinweg regelmäßig macht, wird irgendwann spüren,

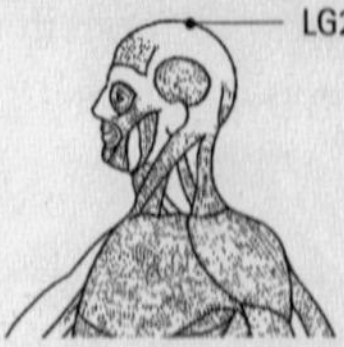

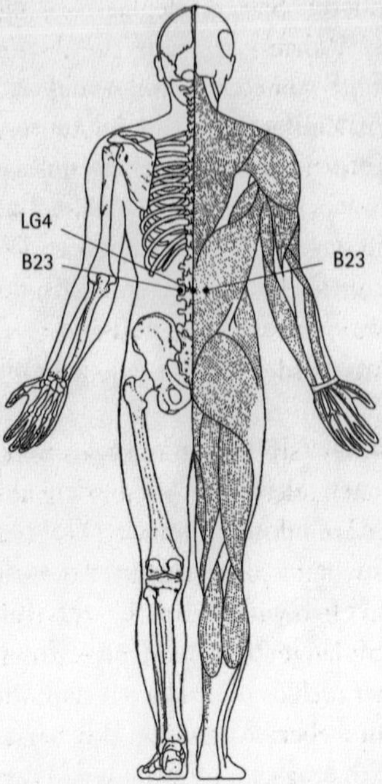

wie beim Einatmen das Qi in den Unterbauch zieht. Im Chinesischen hieße das dann: »Das Qi reitet zum Dantian.«

Diese Übung entfaltet ihre volle Wirkung nur, wenn man sie lange Zeit und absolut regelmäßig durchführt. Das Minimum ist eine halbe Stunde täglich. Glaubhafte Erfolgsmeldungen aus China berichten von Patienten, die sich mit großer Ausdauer – einer typisch chinesischen Tugend – täglich drei bis fünf Stunden dieser Übung hingaben und schon nach einem Monat mit einer deutlichen Besserung ihres Gesundheitszustands belohnt wurden.

Die Hauptpunkte dieser Qi-Gong-Übung sind: das innere Sprechen eines beruhigenden Satzes, das Anhalten des Atems, die Auf-und-ab-Bewegung der Zunge und das Hinführen des Qi zum Dantian. Dadurch bleibt das Gehirn ruhig, während die inneren Organe in Bewegung gesetzt werden. Dies hat eine heilende Funktion, die grundsätzlich bei vielen chronischen Krankheiten erfolgversprechend eingesetzt werden kann.

Eine Taiji-Qi-Gong-Übung in vier Teilen

Die Fersen sind etwa dreißig Zentimeter auseinander, die Fußspitzen schräg nach innen gerichtet, etwa fünfzehn Zentimeter voneinander entfernt. Das Gewicht ruht auf den Fußballen, nicht auf der Ferse. Die Knie bleiben gerade, die Brust wird herausgestreckt und leicht nach vorn gebeugt, der Unterleib etwas eingezogen. Den Kopf senken wir ein wenig nach vorne. Das Schwergewicht unseres Körpers liegt zwischen unseren Füßen, die Gedanken halten wir auf das Dantian konzentriert. Wir schließen beide Augen leicht, den Blick auf die Nase gerichtet. Wir hören unserer Atmung zu (Bild 255).

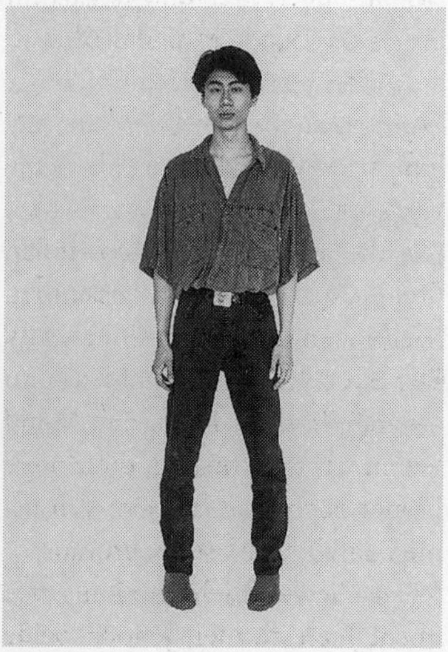

Bild 255

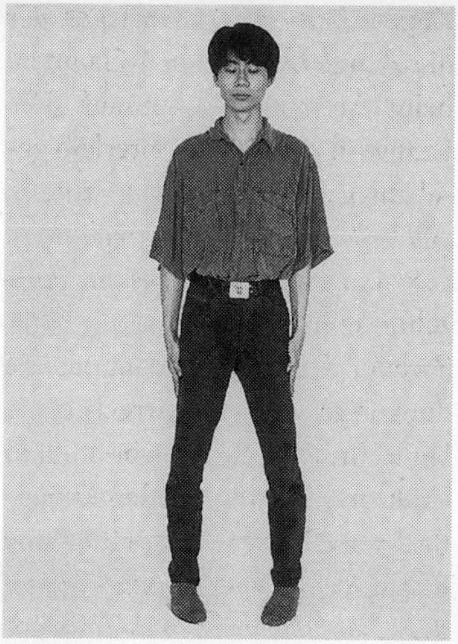

Bild 256

Erster Teil: In der oben beschriebenen Stellung lassen wir beide Arme herunterhängen, die fünf Finger fest zusammen in natürlicher Haltung an den Beinen (Bild 256). Wir atmen tief in den Unterleib, durch die Nase ein und aus durch den Mund, in langsamen, regelmäßigen, dünnen und langen

Zügen. Beim Einatmen legen wir die Zunge oben an den Gaumen, beim Ausatmen unten auf. Die Luft wird tief in den Unterleib geführt. Das Ein- und Ausatmen zählt als einmal. Wir zählen im Geiste mit bis auf insgesamt fünfzehn Atemzüge.

Zweiter Teil: Die Stellung ist wie die vorige, aber jetzt strecken wir beide Arme in Schulterbreite und -höhe nach vorne, die Handinnenfläche nach vorne gerichtet, die Finger fest zusammen nach oben, den Daumen an die Handseite gepreßt (Bild 257). Wir atmen zehnmal ein und aus. Dabei bleibt der Mund geschlossen, die Zunge bewegungslos oben am Gaumen. Wir atmen locker und entspannt durch die Nase ein und auch aus, langsam und ebenmäßig.

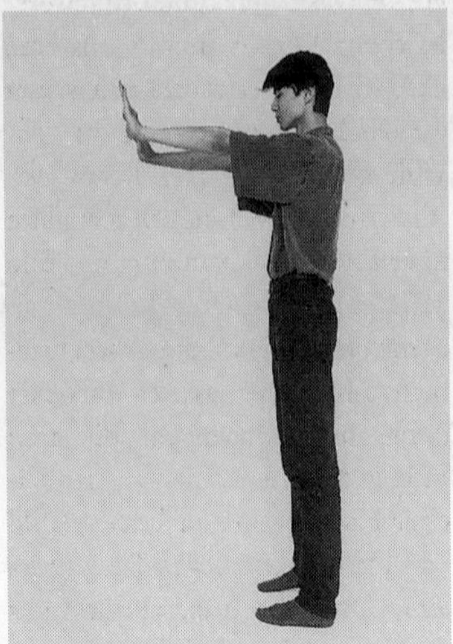

Bild 257

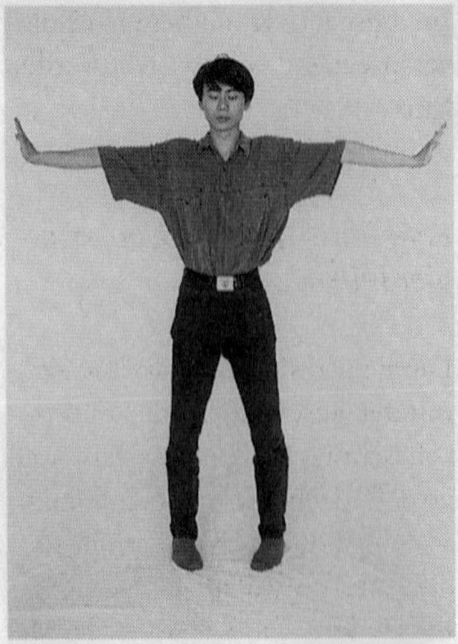

Bild 258

Dritter Teil: In der gleichen Stellung strecken wir nun beide Arme zur Seite waagerecht aus, wobei wir die Handfläche nach außen drehen, die Finger fest zusammen nach oben gerichtet (Bild 258). Der Rest der Übung geht wie im zweiten Teil, das heißt, den Mund halten wir geschlossen, die Zunge immer oben am Gaumen. Wir atmen durch die Nase ein und aus.

Vierter Teil: Gleiche Stellung wie oben. Jetzt werden jedoch beide Arme schräg nach hinten ge-

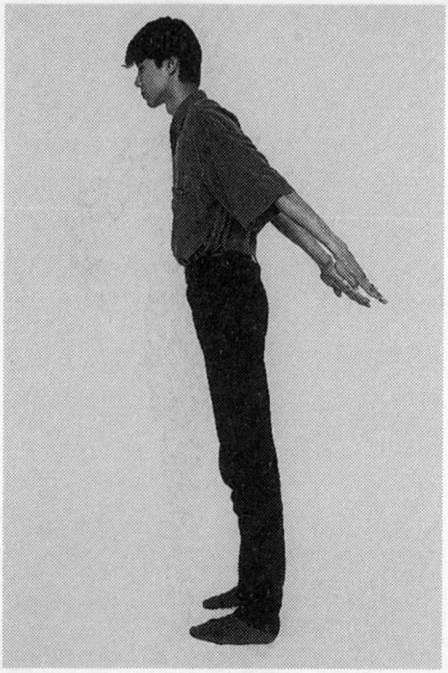

Bild 259

streckt, Handrücken nach oben, Handfläche nach unten, die Finger fest zusammen (Bild 259). Die Brust neigen wir in einem Winkel von 30 Grad nach vorn, während wir die Arme mit aller Kraft nach oben drücken, dabei aber den Körper nicht bewegen. Wir zählen im Geiste unsere Atemzüge bis fünfzehnmal. Ansonsten geht die Übung wie im zweiten Teil.
Die oben beschriebene Stellung wird von Anfang bis Ende der Übungen nicht verändert, gewechselt wird nur die Haltung der Arme. Wenn wir die vier Übungsteile zusammenzählen, haben wir fünfzigmal geatmet. Alle zwei Wochen erhöhen wir dann beim ersten Teil die Atemzüge um drei, beim zweiten und dritten um zwei, beim vierten wieder um drei Züge. Das heißt, alle zwei Wochen machen wir zehn Atemzüge mehr. Nach zweieinhalb Monaten belaufen sich die Atemzüge aller vier Übungen insgesamt auf hundert. Jetzt wird ihre Zahl nicht mehr erhöht, aber wir machen täglich diese hundert Atemzüge.

Wichtiger Hinweis

Bei Erkältungen, Fieber und Schwangerschaft nach dem dritten Monat sollen diese Übungen nicht gemacht werden. Auch sollen wir nach dem Essen mindestens eine halbe Stunde warten, bevor wir sie durchführen. Nach Ende der Übung darf man kein kaltes Getränk zu sich nehmen, auch sollte man während der Übung mit niemandem sprechen. Wird man doch einmal unterbrochen, muß man mit dem gesamten Vorgang noch einmal von vorn beginnen.

Qi-Gong-Akupressur

Die Beine stehen schulterbreit auseinander, die Knie werden

nicht durchgedrückt, die Hüfte ist gesenkt, der Bauch eingezogen, der Po nach oben gerückt, die Arme liegen nicht fest an, die Brust wird zurückgenommen, der Rücken bleibt gerade, Ellenbogen und Handgelenke sind locker, der Kopf ist gerade und wie hochgezogen, das Kinn zurückgenommen, die Zunge oben am Gaumen, die Augen sind nach vorne gerichtet und leicht geschlossen. In dieser Position bleiben wir drei Minuten lang still und ruhig stehen.

Jetzt öffnen und schließen wir das Dantian, und zwar auf folgende Weise: Die beiden Hände führen wir von der Seite her zur Mitte zusammen und legen sie übereinander über das Dantian (Bild 260). Dann atmen wir dreimal lange und sehr regelmäßig ein und aus. Beim Ausatmen formen wir den Laut »sch-ü« (»ch« wie in »ich«), wobei der Umlaut »ü« nur in Gedanken geformt, ausgesprochen nur der Zischlaut wird. Wir atmen erst wieder ein, wenn wir keine Luft mehr im Körper haben. Beim Ausatmen öffnen wir jetzt die Hände nach außen (Bild 261), etwa eine Armeslänge weit, beim Einatmen führen wir sie wieder vor dem Dantian parallel zusammen (Bild

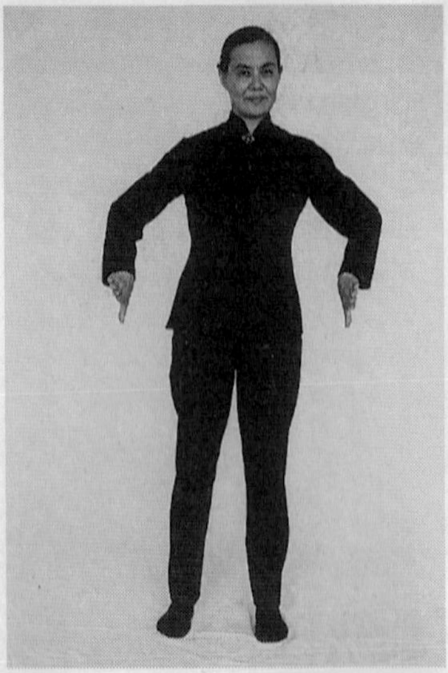

Bild 261

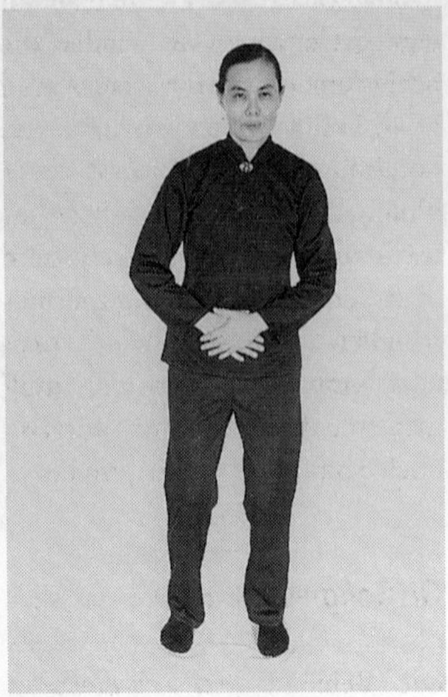

Bild 260

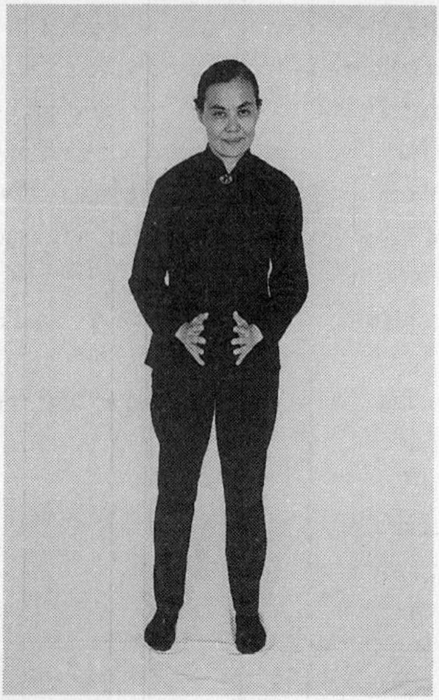

Bild 262

262). Dies wiederholen wir dreimal.

Nach dieser vorbereitenden Übung folgt jetzt die Eigenakupressur der verschiedenen Punkte wie nachstehend beschrieben.

»Speichelaufnahme«

Mit der Spitze der beiden Mittelfinger massieren wir den Punkt EG24, »Speichelaufnahme«. Zuerst kreisen wir links-, dann rechtsherum, je achtzehnmal, das heißt insgesamt 36mal. Anschließend atmen wir dreimal ein und aus, beim Einatmen lösen wir die Fingerspitzen leicht vom Punkt, während wir sie beim Ausatmen wieder darauf pressen. Die Atemzüge und das korrespondierende Drücken des Punktes sollen langsam und gleichmäßig vollzogen werden. Zuletzt führen wir beide Arme wieder entspannt an die Seite.

»Mittlere Magengrube«

Wir legen beide Hände übereinander, die Handflächen zum Körper gerichtet, den inneren und äußeren Punkt »Palast der Arbeit« (P8) in der Mitte jeder Hand aufeinander. (Männer sollen die linke Hand unter der rechten haben, Frauen umgekehrt.) In dieser Haltung legen wir die Hände auf den Punkt »Mittlere Magengrube« (EG12). Diesen massieren wir mit beiden Händen zuerst achtzehnmal rechts herum, dann achtzehnmal links herum, insgesamt 36mal. Anschließend führen wir drei Atemzüge durch, beim Einatmen lösen wir die Hände, beim Ausatmen pressen wir sie auf den Punkt.

»Tor der Ursprungsenergie«

Wir massieren und pressen den Punkt »Tor der Ursprungsenergie« (EG4) wie oben unter »Mittlere Magengrube« beschrieben.

»Tor der Hoffnung«

Wir führen beide Hände von der Seite her am Nabel vorbei mit der Handinnenfläche auf das jeweilige »Tor der Hoffnung« (Le14), massieren diesen Punkt dann zuerst in einer Kreisbewegung von außen nach innen, anschließend von innen nach außen, wiederum jeweils achtzehn-, das heißt insgesamt 36mal. Danach folgt noch einmal die Übung mit den drei Atemzügen, wie sie unter »Mittlere Magengrube« beschrieben ist.

»Transportpunkt zu den Nieren«

Wir legen unsere Hände mit dem »Palast der Arbeit« (P8) auf die beiden »Transportpunkte zu den Nieren« (B23), die wir jeweils achtzehnmal massieren, zuerst von innen nach außen, dann umgekehrt. Auch hier folgt die Atemübung koordiniert mit Lösen und Pressen der Punkte.

Allgemeine Hinweise

Diese oben beschriebenen Übungen müssen unbedingt in entspannter Haltung durchgeführt werden. Wir atmen ganz natürlich, führen aber den Atem tief in den Bauch. Die Dreh- und Massierbewegungen sollten nicht zu schnell sein, am besten wäre ein Kreis pro Atemzug. Die Kreisbewegung sollte auch nicht zu weitläufig sein, damit der Punkt selbst niemals verlassen wird. Durchzuführen wären die Übungen einmal am Morgen wie auch am Abend, jeweils eine Stunde lang. Patienten, denen es schlechter geht, können diese Übungen auch im Sitzen oder sogar Liegen machen.

Außer den Übungen ist noch auf eine geregelte Lebensweise zu achten wie zum Beispiel immer gleiche Bett- und Aufstehenszeiten, Schlafdauer usw. Die Ernährung soll fettarm, aber nahrhaft sein. Zu vermeiden sind auch Zorn und Ärger und alle übermäßig erregenden Gefühlsbewegungen.

Rezepte

Ein gutes Heilmittel bei Zuckerkrankheit ist Ginseng vermischt mit Eiweiß: Man nimmt 6 g Ginseng, pulverisiert ihn und vermischt ihn gleichmäßig mit dem Eiweiß eines Eis. Das Ganze schluckt man auf einmal hinunter, pro Tag einmal. Eine Behandlungsphase dauert zehn Tage. Man kann dann einige Tage aussetzen, bevor man eventuell eine neue Phase anschließt.

Der Ginseng stärkt das Qi, die Energie, regt die Speichelproduktion an und löscht damit auch den Durst. Das Eiweiß nährt und kräftigt das Yin, regt ebenfalls den Speichelfluß an und wirkt gut gegen Trockenheit und Durst.

Anhang

Meridiane und Akupunkturpunkte

B: Blasenmeridian (Achtung: Hier gibt es in den verschiedenen Systemen für einige wenige Punkte eine unterschiedliche Zählweise; in der Auflistung sind jeweils beide Zahlen vermerkt); Di: Dickdarmmeridian; Dü: Dünndarmmeridian; DW: Dreifacher Erwärmer; EG: Empfängergefäß; GB: Gallenblasenmeridian; H: Herzmeridian; Le: Lebermeridian; LG: Lenkergefäß; Lu: Lungenmeridian; Ma: Magenmeridian; Mi: Milzmeridian; N: Nierenmeridian; P: Perikard-(Herzbeutel-)Meridian; Z: Zusatz- bzw. Zusätzliche Punkte.

Blasenmeridian

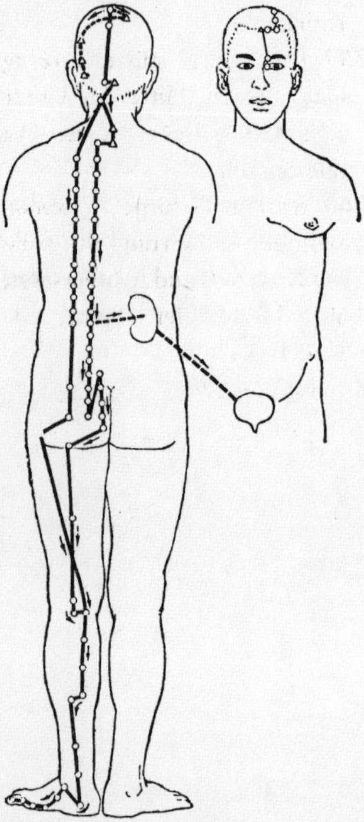

B1 Klares Auge *(jingming)*, gleich oberhalb des inneren Augenwinkels, am oberen Augenknochenrand

B2 Anhäufung von Bambus *(zuanzhu)*, in der Mulde am inneren Ende der Augenbraue

B3 Impuls zur Augenbraue *(meichong)*, oberhalb von B2, etwa einen Fingerbreit hinter dem vorderen Haaransatz

B4 Fehlende Krümmung *(qucha)*, etwa einen Fingerbreit hinter dem Stirnhaaransatz, zwei Fingerbreit seitlich der Mitte

B9 Jadekissen *(yuzhen)*, auf Höhe der Hinterkopfhöcker, zwei Fingerbreit seitlich der Mitte

B10 Säule des Himmels *(tianzhu)*, etwa einen Fingerbreit unterhalb der Schädelbasis auf den Muskelsträngen beidseitig des zweiten Halswirbels

B20 Transportpunkt (TP) zur Milz *(pishu)*, etwa zwei Fingerbreit seitlich vom Unterrand des elften Brustwirbeldorns am Rücken

B21 TP zum Magen *(weishu)*, wie B20, nur zwölfter Brustwirbeldorn

B22 TP zum Dreifachen Erwärmer *(sanjiaoshu)*, wie B20, nur erster Lendenwirbeldorn

B23 TP zu den Nieren bzw. zur Niere *(shenshu)*, gegenüber dem Nabel, zwei Fingerbreit je seitlich der Wirbelsäule

B27–34 Kreuzpunkte an der Basis der Wirbelsäule, unmittelbar über dem Steißbein

B47 (52) Raum des Willens *(zhishi)*, zwei Fingerbreit jeweils seitlich außen von B23

B49 (54) Unterste Kante *(zhibian)*, knappe Handbreit (ohne Daumen) seitlich der Wirbelsäule, auf der Höhe des vierten Steißbeinwirbels

B50 (36) Unterstützung *(chengfu)*, im Mittelpunkt der Querfalte unter dem Gesäß

B51 (37) Prächtiges Tor *(yinmen)*, dreimal drei Fingerbreit unterhalb von B36

B54 (40) Mitten in der Biegung *(weizhong)*, in der Mitte der Kniekehle

B57 Den Berg stützen *(chengshan)*, in der Mitte des Unterschenkels zwischen beiden Wadenmuskeln

B60 Kunlun-Gebirge *(kunlun)*, zwischen Hinterrand des äußeren Knöchels und Achillessehne, auf Höhe der Spitze des Knöchels

Dickdarmmeridian

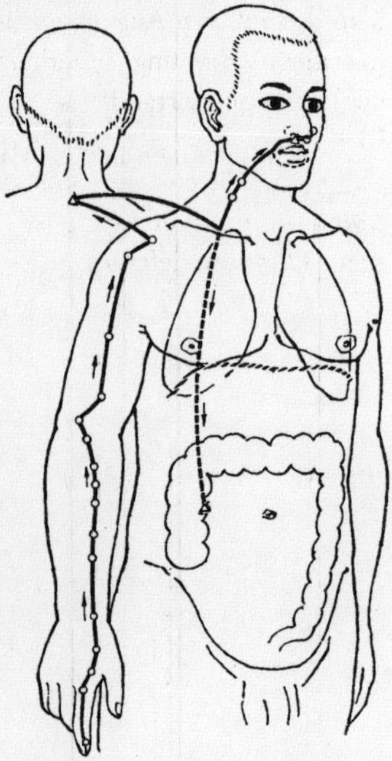

Di1 Yang des Dickdarms *(shangyang)*, am Zeigefinger, neben dem Nagelwinkel zum Daumen hin

Di3/4 Schlafpunkt: genau zwischen Ende des Zeigefingerknochens und dem Punkt Di4

Di4 Talverbindung *(hegu)*, am höchsten Punkt des Muskels, wenn man Daumen an Zeigefinger preßt

Di10 Drei Meilen am Arm *(shousanli)*, etwa drei Fingerbreit unterhalb von Di11

Di11 Gewundener Teich *(quchi)*, in der Vertiefung am seitlichen Ende der Ellenbogenquerfalte außen bei gebeugtem Arm

Di14 Vorderer Oberarm *(binao)*, gute zwei Handbreit oberhalb von Di11

Di15 Vorderschulter *(jianyu)*, beim angehobenen Arm entstehen zwei Vertiefungen an der Schulter, Di15 ist die vordere (DW14 die hintere)

Di18 Unterstützer der Vorwölbung *(futu)*, etwa drei Fingerbreit seitlich des Kehlkopfs am Vorderrand des schrägen Halsmuskels

Di19 Langer senkrechter Knochenspalt *(heliao)*, etwa einen halben Fingerbreit seitlich von LG26

Di20 Den Duft willkommen heißen *(yingxiang)*, in der Nasenfalte, gleich neben dem Nasenflügel

Dünndarmmeridian

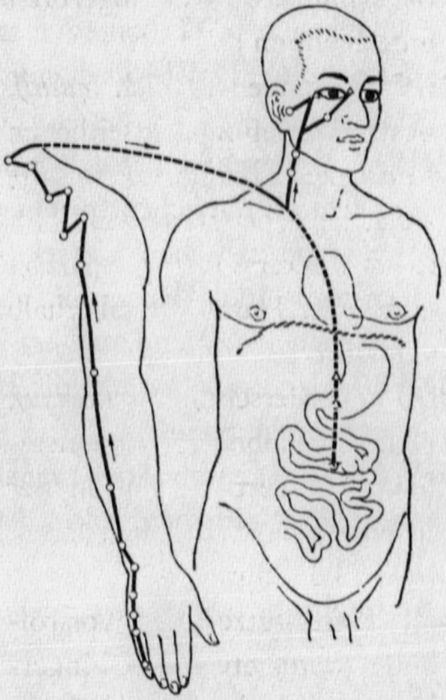

Dü3 Hinterer Bach *(houxi)*, am Ende der Handflächenquerfalte nahe dem Grundgelenk des kleinen Fingers bei halb geschlossener Hand

Dü18 Jochbeinknochenspalt *(quanliao)*, unmittelbar unterhalb des äußeren Augenwinkels in einer Vertiefung unterhalb des Jochbeinunterrands

Dü19 Palast des Hörens *(tinggong)*, bei leicht geöffnetem Mund in der Vertiefung zwischen Ohr und Kiefergelenk

Dreifacher Erwärmer

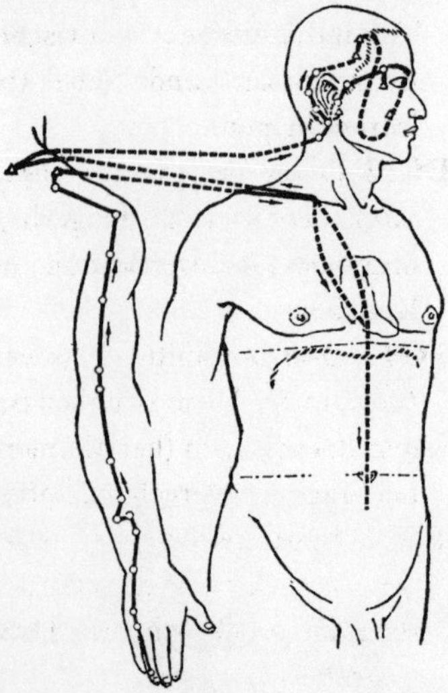

DW1 Ansturm zum Paß *(guanchong)*, am vierten Finger neben dem Nagelwinkel außen

DW5 Äußerer Paß *(waiquan)*, etwa drei Fingerbreit oberhalb der Handwurzelquerfalte des Handrückens zwischen Elle und Speiche

DW6 Abzweigung aus der Rinne *(zhigou)*, knapp anderthalb Fingerbreit oberhalb von DW5

DW14 Schulterknochenspalt *(jianliao)*, bei angehobenem Arm entstehen zwei Vertiefungen an der Schulter, DW14 ist die hintere davon

DW17 Windschild *(yifeng)*, hinter dem Ohrläppchen, in einer Vertiefung zwischen Unterkieferwinkel und Warzenfortsatz des Schädels (hinter dem Ohr)

DW20 Horntrieb *(jiaosun)*, direkt über der Ohrspitze

DW23 Seidenbambusloch *(sizhukong)*, am seitlichen Ende der Augenbraue

Empfängergefäß

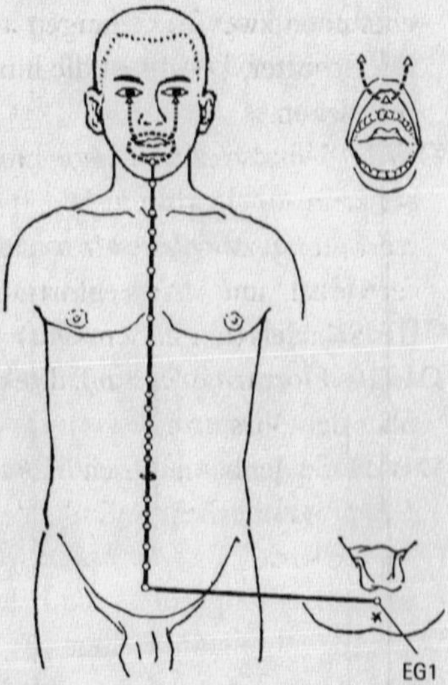

EG1 Zusammentreffen des Yin *(huiyin)*, in der Mitte des Damms

EG3 In der Mitte zwischen den Polen *(zhongji)*, eine Handbreit (mit Daumen) unterhalb des Nabels

EG4 Tor der Ursprungsenergie *(guanyuan)*, eine Handbreit unterhalb des Nabels, auf der Mittellinie des Unterleibs

EG6 Meer des Qi *(qihai)*, etwa zwei Fingerbreit unterhalb des Nabels, auf der Mittellinie des Unterleibs

EG10 Untere Magengrube *(xianwan)*, etwa drei Fingerbreit oberhalb des Nabels

EG12 Mittlere Magengrube *(zhongwan)*, Mittelpunkt der Verbindungslinie zwischen Brustbeinbasis und Nabel (bei leerem Magen)

EG13 Obere Magengrube *(shangwan)*, etwa vier Fingerbreit unter dem Schwertfortsatz des Brustbeins

EG17 Brustkorbmitte *(shanzhong)*, in der Mitte zwischen beiden Brustwarzen (bei Männern, bei Frauen entsprechend höher)

EG22 Himmelsvorsprung *(tiantu)*, im Zentrum der Vertiefung oberhalb des Brustbeins, »Drosselgrube«

EG24 Speichelaufnahme *(chengjiang)*, in der Vertiefung in der Mitte der Falte zwischen Unterlippe und Kinn

Gallenblasenmeridian

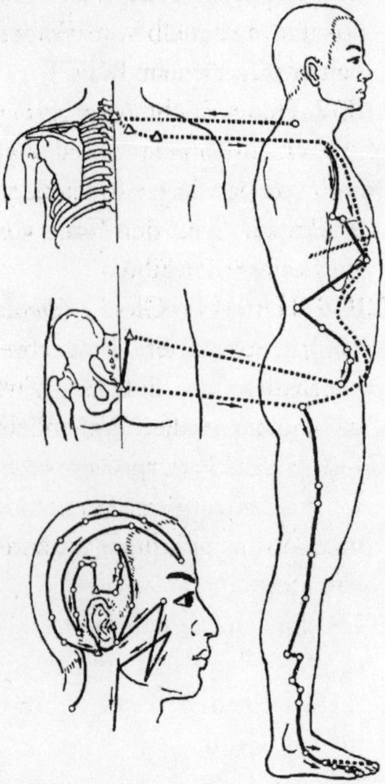

GB1 Pupillenspalte *(tongziliao)*, etwa einen halben Fingerbreit neben dem seitlichen Augenwinkel

GB3 Oberer Paß *(shangguan)*, einen Fingerbreit vor dem vorderen Ohrmuschelrand

GB8 Ins Tal führen *(shuaigu)*, anderthalb Fingerbreit über der Ohrspitze

GB9 Himmlischer Impuls *(tianchong)*, oberhalb des hinteren Ohrmuschelrands, etwa anderthalb Fingerbreit innerhalb des Haaransatzes

GB12 Ganzer Knochen *(wangu)*, in der Vertiefung hinter und unter dem Knochenfortsatz hinter dem Ohr

GB13 Ursprung des Geistes *(benshen)*, etwa einen Fingerbreit über dem vorderen Haaransatz, in Verlängerung des seitlichen Augenwinkels

GB14 Klares Yang *(yangbai)*, etwa anderthalb Fingerbreit oberhalb des Augenbrauenmittelpunkts

GB15 Den Tränen nahe *(linqi)*, bei Blick geradeaus unmittelbar oberhalb der Pupille knapp einen Fingerbreit innerhalb des Haaransatzes

GB18 Die Seele empfangen *(chengling)*, etwa eine Handbreit (mit Daumen) hinter dem vorderen Haaransatz in Richtung GB20 auf der Verbindungslinie Augenmitte–GB20

GB20 Windteich *(fengchi)*, in einer Vertiefung zwischen beiden senkrechten Nackenmuskeln unterhalb der Schädelbasis

GB21 Schulterbrunnen *(jianjing)*, am höchsten Punkt des Schultermuskels

GB24 Sonne und Mond *(riyue)*, eine Rippe unterhalb von Le14 auf der Brustwarzenlinie senkrecht nach unten

GB26 Gürtelgefäß *(daimai)*, unmittelbar unterhalb des freien Endes der elften Rippe in Höhe des Nabels

GB30 Im Kreis springen *(huantiao)*, am Übergang vom äußeren zum mittleren Eindrittel der Verbindungslinie vom Kreuzbeinende zum Vorsprung des Oberschenkelknochens

GB31 Windstadt *(fengshi)*, seitlich am Oberschenkel, etwa wo bei herabhängendem Arm der Mittelfinger den Oberschenkel berührt

GB34 Quelle am Yang-Hügel *(yanglingquan)*, in der Vertiefung vor und unterhalb vom Wadenbeinkopf, außen am Bein

GB37 Helles Licht *(guangming)*, gute eineinhalb Handbreit oberhalb von der Spitze des äußeren Fußknöchels, in der Nähe vom Vorderrand der Fibula

GB39 Hängende Glocke *(xuanzhong)*, etwa vier Fingerbreit oberhalb vom äußeren Fußknöchel hinter dem Wadenbein

GB40 Hügel in der Wildnis *(giuxu)*, in der Vertiefung unmittelbar vor dem äußeren Knöchel

Herzmeridian

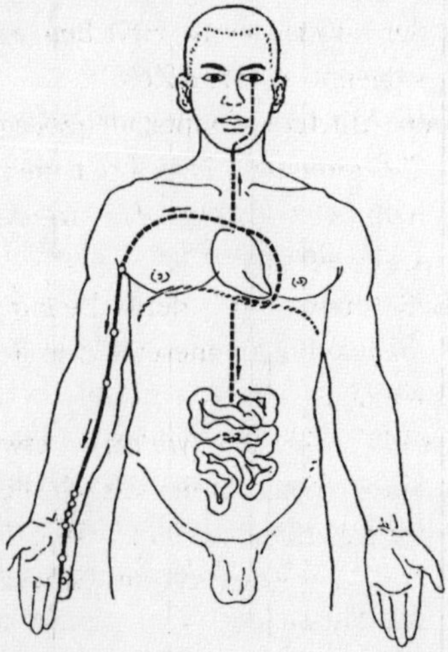

H3 Junges Meer *(shaohai)*, am inneren Ende der Ellenbogenfalte bei im rechten Winkel gebeugtem Arm

H5 Verbindung nach innen *(tongli)*, etwa anderthalb Fingerbreit oberhalb von H7

H7 Tor des Geistes *(shenmen)*, am Unterarm, auf Seite des kleinen Fingers in der Handgelenkfalte innerhalb der seitlichen Sehne

H8 Junge Residenz *(shaofu)*, an der Handfläche zwischen viertem und fünftem Finger, wenn man die Finger zur Handfläche beugt (P8 liegt dann zwischen dem dritten und vierten)

Lebermeridian

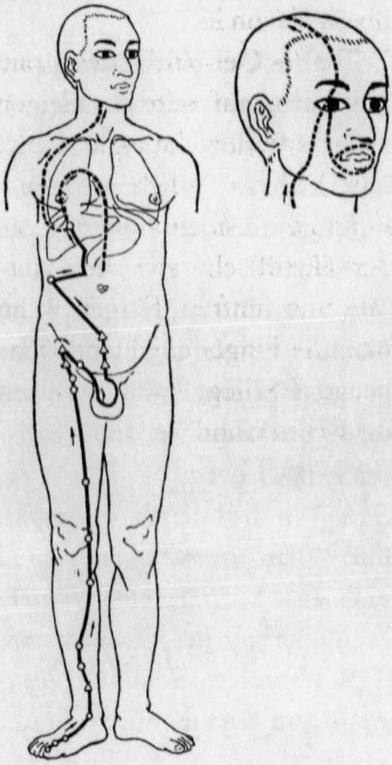

Le1 Großer Dicker *(dadun)*, seitlich innen am Nagel des großen Zehs

Le2 Reise dazwischen *(xingjian)*, etwa einen halben Fingerbreit hinter der »Entenhaut« zwischen erstem und zweitem Zeh

Le3 Höchste Flut *(taichong)*, etwa zweieinhalb Fingerbreit hinter der »Entenhaut« zwischen erstem und zweitem Zeh

Le6 Mittlere Hauptstadt *(zhongdu)*, gute zwei Handbreit oberhalb der Spitze des Innenknöchels

Le8 Quell in der Biegung *(ququan)*, am inneren Ende der Kniefalte

Le11 Yin-Ecke *(yinlian)*, etwa einen Fingerbreit seitlich des mittleren Leistenbandendes (in der Leiste seitlich des Schambeinknochens)

Le13 Tor der Ordnung *(zhangmen)*, am Unterrand des freien Endes der elften Rippe

Le14 Tor der Hoffnung *(qimen)*, auf der Brustwarzenlinie, eine Handbreit unter dem Schwertfortsatz vom Brustbein

Lenkergefäß

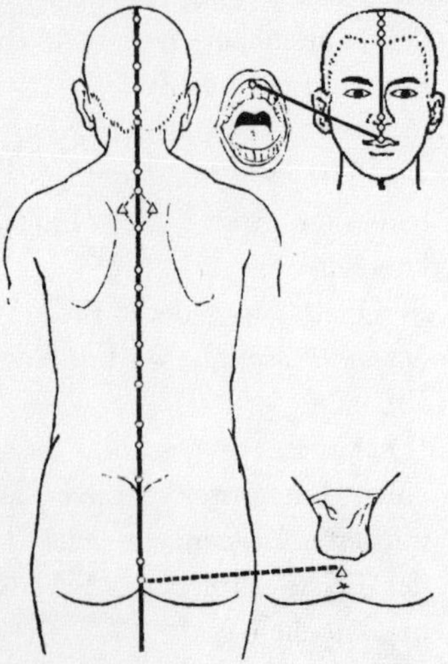

LG1 Lang und kraftvoll *(changgiang)*, im Mittelpunkt der Verbindungslinie zwischen Anus und Steißbeinspitze bei vorgebeugter Haltung

LG2 Transportpunkt zur Lende *(yaoshu)*, im Hiatus des Kreuzbeins unter der Ausbuchtung

LG3 Yang-Paß der Lende *(yaoyangguan)*, im Zwischenraum des vierten und fünften Lendenwirbels auf Höhe des oberen Beckenkamms

LG4 Pforte des Lebens *(mingmen)*, gegenüber vom Nabel an der Wirbelsäule

LG6 Mitte der Wirbelsäule *(jizhong)*, drei Dornfortsätze höher als LG4

LG14 Großer Wirbel *(dazhui)*, unter dem letzten vorstehenden Halswirbel

LG15 Stummes Tor *(yamen)*, im Nacken, etwa einen halben Fingerbreit oberhalb des Haaransatzes über dem obersten tastbaren Halswirbel

LG16 Windresidenz *(fengfu)*, über dem obersten tastbaren Halswirbel, etwa einen Fingerbreit oberhalb des Haaransatzes

LG19 Hinterer Scheitel *(houding)*, ein Daumenbreit hinter LG20

LG20 Hundert Zusammenkünfte *(baihui)*, Mittelpunkt der Verbindungslinie zwischen den Ohrenachsen

LG22 Zusammentreffen an der Fontanelle *(xinhui)*, etwa eine Handbreit vor dem LG20

LG24 Hof des Geistes *(shenting)*, etwa einen halben Fingerbreit über dem Mittelpunkt des vorderen Haaransatzes

LG26 Mitte des Menschen *(renzhong)*, an der Mittellinie der Oberlippe, zwischen oberem und mittlerem Drittel dieser Linie

Lungenmeridian

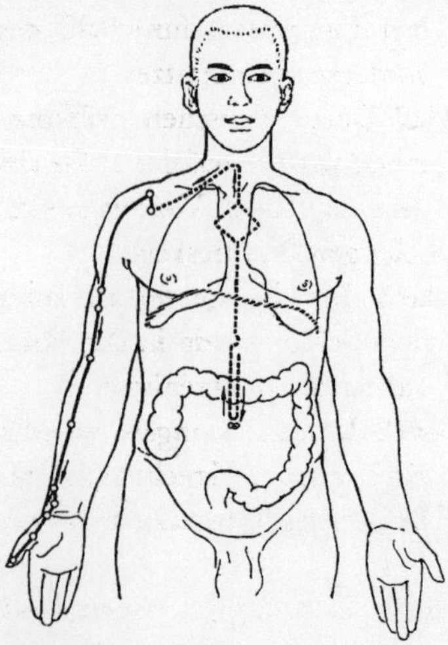

Lu1 Mittlere Residenz *(zhongfu)*, etwa anderthalb Fingerbreit unter Lu2

Lu2 Wolkentor *(yunmen)* in der Vertiefung unter dem seitlichen Ende des Schlüsselbeins

Lu3 Himmlische Residenz *(tianfu)*, am inneren Oberarm, etwa eine Handbreit unter der vorderen Achselfalte

Lu5 Teich in der Elle *(chize)*, in der Ellenbogenfalte an der Innenseite der Sehne des Bizeps, Ellenbogen leicht beugen

Lu7 Unterbrochene Reihe *(lieque)*, wenn Daumen und Zeigefinger beider Hände gekreuzt sind, in der Vertiefung unter der Spitze des Zeigefingers oberhalb der Handgelenkfalte

Lu9 Tiefer Abgrund *(taiyuan)*, Handteller nach oben, in der Vertiefung an der Spitze der Handwurzelquerfalte, direkt vor der Daumenstrecksehne

Lu10 Fischgrenze *(yuji)*, in der Mitte des Daumenballens, an der Grenze zwischen Handfläche und Handballen

Lu11 Junger Händler *(shaoshang)*, außen am Daumen, neben dem Nagelwinkel

Magenmeridian

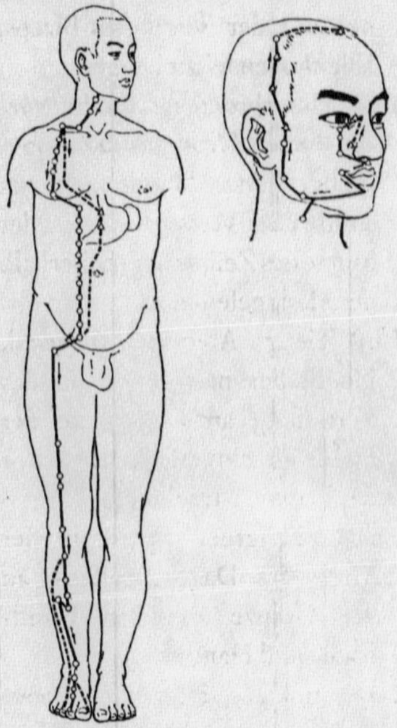

Ma1 Tränen auffangen *(chengqi)*, zwischen Augapfel und Mittelpunkt des unteren Augenrandknochens

Ma6 Kieferwagen *(jiache)*, am Unterkiefer, zwischen oberem und unterem Kaumuskel, der beim Zusammenbeißen hervortritt

Ma7 Unterer Paß *(xiaguan)*, in der Mulde unter dem Jochbein, vor dem Unterkieferfortsatz, spürbar beim Öffnen des Mundes

Ma8 Kopfunterstützung *(touwei)*, im Stirnwinkel, etwa einen halben Fingerbreit innerhalb des vorderen Haaransatzes

Ma9 Dem Menschen willkommen *(renying)*, auf der Höhe des Adamsapfels am Vorderrand des schrägen Halsmuskels

Ma13 Tor des Qi *(qihu)*, unter dem Schlüsselbein in der Mitte auf der Brustwarzenlinie

Ma18 Brustbasis *(rugen)*, von der Brustwarze senkrecht nach unten, auf der Querfalte unter der Brust

Ma21 Balkentor *(liangmen)*, zweimal drei Fingerbreit oberhalb vom Nabel und drei Fingerbreit seitlich der Mittellinie

Ma25 Himmlischer Drehpunkt *(tianshu)*, etwa drei Fingerbreit seitlich des Nabels

Ma30 Ansturm des Qi *(qichong)*, in Höhe des oberen Schambeinrandes, etwa drei Fingerbreit seitlich der Mitte

Ma34 Balkenhügel *(liangqiu)*, etwa drei Fingerbreit über der oberen seitlichen Grenze der Kniescheibe

Ma36 Drei Meilen am Bein *(zusanli)*, bzw. Drei-Meilen-Punkt am Unterrand der tastbaren Schienbeinrauhigkeit, einen Fingerbreit seitlich

Ma40 Üppig *(fenglong)*, auf der Hälfte des Unterschenkels, zwei Fingerbreit seitlich des Schienbeinvorderrands

Ma44 Innenhof *(neiting)*, zwischen zweitem und drittem Zeh, einen halben Fingerbreit hinter der Zehfalte

Ma45 Scharfer Wechsel *(lidui)*, an der Außenseite der zweiten Zehe, neben dem seitlichen Nagelwinkel

Milzmeridian

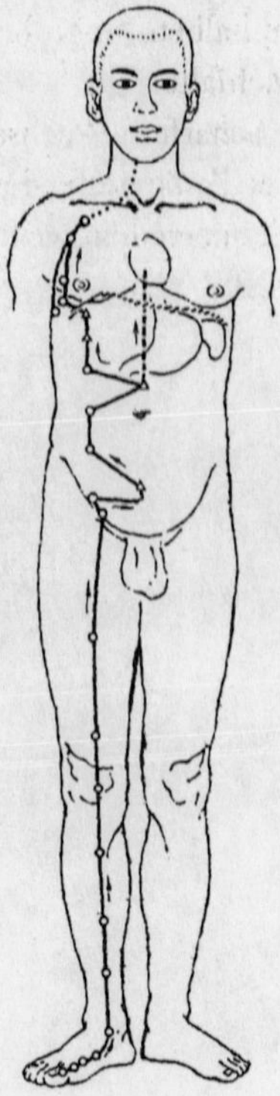

Mi1 Verborgenes Weiß *(yinbai)*, neben dem inneren Nagelwinkel der großen Zehe (zum Fußinnenrand hin)

Mi6 Zusammentreffen der drei Yin-Meridiane *(sanyinjiao)*, etwa eine Handbreit oberhalb der Spitze des Innenknöchels am Hinterrand der Tibia

Mi9 Quelle am Yin-Hügel *(yiningquan)*, unterhalb der Vorwölbung unter der Innenseite des Knies und unter dem Schienbeinkopf

Mi10 Meer des Blutes *(xuehai)*, drei Fingerbreit oberhalb vom Oberrand der Kniescheibe

Nierenmeridian

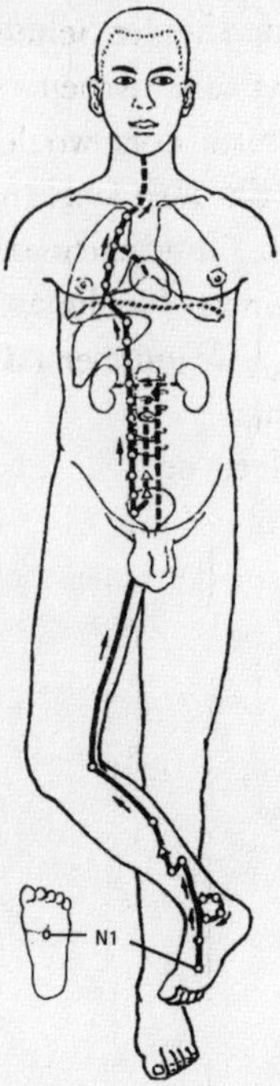

N1 Sprudelnder Quell *(yongquan)*, in der Vertiefung, wenn man den Fuß nach unten drückt, zwischen vorderem und mittlerem Drittel der Fußsohle

N3 Großer Bach *(taixi)*, im Mittelpunkt der Verbindungslinie zwischen innerer Knöchelspitze und Achillessehne

N6 Das Meer beleuchten *(zhaohai)*, in der Vertiefung unterhalb des Unterrands des inneren Knöchels

Herzbeutelmeridian (Perikard)

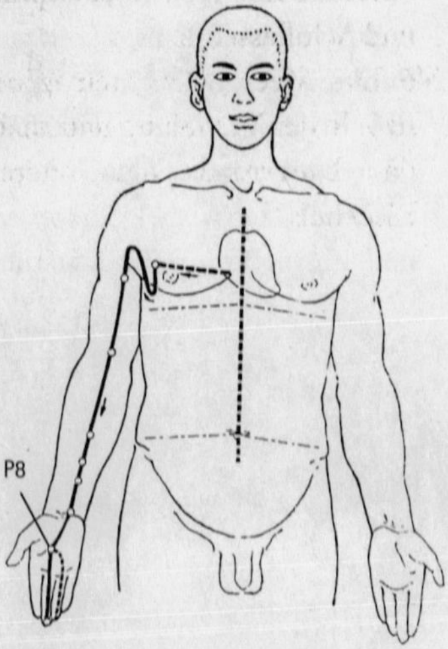

P5 Vermittler *(jianshi)*, vier Fingerbreit oberhalb der Handgelenkquerfalte zwischen den Sehnen der Unterarminnenseite

P6 Innerer Paß *(neiguan)*, drei Fingerbreit oberhalb des Handgelenks Mitte der Innenseite des Unterarms

P7 Großer Hügel *(daling)*, Mitte der Handgelenkfalte innen zwischen den beiden Sehnen

P8 Palast der Arbeit *(laogong)*, Handmitte, dort, wo der Mittelfinger die Hand berührt, wenn wir eine Faust machen

P8 Äußerer Palast der Arbeit *(wailaogong)*, gegenüber P8 auf dem Handrücken

Zusätzliche Punkte (Zusatzpunkte)

Z1 Stempelhalle *(yintang)*, im Mittelpunkt der Verbindungslinie zwischen den inneren Enden der Augenbrauen

Z2 Sonnenpunkte *(taiyang)*, einen halben Fingerbreit etwa vom seitlichen Augenwinkel entfernt

Z3 Fischrücken *(yuyao)*, in der Mitte der Augenbraue

Z4 Augenbett *(qiuhou)*, am Übergang vom äußeren Viertel zum inneren Dreiviertel des unteren Augenrands

Z6 Vier geistige Weisen *(sishencong)*, jeweils etwa einen halben Fingerbreit vor, hinter, links und rechts von LG20, insgesamt vier Punkte

Z-B1 Beruhigt das Keuchen *(dingchuan)*, unter dem letzten (siebten) Halswirbel, knapp einen Fingerbreit jeweils seitlich

Adressen

Wenn Sie an einem Kurs in den hier vorgestellten oder auch anderen Übungsmethoden interessiert sind, wenden Sie sich bitte an das

Qigong Yangsheng Institut
zur Förderung chinesischer
Heilverfahren e. V.
Gereonswall 5 a/b
50688 Köln
Tel. 02 21/13 47 19

Weitere Adressen:
TCM-Klinik Kötzting
Ludwigstraße 2
93444 Kötzting

Deutsche Ärztegesellschaft für
Akupunktur e. V.
Raglovichstraße 14
80637 München

Berufsverband Deutscher Akupunkturärzte
Maria-Viktoria-Straße 19
76530 Baden-Baden

Arbeitsgemeinschaft für klassische
Akupunktur und traditionelle
chinesische Medizin e. V.
Badallee 2
25832 Tönning

Knaur

ALTERNATIV HEILEN

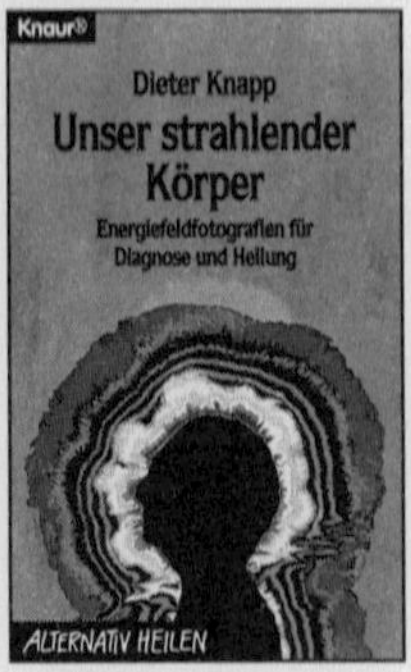

(76127)

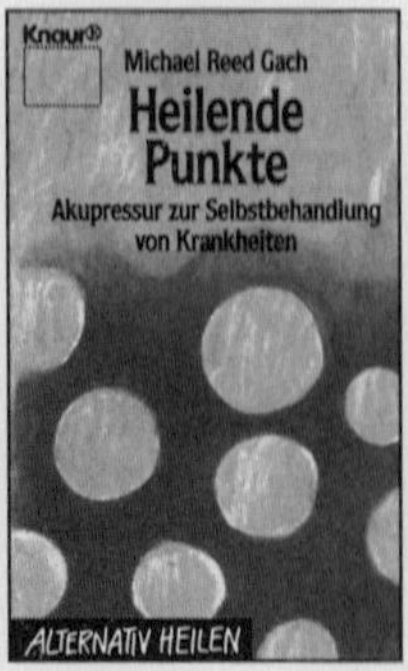

(76002)

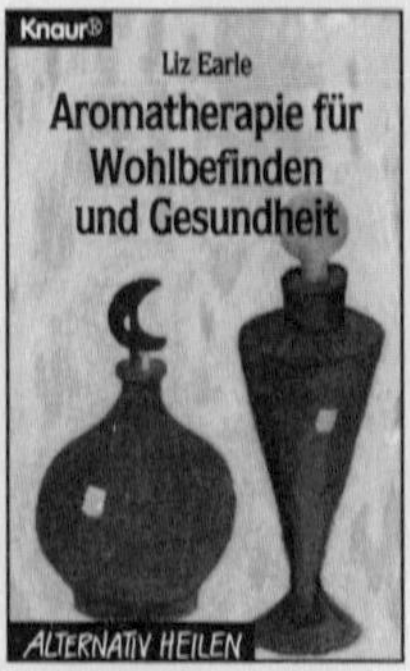

(76131)

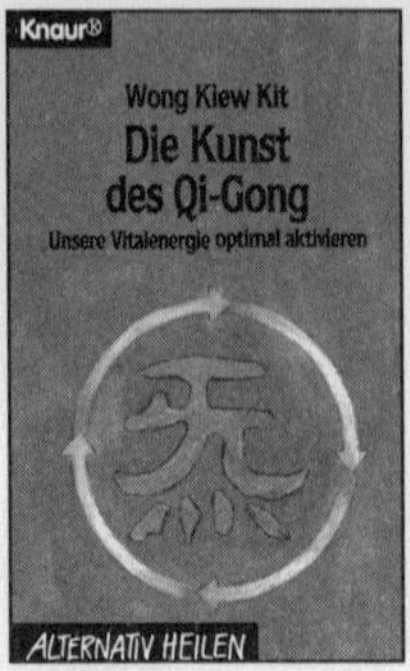

(76080)

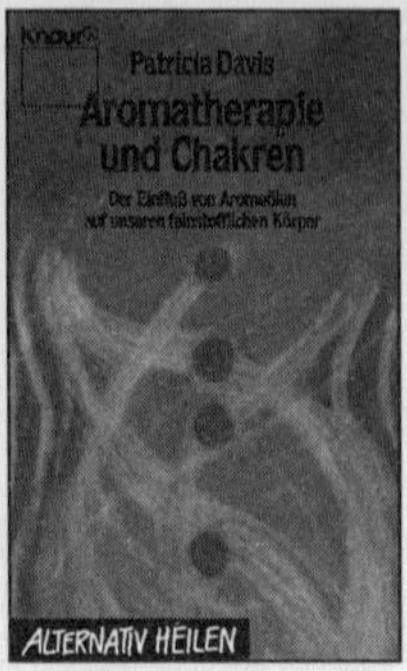

(76008)

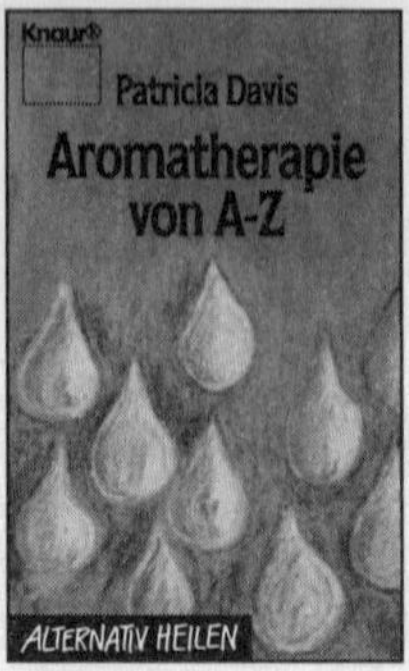

(76015)